U0307863

中药调剂学实用手册

主　审：金世元

主　编：翟华强（北京中医药大学）

　　　　王燕平（中国中医科学院）

　　　　翟胜利（金世元名老中医工作室）

副主编：王春生（北京中医药学会）

　　　　郭桂明（首都医科大学北京中医医院）

　　　　金　艳（中国中医科学院）

　　　　董志颖（上海中医药大学）

　　　　李向日（北京中医药大学）

　　　　孔祥文（北京中医药大学第三附属医院）

　　　　张　鹏（首都医科大学宣武医院）

　　　　李培红（中国中医科学院西苑医院）

　　　　许保海（北京积水潭医院）

　　　　张　萍（解放军 302 医院）

　　　　沈　涛（甘肃省中医院）

中国中医药出版社

·北　京·

图书在版编目（CIP）数据

中药调剂学实用手册／翟华强，王燕平，翟胜利主编．
—北京：中国中医药出版社，2016.7
ISBN 978 - 7 - 5132 - 3347 - 7

Ⅰ.①中… Ⅱ.①翟… ②王… ③翟… Ⅲ.①中药
制剂学—手册 Ⅳ.R283 - 62

中国版本图书馆 CIP 数据核字（2016）第 096757 号

中国中医药出版社出版
北京市朝阳区北三环东路 28 号易亨大厦 16 层
邮政编码 100013
传真 010 64405750
三河市宏达印刷有限公司印刷
各地新华书店经销

*

开本 880×1230 1/32 印张 17.5 字数 430 千字
2016 年 7 月第 1 版 2016 年 7 月第 1 次印刷
书 号 ISBN 978 - 7 - 5132 - 3347 - 7

*

定价 55.00 元
网址 www.cptcm.com

社长热线 010 64405720
购书热线 010 64065415 010 64065413
微信服务号 zgzyycbs
书店网址 csln. net/qksd/
官方微博 http：//e. weibo. com/cptcm
淘宝天猫网址 http：//zgzyycbs. tmall. com

《中药调剂学实用手册》
编委会名单

主　审：金世元

主　编：翟华强（北京中医药大学）

　　　　王燕平（中国中医科学院）

　　　　翟胜利（金世元名老中医工作室）

副主编：王春生（北京中医药学会）

　　　　郭桂明（首都医科大学北京中医医院）

　　　　金　艳（中国中医科学院）

　　　　董志颖（上海中医药大学）

　　　　李向日（北京中医药大学）

　　　　孔祥文（北京中医药大学第三附属医院）

　　　　张　鹏（首都医科大学宣武医院）

　　　　李培红（中国中医科学院西苑医院）

　　　　许保海（北京积水潭医院）

　　　　张　萍（解放军 302 医院）

　　　　沈　涛（甘肃省中医院）

编　委：胡慧华（北京中医药大学）

　　　　彭　康（南方医科大学）

　　　　马　春（北京卫生职业学院）

　　　　盛晓光（北京中医药大学）

　　　　曹红波（天津中医药大学）

　　　　李　睿（北京中医药大学）

　　　　孙　敏（黑龙江中医药大学）

田伟兰（北京中医药大学）

罗　容（首都医科大学）

冯志毅（河南中医药大学）

宁艳梅（甘肃中医药大学）

刘　霞（武汉理工大学）

黄江荣（长江大学医学院）

张　田（北京医院）

徐德生（上海中医药大学附属曙光医院）

覃　军（广州中医药大学第一附属医院）

李红燕（北京中医药大学第三附属医院）

杨　磊（湖南中医药大学第一附属医院）

刘学龙（首都医科大学北京友谊医院）

范　峥（首都医科大学北京中医医院）

郑敏霞（浙江中医药大学第一附属医院）

王　凌（上海中医药大学附属岳阳医院）

李德平（赣南医学院第一附属医院）

王双艳（湖北省襄阳市中医院）

汪小惠（广东省中医院）

王晓霞（北京市二龙路医院）

马　爽（中国中医科学院西苑医院）

李立华（安徽中医药大学第一附属医院）

李璐瑒（首都医科大学北京中医医院）

李华荣（湖北省荆州市中心医院）

刘灿坤（山东省淄博市第一医院）

周国民（湖北省秭归县人民医院）

单晓松（金世元名老中医工作室）

崔国静（金世元名老中医工作室）

高希梅（金世元名老中医工作室）

随着科学格局的变化，中医药学的学科方向需要调整、变革与创新。学科建设坚持"我主人随"，弘扬原创思维与原创优势，尤其要重视临床医学的传承。面对医疗卫生体制的改革，应将中医药学科置于大科学背景下，以适应大环境的变迁，服务大卫生的需求，推动转化医学的发展，造福于广大民众。加强中医临床药学的学科建设和科学研究非常必要。中药调剂学作为中药学的重要组成部分之一，是最基础的中医临床药学工作。中药调剂学自古以来备受重视，历史上"医药一体""前医馆后作坊"的发展模式强调中药调剂非常重要。中医处方能否发挥预期疗效，与中药临床调剂有着密切的关系。中药调剂是影响中药临床应用的核心技术环节之一，调剂质量直接关系中医临床疗效。

目前中药从业人员对中药调剂学的理论知识和操作技能掌握不够，加强中药调剂学专业知识培养具有重要的现实意义。继承传统的中药调剂人才培养经验，应该重视实践技能与理论知识的统一。追忆往昔，无论医院的中药房抑或开设的药店，从进货检验、分类别及分等级贮存管理、依据医嘱炮制，以及细料药、剧毒药的使用规范等均有严格与严谨的制度可以遵循。自20世纪70年代以来，中药调剂制度受到冲击，其中人才的断档是重要的因素之一；不少药店的闸柜不见了，医院药房主任药师没有能够传承闸柜的职能，及至中药饮片的调剂技术渐行渐远。今天确是应该加强此领域，把优质资源恢复起来，培养中药调剂学人才，传承中药调剂学技术的时机了。

　　翟华强、王燕平、翟胜利三位后学合撰本书，敏感地抓住了学科发展的前沿，面对挑战，虚心学习、大胆实践，充分利用学科交叉的优势，历经数载，终于完成了这本《中药调剂学实用手册》。本书从强化培养操作技能，掌握一门实用技术的角度出发，较好地体现了中药调剂学当前最新的实用知识与操作技术，对于提高从业人员基本素质，掌握核心知识与技能有直接的帮助和指导作用。

　　在《中药调剂学实用手册》即将付梓之际，感谢作者群体对我的信任与鼓励，谨致数语，爰为之序。

中国工程院院士　　　　王永炎
中国中医科学院名誉院长　　2015年12月

前　言

　　中医临床用药需要合理和规范。合理是保证用药疗效与安全的基础，规范是推动中医药行业标准化与现代化建设的关键。临床调剂作为影响中药临床应用的核心技术之一，开展其规范化研究具有重要现实意义。中药临床调剂直接关系中医临床疗效。对中药临床调剂常见的审方、调剂、复核、交待等关键技术环节进行规范化探讨，有利于健全和完善药学服务功能。中药调剂人员需要首重中药饮片品种质量，加强中药煎煮加工科学，力保中药剂型剂量准确，才能提高中药临床应用的合理有效性，保证中药"质、工、剂、效"与中医"理、法、方、药"的一致，确保临床调剂质量，充分发挥中医药在防治疾病中的重要作用。

　　本书立足于梳理中药临床调剂实用技术，探讨中药临床应用技术的规范化，在编写中根据工作特点，以掌握操作技能为出发点，采用模块化的编写方式，共分为两部分。开展中药临床调剂前，要求掌握中医药基础理论知识和中药调剂学术源流及传统术语，是为理论篇；开展中药临床调剂时，常用的实用方法主要包括中药饮片调剂技术、中成药调剂技术、小包装中药饮片调剂技术、中药配方颗粒调剂技术、特殊中药饮片的调剂与管理等，是为实践篇。

　　本书承蒙国医大师、我国中药调剂学科创始人金世元教授主审定稿，导师王永炎院士在百忙之中作序推荐，金世元名老中医工作室各位老师大力帮助，在此表示诚挚感谢。本书编写过程中，得到了国家中医药管理局中医药标准化研制专项：临床中药

调剂技术规范（编号 ZYYS－201414）、北京市中医药薪火传承
"3＋3"工程金世元名老中医工作室（北京中医药大学分部）立
项资助。

　　中华中医药学会中药调剂与合理用药分会已经正式成立，倍
感于一个新兴的学科正在形成，衷心祝愿中药调剂学不断进步和
发展。由于笔者水平有限，不妥之处恳请读者批评。古人云：
"校书如扫落叶，旋扫旋生。"我们虽勉力而为，但乖漏难免，抛
砖引玉，祈方家教正。

编者于北京中医药大学

2016 年 3 月

目 录

第一部分　理论篇

继承与发展中药调剂学具有鲜明的时代特征和科学意义。开展中药调剂前，要求掌握中医药学基础理论知识，熟悉中药调剂关键操作技术，了解中药传统术语，明确中药从业人员道德规范和工作职责。

第一章　中药调剂的学术源流

中药调剂是以中医药理论为基础，根据医师处方或患者需求，将中药饮片或中成药调配给患者使用的过程，是一项负有法律责任的专业操作技术。中药调剂学包括中药调剂理论、技术操作和相关法律规范三个方面的内容。通过分析中药调剂起源、中药调剂理论形成、技术操作的形成及相关的法律规范的制定，有利于梳理中药调剂学发展的历史脉络，以期在传承的基础上促进当代中药调剂学的发展。

一、中药调剂的起源

在古籍记载中，中药调剂的名称为"合药分剂""合和""合剂"。其起源可追溯到传说的三皇五帝时期。《帝王世纪》记载："（黄）帝使岐伯尝味草木，典主医药，经方、本草、素问之书咸出焉。"调剂是根据处方配置药物，既有"经方之书"问世，则在当时，调剂应已萌芽。

调剂最早的文献记载是《汤液经法》。《汤液经法》为商代宰相伊尹所著，是劳动人民长期采药用药及烹调实践经验的总结。故《史记·殷本纪》记载："伊尹以滋味说汤。"《针灸甲乙经》的序文中也说："伊尹以亚圣之才，撰用《神农本草》以为汤液。"汤液即汤剂，汤剂的发明及使用，标志着中药调剂的诞生，推动了中医药的发展。

二、中药调剂理论的形成

春秋战国时期，《黄帝内经》成书，书中总结了有关处方、配伍的理论。《素问·至真要大论》记载："主病之谓君，佐君之谓臣，应臣之谓使，非上下三品之谓也。"又说："君一臣二，制之小也；君一臣三佐五，制之中也；君一臣三佐九，制之大也。"同时记载了简单的方剂13首，在《灵枢·邪客》中有"半夏汤"的记载："其汤方以流水千里以外者八升，扬之万遍，取其清五升，煮之，炊以苇薪火，沸置秫米一升，治半夏五合，徐炊，令竭为一升半，去其滓，饮汁一小杯，日三稍益，以知为度，故其病新发者，复杯则卧，汗出则已矣。久者，三饮而已也。"《黄帝内经》的出现为中药调剂学理论的形成奠定了基础。

西汉时期，我国现存最早的药学专著《神农本草经》在序中对调剂理论和操作的各个环节做了论述。如"药有君臣佐使，以相宣摄"；"药有阴阳，配合……有单行者，有相须者……凡此七情，合和时之当用，相须相使者良，勿用相恶相反者。若有毒宜制，可用相畏相杀者，不尔，勿合用也"。对剂型做了简要的叙述，"药性有宜丸者，宜散者，宜水煮者，宜酒渍者，宜膏煎者，亦有一物兼宜者。亦有不可入汤酒者。并随药性，不得违越"。对服药时间，序中记载："病在胸膈以上者，先食后服药。病在心腹以下者，先服药而后食。病在四肢血脉者，宜空腹而在旦。病在骨髓者，宜饱满而在夜。"《神农本草经》为中药调剂提供了理论指导，标志着中药调剂理论的形成。

三、中药调剂技术操作的形成

长沙马王堆汉墓出土的《五十二病方》共收载医方 283 个，有治癃病方、治牡痔熏蒸方等。如"睢（疽）病，冶白莶（薟）、黄蓍（耆）、芍乐（药）、桂、姜、椒、朱（茱）臾（萸），凡七物⋯⋯并以三指大最（撮）一入怀酒中，日五六饮之"。《五十二病方》不仅复方的数量多，而且剂型也多种多样，既有内服的，又有外用的，洗浴、熏蒸、涂擦、外敷、充填诸剂齐备，体现了当时调剂剂型的多样性，为调剂技术操作的形成奠定了基础。

东汉时期，医圣张仲景著成《伤寒杂病论》，全书共载方113 首，用药 84 味。其中，汤剂 59 方，散剂 30 方，丸剂 15方，还有栓剂、酒剂和膏剂等。书中对各种剂型的调剂方法均做了详细的介绍，标志着中药调剂技术操作的形成，详见表1-1。

表1-1　《伤寒杂病论》各种剂型调剂方法表

剂型	数量	制法	使用方法	举例
汤剂	59 方	以水煎煮（先煎、后煎、烊化、兑服等）	分服、温服、顿服	麻黄汤方、白虎汤方、大承气汤方、小承气汤方、调胃承气汤方、小柴胡汤方、大柴胡汤方、茯苓白术厚朴石膏黄芩甘草汤方、附子细辛黄连黄芩汤方、桂枝当归汤方、茵陈蒿汤方、抵当汤方、吴茱萸汤方等
散剂	30 方	杵为散	以匙服之	白散方、五苓散方、文蛤散方、瓜蒂散方、半夏散方、四逆散方、诃黎勒散方、半夏干姜散方、蜘蛛散方、牡蛎泽泻散方、赤豆当归散方等

剂型	数量	制法	使用方法	举例
丸剂	15方	末之，和丸	饮服	麻子仁丸方、肾气丸方、理中丸方、鳖甲煎丸方、皂荚丸方、防己椒目葶苈大黄丸方、栝蒌瞿麦薯蓣丸方、乌梅丸方、乌头赤石脂丸方等
煎剂	4方	以水煮，去滓，煎令水气尽	顿服	大乌头煎方、麻仁白蜜煎方、猪膏发煎方、白蜜煎方
栓剂	2方	纳铜器中，微火煎之，稍凝如饴状，搅之勿令焦着，可丸时，并手捻作挺，令头锐，大如指，长二寸许，当热时急作，冷则硬	纳谷道中，以手紧抱，欲大便时乃去之	蜜煎导方、猪胆汁方
洗剂	1方	以水渍之	洗身	百合洗方
熏剂	1方	为末	以火烧烟熏之	雄黄散方
酒剂	1方	以酒一斗，煎减半，去滓	分服、温服	红蓝花酒方

　　《伤寒杂病论》中汤剂的调剂方法记载最多，叙述最为详尽，包括了煎药火候、煎药方法、煎药溶媒、服法、服用剂量、用药禁忌等。煎药方法分为先煎、后煎、烊化、兑服等。服法有分服、温服、顿服等，详见表1-2。

表 1-2　《伤寒杂病论》汤剂调剂方法举例

调剂方法	分类	举例
煎药火候	微火	大承气汤方……更上微火，一两沸
煎药方法	先煎	白蜜煎方……右四味，以水一斗，先煎三味，取五升，去滓
	后煎	大承气汤方……先煮二物，取五升，去滓，纳大黄更煮取二升
	烊化	猪苓汤方……先煮四味，取二升，去滓，纳阿胶烊消
	兑服	甘遂半夏汤方……以蜜半升和药汁，煎取八合
煎药溶媒	＼	泽漆汤方……右六味，以东流水五斗，先煮泽漆，取一斗五升
服法	分服	大承气汤方……分温再服，得下，余勿服
	温服	白虎汤方……温服一升，日三服
	顿服	旋覆花汤方……煮取一升，顿服
服用剂量	＼	理中汤方……温服一升，日三服
	＼	甘草汤方……温服七合，日二服
用药禁忌	＼	小承气汤方……初服当更衣，不尔者尽饮之，若更衣者，勿服之
	＼	桂枝汤方……禁生冷、黏滑、肉面、五辛、酒酪、臭恶等物

　　梁代陶弘景著成《本草经集注》，书中叙述了中药的产地、采集干燥和功效主治，以及药材鉴别等。"序录上"中"合药分剂"篇详细描述了调剂理论、古今药用度量衡、剂型、服药方法、时间等内容。其中古今药用度量衡规范了中药调剂的称量标准，"古秤唯有铢两，而无分名。今则以十黍为一铢，六铢为一分，四分成一两，十六两为一斤……晋秤始后汉末以来，分一斤为二斤耳，一两为二两耳……凡散药有云刀圭者，十分方寸匕之一，准如梧子大也。方寸匕者，作匕正方一寸，抄散取不落为度。钱五匕者，今五铢钱边五字者以抄之，亦令不落为度。一撮

者，四刀圭也。十撮为一勺，十勺为一合。以药升分之者，谓药有虚实轻重，不得用斤两，则以升平之。药升合方寸作，上径一寸，下径六分，深八分"。

唐孙思邈所著的《备急千金要方·论合和》中对中药调剂做了专门的描述。"合和"篇中不仅总结了前人有关调剂的相关内容，而且记载了调剂所需工具，如秤、刀、斗、升、合、铁臼、玉槌、磁钵、绢纱马尾的罗筛等。宋代的《太平惠民和剂局方》共记载方剂788首，不仅记载了方剂的药物组成和主治病证，而且详细说明了处方的配制方法。如"小柴胡汤……上为粗末。每服三大钱，水一盏半，生姜五片，枣一个，擘破，同煎至七分，去滓，稍热服，不拘时。小儿分作二服，量大小加减"书中"论合和篇"记载："凡合和汤药，务在精专，甄别新陈，辨明州土，修制合度，分两无差，用得其宜，病无不愈。"说明了调剂规范化对治病的重要性。明代的《本草蒙筌》在一定程度上促进了中药调剂的发展，较为详尽地论述了出产择土地（产地）、收采按时月（采收季节）、藏留防耗坏（贮存）、贸易辨真假（真伪鉴别）、咀片分根梢（加工）、制造资水火（炮制）、治疗用气味、药剂别君臣（配伍禁忌）及服饵先后（服药方法）等。

四、中药调剂法律规范的制定

中药调剂成熟的最主要标志是《新修本草》的撰写和《唐律》关于调剂的规定。《新修本草》是我国第一部药典性本草，也是世界上公开颁布的最早的药典。

《新修本草》不仅对唐以前的中药调剂知识进行了汇总，而且在全国范围内规范了调剂方法，极大地促进了中药调剂的发展。

《唐律》是我国古代最为完备的法律，在《唐律》中也对中药调剂做了规定。《唐律》第一百零二条强调了调剂药品应与处方吻合。而第三百九十五条律令则规定了医生合药有误受处罚有两个必要条件，一是"误不如本方"，二是"杀人者"才会受到处罚。同时，本条还区分了"故意"和"过失"，如果是故意不如本方造成患者死亡，则按故意杀人罪论处。根据《唐律》，故意杀人罪通常处以斩刑。详见表1–3。

表1–3　《唐律》中与调剂相关的刑罚

罪名	疏义
六曰大不敬……合和御药，误不如本方及封题误	合和御药，虽凭正方，中间错谬，误违本法封题误者，谓依方合讫，封题有误，若以丸为散，应冷言热之类。
诸合和御药，误不如本方及封题误者，医绞（《唐律》第一百零二条）	合和御药，须先处方，依方合和，不得差误。若有错误，"不如本方"，谓分两多少不如本方法之类。合成仍题封其上，注药迟驶冷热之类，并写本方俱进。若有误不如本方及封题有误等，但一事有误，医即合绞
诸医为人合药及题疏、针刺，误不如本方，杀人者，徒二年半……即卖药不如本方，杀伤人者，亦如之（《唐律》第三百九十五条）	医师为人合和汤药，其药有君臣、分两，题疏药名，或注冷热迟驶……错误不如本方者，谓不如今古药方及本草，以故杀人者，医合徒二年半……伤者，各同过失法……"即卖药不如本方"，谓非指的为人疗患，寻常卖药，故不如本方，虽未损人，杖六十；已有杀伤者，亦依故杀伤法，故云"亦如之"

唐以后的各朝代对调剂的规定虽有繁有简，但关于调剂的法律规范大致沿袭《唐本草》和《唐律》的规定。《元律》中也记载了"合和御药，误不如本方，及封题误"属于"大不敬"的罪名。《明律》和《清律》中《礼律·仪制》中也对"合和御药"做了规定："凡合和御药误不依，本方及封题错误，医人杖一百……"

五、现代中药调剂的发展

新中国成立以来，医药事业快速发展，对中药调剂提出了更高的要求。工业化、电子化的社会迫切地要求中药调剂实现规范化。所以，借鉴历代中药调剂的管理办法，国家和各省市颁布了一系列的药品管理规范。如每五年都重新修订1次的《中华人民共和国药典》，又如《中华人民共和国药品管理法》《药品经营质量管理规范》《中药炮制规范》《药品标准》《处方管理办法》等。根据这些药政管理法规，制订了中药调剂的管理制度，如处方管理制度、调剂工作制度、汤剂制备制作规程、特殊中药的调剂和管理等。详见表1-4。

表1-4　中药调剂管理法规表

法律责任	处罚	法律法规
使用未取得药学专业技术职务任职资格的人员从事处方调剂工作	由县级以上卫生行政部门责令该医疗机构限期改正，并可处以5000元以下的罚款；情节严重的，吊销其《医疗机构执业许可证》	《处方管理办法》第五十四条
药师未按照规定调剂处方药品	情节严重的，由县级以上卫生行政部门责令改正、通报批评，给予警告；并由所在医疗机构或者其上级单位给予纪律处分	《处方管理办法》第五十八条
药师未按照规定调剂麻醉药品、精神药品处方	造成严重后果的，由原发证部门吊销其执业证书	《处方管理办法》第五十六条

在中药调剂人才培养方面，各中医药院校都设有中药调剂课，学习中药调剂相关的理论知识和法律规范，并在实习期间锻炼其调剂技能。同时，参考古文献对中药调剂的记载，结合现代社会发展的现状，调剂行业的专家编写了适合当前应用的一系列

的中药调剂书籍，如《中药调剂与养护学》《实用中药临床调剂技术》《中药调剂员》《中药处方与调剂规范》《中药调剂入门》等。在科研方面，众多科研人员在传承中药调剂的基础上，应用现代的科学理论和技术手段丰富调剂的相关内容。如根据不同采收时间药材化学成分的变化判断最佳采收时间，探究药物先煎、后下的作用机理等。

在运用方面，由于电子化、信息化的社会大发展，中药调剂结合现代科学技术也有了阶段性的提高。例如，条形码技术、智能调配技术及全自动药品单剂量分包机等，不仅提高了配方的准确率，确保了用药安全，同时提高了药师的工作效率，使药师的工作重点从简单繁重的机械性工作转到患者用药指导等药学服务。杨樟卫等基于调剂自动化和合理用药开发了临床药物配制系统，此系统不仅具有自动配方发药的功能，而且开发了临床医嘱审核、合理用药审查和不合理用药的历史查询等功能，包括在药袋说明上突出调剂的用药时间、方法和次数等内容。为了监督中药调剂是否规范合理地进行，方便患者治病服药，医疗机构设立了临床中药学服务机构，指导监督中药的保管、配制、使用的合理性，并向患者提供用药咨询等。

综上所述，在科技迅猛发展、人民生活水平日益提高的今天，只有不断提高中药调剂水平和服务质量，才能更好地为人民的健康服务。而提高中药调剂的整体水平，必须在继承中药调剂理论的基础上，规范中药调剂技术操作，遵循中药调剂管理法规，按规定进行规范化的中药调剂操作。

第二章　中药调剂的关键技术

开展中药调剂研究既是保障临床合理用药的要求，也是推动中医药行业建设的重要任务。对影响中药调剂质量的重要环节，包括中药性状辨识技术、中药临床炮制技术、中药处方审核技术、中药处方应付技术、中药发药交代技术、中药临床煎煮技术、中药调剂供应技术、中药采购管理技术、中药贮存养护技术等关键技术进行顶层设计和体系构建，有利于保障临床调剂的合理高效，健全和完善中医临床药学服务。

一、继承与发展的战略定位

（一）加强中药调剂技术研究，有利于传承中医技艺

中药调剂学自古以来备受重视，历史上"医药一体""前医馆后作坊"的发展模式强调中药调剂与中医处方同等重要。目前，在中医临床过程中错开、错配中药及用法不当等问题时有发生，中药临床应用不规范已成为严重影响中医临床疗效的羁绊和掣肘。

中医临床用药需要合理和规范，合理是保证用药疗效和安全的基础，规范是推动中医药行业现代化、标准化建设的重要一环。准确调配、科学煎煮，使中药饮片临床应用合理化、系统化、规范化，有利于完善药学服务，促进临床合理用药。

加强中药调剂技术研究是推动中医药科学发展的重要途径，是提高中医临床疗效、保障其安全性的重要措施。规范调剂是合理用药的载体。中医师开具处方后，交付中药师，中药师按照中医师的处方意图，调配准确无误，才能使中医的理、法、方、药与中药的质、工、剂、效取得一致。"质"是中药饮片

质量有保证、品种清晰；"工"是中药煎煮炮制科学、加工技术得当；"剂"是中药方剂合理、剂量准确；"效"是中药调剂的核心，包括处方审核、处方脚注、处方应付、调剂复核及发药交代等内容。各步骤环环相扣、严勤准确，才能确保临床调剂的高效合理。

（二）构建中药调剂技术体系，有利于提高临床疗效

中药师在中医整个临床用药过程中，是药品的提供者和合理用药的监督者。因此，中药饮片调剂人员需要正确调配、认真审核、科学煎煮、严格给付，保障中药的"质、工、剂、效"，才能确保临床调剂的工作质量。

1. 临床调剂首重中药饮片的品种质量　"质"，即中药饮片的品种质量，对中医用药能否发挥正常的防治疾病作用影响重大。中医开出处方后，药房给予中药饮片，其质量的真伪优劣，重在中药师调剂。一方面，中药商品中"同名异物""同物异名"现象普遍存在，临床调剂若稍有不慎，就会严重影响中药质量，甚至出现不良反应。如关木通、川木通、白木通并非同一品种科属，其有毒成分马兜铃酸及其衍生物的含量依次递减，临床调剂给付时如误把关木通作白木通，会损伤肾小管及间质，长期使用导致急性肾功能衰竭；又五加皮有南、北之异，两者虽在功效上相似，但南五加皮无毒，北五加皮有毒，如不加以区别会造成中毒。另一方面，药房中药饮片品种质量问题包括伪品、掺伪品、劣质品及非药用部位等情况，伪品和掺伪品情况较为突出。在具体品种分布上，问题较多集中于贵细药材及不常用的果实、种子或全草类药材。多数药房存在一些共性问题，如水半夏充半夏、他种蛇类动物的干燥体充乌梢蛇等。因此，科学管理中药饮片，保证中药饮片质量的稳定和可靠十分必要，这是中药饮片真正发挥却病疗疾作用的基础。

2. 临床调剂贵在中药饮片的煎煮加工科学　"凡服汤药，虽

品物专精，修治如法，而煎药者鲁莽造次，水火不良，火候失度，则药也无功"。《本草纲目》一语道出了"工"的重要性。纵观目前的中药煎煮，多用煎药机器代煎，既不分先煎与后下，又不别武火与文火，没有标准的操作规范，故难以保证所煎中药的药性和药效。中药煎煮包括操作要求、器具选择、火候、浸泡时间、煎煮时间、煎药用水及加水量、特殊药物处理等。

3. 临床调剂保证中药饮片剂型剂量准确　方剂由药物与其"剂量"共同组成，各药物的用量不仅影响方剂效果，亦影响临床功效，与用药安全息息相关。国家中医药管理局于 1996 年 5 月 10 日在《医疗机构中药饮片质量管理办法》中要求，中药饮片调剂每剂重量误差应在 ±5% 以内。因此，在临床调剂中必须遵循处方称量，规范调配操作，确保方剂功效。药效以剂量为前提，受剂量制约；剂量不同，疗效不同；剂量的增减变化会造成处方功能、主治的改变；剂量得当，是确保药物安全、有效的重要因素，调剂准确才能保证疗效。

4. 临床调剂工作核心在于合理高效　"效"是中药调剂的核心，包括处方审核、处方脚注、处方应付、调剂复核及发药交代等内容，各步骤环环相扣，才能确保临床调剂的效率和质量。

（1）处方审核　中药处方是中医临床用药的具体实施，是给药剂工作者的书面文件，具有法律、技术与经济上的重要意义。卫生部 2007 年颁布的《处方管理办法》第十五条明确规定，药学专业技术人员调剂处方药品时要认真审核处方。审核处方是中药饮片调配过程中第一个关键环节，也是中药调剂人员的首要职责。审核内容包括项目审核、规范化书写及配伍审核等。

（2）处方脚注　中药处方脚注是指医师开写中药处方时在某味药的右上角或右下脚处所加的简明要求。其目的是指导调剂人员配方和患者合理用药。脚注内容包括炮制方法、煎法、服用方法等。中药饮片处方脚注的特殊处理，直接影响着药物疗效的发挥。对有煎法、用法脚注处方如先煎、后下、包煎、溶化或烊化、另炖或另煎、冲服等，均应先称取总量，再用递减法分剂量后分别包装，并写明煎服或外用等要求，使其合理应用，保证疗效。

（3）处方应付　中药饮片处方应付是指调剂人员根据医师处方和传统习惯调配中药，处方应付必须符合《中国药典》要求。应付内容包括：①分清生熟运用：调配时处方中未加脚注或炮制品名时应给炮制品，写生品名时给生品；②明确药用部位：有些药物药用部位不同，作用亦异，调剂人员不可概念不清、应付混淆。

（4）调剂复核　调剂复核是中药调剂工作中最重要的把关环节。处方调配完毕，应由经验丰富、认真负责的高年资药师按处方要求逐项复核，认真做到"三查十对"。一查处方的前记，包括科别、姓名、性别等；二查饮片的质量、真假优劣；三查处方药味是否漏配或多配、脚注是否执行、配伍禁忌、毒剧药品的剂量及医师双签名、剂数与处方是否一致。复核是调剂的把关环节，处方调配完毕，核对无误后方可发药。

（5）发药交代　发药交代是指药剂人员在调剂工作中用语言或文字将所配发药品的用法、用量、禁忌及注意事项等明确地、详细地告诉患者。《药品管理法》《医疗机构药事管理暂行规定》明确规定：药师的药学专业知识就是为患者提供与用药有关的技术服务。随着临床药学的发展，药师不能只停留在简单的照方发药、审查药物用量用法等常规内容上，还需要进一步拓宽知识面，指导患者正确服用药物。

（三）发展中药调剂技术体系，有利于建立行业规范

2009 年 8 月 18 日，国家发改委、卫生部（现卫生和计划生育委员会）等 9 部委发布了《关于建立国家基本药物制度的实施意见》《国家基本药物目录管理办法（暂行）》和《国家基本药物目录（基层医疗卫生机构配备使用部分）》，中药饮片首次列入国家基本药物目录。中药饮片列入基本药物目录及以上这些政策的出台，对于传统中药饮片行业的发展既是机遇又是挑战。机遇为增加市场需求，推动行业发展，有利于促使本行业规范化发展；挑战即为中药自身特点及制度规范问题。

根据我国基本药物的遴选原则，基本药物应注重安全有效、价格合理，即应有科学完整的循证评价。中药成分复杂，大多数品种没有经过系统、规模的临床试验验证，而主要是根据临床经验，大多数中药的化学成分至今没有完全得到安全性验证；中药价格的影响因素复杂，受原材料、季节、地域等的影响较大，不能完全根据药物经济学的评价指标来科学衡量成本－效果比；中药不像化学药品那样有统一的通用名，同一药品名的主要成分会存在一定的差别。同时，中药饮片有自身质量差异和市场监管不足导致的炮制标准不统一、掺杂、包装粗糙、无统一批准文号等问题。所以对中药饮片的生产、流通、使用等环节规范化管理，适应我国国家基本药物制度的发展势在必行。发展中药调剂技术体系，有利于建立行业规范。

二、优化中药调剂技术体系建设

开展中药调剂研究既是保障临床合理用药的要求，也是推动中医药行业建设的重要任务。对影响中药调剂质量的重要环节，包括中药性状辨识技术、中药临床炮制技术、中药处方审核技术、中药处方应付技术、中药发药交代技术、中药临床煎煮技术、中药调剂供应技术、中药采购管理技术、中药贮存养护技术等关键技术进行顶层设计和体系构建，有利于保障临床调剂的合理高效，健全和完善中医临床药学服务。

1. 中药性状辨识技术　目前中药市场鱼龙混杂，很多品种掺假情况屡见不鲜，经营和使用单位严格控制中药饮片质量的任务非常艰巨。对于中药材的鉴定可以运用许多方法，从简单的显微、理化鉴定到复杂的薄层扫描、色谱技术等微量、痕量检查，均能准确地对中药材的真伪优劣做出判断。但在具体工作中最常用、可直接感观药材，并迅速地判断中药材真伪优劣的仍是性状鉴别。中药饮片性状辨识对于产、供、用及从事药品监督管理的人员尤为重要。性状鉴别也叫经验鉴别，是对药材的形、色、气味、大小、质地、断面等特征进行简单的理化反应或直接观察药材，作出符合客观实际的结论。它具有简单、易行、迅速的特点，也是最直接、最主要的鉴别方法，应该指出这种宏观的考察与体悟是难以用现代科技完全替代的。

2. 中药临床炮制技术　中药材经过炮制，可以用作中药汤剂和中成药的基本原料时，称为中药饮片。需要强调的是饮片作为中医师的临床用药，是临床药学主要的研究对象。一种中药材在炮制时，由于所用炮制辅料不同，炮制工艺有别，可以炮制成多种饮片。不同饮片，药性特点有别，临床使用时应当仔细区别。现今的中药饮片加工，各地区、各中药师采用的炮制工艺、炮制标准不尽相同，所炮制的饮片质量往往存在差异。为了保证和提高中医用药疗效，制订饮片的质量标准体系非常有必要，其内容主要包括性状特征、纯净度、含水量、灰分量、显微特征、理化特征、有效成分含量、指纹图谱特征、重金属含量及卫生学指标等。

3. 中药处方审核技术　中药师调配处方时认真负责，加强核对，真正做到"四查十对"，规范处方名，构建电子处方评价系统。使处方的开具、调配、使用均规范化，从而促进合理用药，保障患者的用药安全。临床药师学习与依据处方章法，继续加强对处方的分析、点评工作，加强与临床医师、护士沟通，及时把药物研究的新进展和新药作用、用法、用量等相关药物信息传递给临床医生，对临床用药提供帮助。只有通过广大的临床医生和药师的共同努力，才能提高处方质量，促进合理用药，保障患者用药安全。

4. 中药临床处方应付　中药饮片处方应付是指调剂人员根据医师处方和传统习惯调配中药，处方应付必须符合《中国药典》要求。应付内容包括：分清生熟运用，调配时处方中未加脚注或炮制品名时应给炮制品，写生品名时给生品；明确药用部位，有些药物药用部位不同，作用亦异，调剂人员不可概念不清，应付混淆。掌握中药饮片调剂规范，处方审核思路与方法，中药饮片管理要求、用药咨询技术；熟悉药房、药店高年资中药师调剂中药的基本方法与技能，熟悉分析处方思路与方法、调剂常规；了解中药饮片在应用中存在的已有优势与必须改进的内容。

5. 中药发药交代技术　药物的体内吸收、代谢和排泄，决定了药物在体内停留时间的长与短，为保持药物的有效治疗血药浓度，必须严格遵守药物的用法、用量、服药间隔时间。正确遵守药物的使用方法、使用量、服药间隔时间，才能发挥药物治疗疾病的目的，提高其药物安全性和有效性。中药发药交代技术包括交代药物的使用方法、使用量、服药间隔时间，交代用药方法与药物作用部位；向患者交代清楚药物特别注意事项，避免滥用、误服或发生意外，交代已知药物服用后可能出现的不良反应现象及正确的保管储存方法。

6. 中药临床煎煮技术　《医学源流论》："煎药之法，最宜深究，药之效与不效，全在乎此。"煎药人员收到待煎药后，要严格掌握操作规程。群药按一般煎药法煎煮，"先煎""后下""烊化""冲服"等需要特殊煎煮的药物分别处理。根据代煎指定的取药时间和要求按先后程序煎煮。掌握好火候与时间，使饮片充分煎煮，避免煎干煎焦，如出现此现象应另行煎煮。每剂药煎煮两次，每次煎煮好后应及时趁热滤出药液，以免温度降低影响煎液滤出及有效成分的含量，合并两次滤液。偶有煎煮时水量不足，决不可妄加冷水，而需要酌情兑入适量热水，以保障药效成分的溶出而保证疗效。

7. 中药调剂供应技术　调剂室储备一定量的药品，主要是供调配门诊和住院医师处方使用。中药调配以饮片为主，一般常用药以贮存 1 日用量为宜，不常用品种，装一斗够多日调配。但大型中医医院，就诊人次较多，调剂业务繁忙，有些常用品种需要临时不断给予补充。调剂室应派专人，逐日检查药品供应品种及数量情况，对短缺品种要及时登记，随时整理药品，补充所耗品种，以备调剂使用，这项工作俗称装斗。装斗是确保调剂质量的重要环节，亦直接关系到患者的用药与治疗。因此，饮片的供应主要包括查斗、装斗、调剂与保管，此外还有中成药的分类等。中成药入柜上架时，除了应按照一般入柜规程核对其品名、批号、规格、厂牌和数量外，必须按不同剂型的特点，进行仔细的质量检验。

8. 中药采购管理技术　医院药事管理委员会根据本院实际情况制定本院基本用药目录，药剂科根据本院基本用药目录和药事管理委员会决议采购药品。购进药品到库后，应认真进行验收，并办理入库手续，毒麻药品须两人验收。药剂科各调剂室根据药品使用情况，每周到药库领取药品，临时缺药，应及时补充。制剂室根据配制制剂情况到药库领取制剂原料。临床各科因医疗、科研、教学等需要到药剂科领取药品，需报请相关管理部门批准。各方面领药必须办理相应的药品出库手续。临床特需的药品，由临床用药科室申请，药剂科按需要量 1 次性购买。

9. 中药贮存养护技术　中药养护是运用现代科学的方法研究中药保管和影响中药贮藏质量及其养护防患的一门综合性技术，是在继承中医药学遗产和劳动人民长期积累贮藏中药经验的基础上，运用现代自然科学的知识和方法，研究中药材、中药炮制品、中药成药贮藏理论和实践。现代中药养护以预防中药变化为主，近年还进一步研究防止中药在贮养过程中的毒物污染，以符合无残毒、无公害绿色中药的要求。常用的有干燥养护技术、冷藏养护技术、埋藏养护技术、化学药剂养护技术、对抗同贮养护技术等。对于传统的鲜药的保鲜方法与种子果实类的封缸技术，需要传承与研究。

综上所述，中药调剂是影响中药临床应用的核心技术环节之一，调剂质量直接关系中医临床疗效。对中药调剂关键技术环节进行规范化探讨，有利于健全和完善药学服务。研究和引领中药调剂学的健康发展，有助于提高中医用药的有效性和安全性，推动中医药学的规范化与标准化进程。

第三章　常用的中药传统术语

中药老药工在药物辨识及炮制方面具有丰富的经验，形成了传统的中药术语，既形象又准确。为了继承老药工的传统经验，今将其常用术语收录如下。

子眼：①指动物角类药材锯口处呈现的蜂窝状小孔；②指麝香仁呈现的颗粒状；③指植物性药橘类的外果皮密布透明的油室，习称"子眼"。

子眼清楚：指麝香仁油润，颗粒疏松，习称"子眼清楚"。这是鉴别麝香真伪的标志之一。

马牙贝：指川贝母中炉贝的鳞茎呈长圆锥形，状似马牙，故称"马牙贝"。

马牙窟窿：指根茎类药材茎基脱落后留下的多数排列整齐的圆形空洞，状似马牙痕。如毛茛科植物大三叶升麻的根茎（关升麻）。

马尾：指白薇等中药根茎下部的簇生细长须根，因弯曲紧抱状似马尾形而称"马尾"。

马头蛇尾瓦楞身：言海马头似马头，全身有似瓦楞子的节纹，尾部细向内卷曲似蛇尾的特征。

开口子：指青贝药材外层两枚鳞叶大小相近，顶端多不抱合，俗称"开口子"。

天丁：为皂角刺的别名。指皂荚上的棘刺。

元宝贝：指浙贝母鳞茎外层单瓣肥厚的鳞叶，一面凸出，一面凹入，形似元宝，故称"元宝贝"。

二杠茸：指具有一个侧枝的花鹿茸。

十大九糠：指大黄因个块过大水分不易外泄，受冰冻而内心松散且体轻者，但外表不易看出，故有"十大九糠"之说。

三岔：具有 3 个侧枝的马鹿茸，称"三岔"。4 个侧枝的称"四岔"。

三叉茸：指梅花鹿角具 2 个侧枝者。

大挺：指二杠茸茸体上部较粗壮的主干部分，习称"大挺"。

云头：指白术根茎顶端下陷的圆盘状茎基或芽痕，与下端稍粗部分表面的较大瘤状突起形成的云朵状，称云头。或因形同如意，又称"如意头"。

云锦花纹：又称"云纹"。指何首乌的块根横切面皮层中由多个异型维管束组成的云朵状花纹。

五花层：指矿物药材信石中以红、黄、白、褐等色相间夹杂而成的花纹。

五影纹：指羚羊角尖部光润如玉，质嫩的透视有血丝或呈紫黑色，无裂纹。

中药真伪：是指中药品种的真假而言。真，即正品。伪，即假品和混淆品。

水波纹：羚羊角除尖端部分外的 10～20 个隆起的波状轮环，习称"水波纹"。

牛奶头：指覆盆子的聚合果呈圆锥形或球形，因状如牛奶头而得名。

毛茸：是由表皮细胞特化而成的突起物，具有保护、分泌物质、减少水分蒸发等作用，毛茸可分为腺毛和非腺毛。植物具有不同形态的毛茸，根据毛茸的不同类型，可以作为药材鉴定的依据。

毛笔头：指辛夷花蕾未开放时的形状，因似毛笔头，外被长柔毛而得名。

返砂：蜜丸贮存一定时间后，在蜜丸中有糖等结晶析出，此现象俗称为"返砂"。

风选：利用药物和非药用部分杂质的质量不同，借风力使药用部分与非药用部分杂质分离以达洁净之目的。例如风选莱菔子、苏子等。

风化：指某些含结晶水的矿物类药物，因与干燥空气接触，日久逐渐脱水而成为粉末状态。药物风化后，其药性也随之有所变化。例如芒硝。

凤眼圈：泛指较细小的中药横断面呈黄色，形成层部分为一圈棕色环，称"凤眼圈"。

乌药珠：乌药药材呈纺锤形，有的中部收缩成连珠者，俗称"乌药珠"。

乌鸦头：专指草乌块根干燥后枯瘦有棱，一端渐尖形似乌鸦头喙，俗称"乌鸦头"。

乌金衣：牛黄药材中有时外部有一层薄膜，呈黑色光亮者，称"乌金衣"。

文火：又称"温火""中火"，火力的一种。直观火焰低而摇晃，呈红色，光度较暗，热气很重。此火适用于药膳的煎、贴、熬、烩、烧等烹调方法，或用于滋补药的煎煮。

方胜纹：指蕲蛇背部两侧各有黑褐色与浅棕色组成的菱形大斑纹（24 个∧形），其"∧"形的顶端在背中线（脊柱）相连或略交错，习称"方胜纹"。

火试法：用火将药材样品燃烧或烘焙，观察产生的气味、颜色、烟雾、响声、膨胀、熔融、燃烧程度等现象和变化，以鉴别药材的真伪优劣。

火燎：将药物或食物在火焰上短时烧燎，使药物、食物表面绒毛迅速受热焦化，而药物内部不受影响，再刮除焦化的绒毛或须根的炮制方法。如狗脊、鹿茸火燎后刮去毛，鸡鸭禽体烧掉细毛等。

心材：蓄积了较多的挥发油和树脂类物质，颜色较深，质地较致密而重的木材部分。例如苏木、檀香、降香等均为心材入药。

玉带束腰：特指山慈菇假球茎上的 1～2 圈明显的金黄色环纹，因似带束腰而得名。

打花：摘除掉花蕾、花茎以防止养分分散，使养分集中供应药用部位的生长，提高产量。

正品：沿用至今，为全国医药界所公认，并得到普遍地应用，现已被载入《中国药典》的中药材。

去芦："芦"又称"芦头"。一般指根头、根茎、残茎、叶基等部位。历代医药学家认为，"芦"为非药用部位，有的且"致吐"，故应去掉。例如人参、防风等。

去茎指用根部的药物须除去非药用部位的残茎。例如丹参、防风均除去残茎，使药物纯净。

去枝梗：指去除某些果实、花叶类药物非药用部位的枝梗，以使其纯净，用量准确。例如五味子、连翘等。

去核：有些果实类药物，常需用果肉而不用核（或种子）。其中有的核（种子）或属于非药用部位，有的是核与果肉药效不同，故须除去或分别入药。例如诃子、山茱萸等。

去毛：有些药物的表面或内部常着生很多绒毛，服后能刺激咽喉引起咳嗽或其他有害作用，故须除去。可分别采取下列方法：①刷去毛：例如枇杷叶、石韦等。②烫去毛：例如骨碎补、狗脊等。③燎去毛：例如鹿茸的茸毛等。④挖去毛：例如金樱子等。

去心："心"一般指根类药物的木质部或种子的胚芽而言。有些药物的木质心属于非药用部分，故须除去。例如巴戟天去心，再如莲子心和莲子肉作用不同，故须分别药用。

去头尾足翅：一些动物类或昆虫类药物，有的需要去其头尾或足翅。其目的是为了除去有毒部分或非药用部分。例如虻虫等。

去皮壳：有些药物的表皮（栓皮）、果皮或种皮属于非药用部位，或有效成分含量甚微，或果皮与种子两者作用不同，均须除去或分离，以便纯净药物或分别药用。例如厚朴、杜仲等。大体分三类：①根和茎类：例如桔梗、北沙参等。②树皮类：例如肉桂、杜仲、黄柏等。③果实种子类：例如桃仁、杏仁。

本草：中医对药物学的统称。如《神农本草经》《本草纲目》。因诸类药物中，以草本最多，故名。

术腿：白术上部留有一段木质茎，习称"术腿"。

龙头虎口：指蕲蛇头部呈三角状而扁平，吻端呈"翘鼻头"，口较宽大，习称"龙头虎口"。

凹肚脐：指天麻一端有自母体脱落后的圆形疤痕，称"凹肚脐"或"肚脐眼"。

凹窝：指种脐的凹痕，多见于砂仁类中药的种子表面；或指根头部地上茎脱落后留下的凹陷部分。

田鸡头：指黄连根茎条短多岔枝的较次品，或指未去心的远志梗部带有毛的部分，习称"田鸡头"。

另炖或另煎：某些贵重药，为了尽量保存其有效成分，减少同时煎时被其他药物吸收，可另炖或另煎，例如人参、羚羊角等。

四大怀药：指河南产的牛膝、地黄、菊花、山药。

生药：来自植物和动物的一切原料药物。生药有些是药用植物或动物的全体（麻黄、蛤蚧），有些是动植物的一部分（人参、鹿茸），有些是动植物体的分泌物或渗出物（苏合香、蟾酥），也有些是从动植物中提取的物质（鸦片、琼脂），其中以植物性生药占绝大多数。生药与中药药材的关系是：中药是依据中医学的理论和临床用药经验用于治疗或预防疾病的药物，包括中药材、炮制品和中药制剂；药材是泛指未经加工炮制的植物、动物、矿物性原料药物，其中供中医用的称中药材；生药则专指生物来源的药材，其与一般药材的区别在于生药不包括矿物药。

白瓢：指茎中央海绵状的白色髓，如广藿香的茎。

白心：指药材加工时蒸煮时间过短，中心未透，部分淀粉未糊化而形成的白色斑块状，习称"白心"。

白眉：指扁豆种子一端具白色隆起的株柄，形似眉睫而略弯曲，称"白眉"。

白颈：指地龙生殖时期产生的生殖环带，位于 14～16 节处，类白色，俗称"白颈"。

鸟喙状：指种子药材的一端较尖，似鸟喙。

包煎：为防止煎后药液混浊及减少对消化道、咽喉的不良刺激，如赤石脂、旋覆花等，要用薄布将药包好，再放锅内煎煮。

皮松肉紧：黄芪横断面的皮部疏松，木质部较结实，称"皮松肉紧"。

皮刺：指皮类药材表面的一种硬而尖头的突出物，称"皮刺"，如海桐皮。

扫帚头：指根类药材顶端的棕丝状或纤维状物（通常是残存的叶基维管束），呈现小扫帚状。例如防风、蓝刺头等。是药材的非药用部位。

地道药材：又称"道地药材"。由特定产区所出，有天时地利的生长条件，质地优良、优质高产的药材。它是在长期的医疗实践和商品生产流通过程中，经过比较和竞争，优胜劣汰而产生的。如宁夏枸杞、杭白芍、怀地黄等。

过桥：黄连的根茎有一段节间很长，光滑如茎秆，称"过桥"。

西北药：指陕西、甘肃、宁夏、青海、西藏、新疆等地所产的道地药材，主要有冬虫夏草、大黄、当归、羌活、秦艽、宁夏枸杞、银柴胡、秦皮、潼蒺藜、新疆紫草、新疆甘草、雪莲花、羚羊角、牛黄、麝香等。

有油条：指杭麦冬药材久置或经夏后色渐转红的一种现象。

夹杂品：因采集加工粗劣，或有意掺假，经营把关不严而混入药材的非药用部位或非药用种类。

尖蒂：指枳壳药材果皮顶端的花柱残基。

当门子：麝香仁野生品质柔、油润、疏松，其中呈不规则圆形或颗粒状者习称"当门子"。外表多呈紫黑色，微有麻纹，油润光亮，断面棕黄色，粉末状者多呈棕色或棕褐色或微带紫色，并有少量脱落的内层皮膜和细毛。

吐脂：又称"起霜"。指苍术饮片暴露稍久后，所含 β-桉油醇成分析出的结晶，因呈毛状，色自如脂霜，而称"吐脂"或"起霜"。

吐丝：特指菟丝子种子药材加热煮沸后种皮破裂，露出黄色细长卷旋状的胚，因状似蚕吐丝而得称。

虫蛀：是指中药及其炮制品有被虫蛀蚀的现象。一般易在饮片重叠空隙处或裂痕处及碎屑中发生。实验证明，被虫蛀的药物，虽残留有未被蛀蚀部分，但因已受虫体及其排泄物的污染，且内部组织遭到破坏，重量减轻；而且由于害虫在生活过程中能分泌出水分和产生热量，促使药物发热、发霉、变色、变味，致使药物失去部分或大部分有效成分，严重影响药品的质量。

同心鳞片：指沿同一点逐渐向一边扩展形成的鳞片状，如牡蛎。

吃青角：指鹿角自然脱落于山地，被青草所覆盖，受风雨潮湿摧残、侵腐的角。

出枪老茸：指白鹿茸中的一种老茸，上端毛脱落，显出骨尖如枪矛，故称"出枪老茸"。

朱砂点：指药材横切面上棕红色的麻点，色如朱砂（主要是油室及其分泌物），例如白术、苍术、云木香等。是经验鉴别此类药材优劣的根据之一。

先煎：介壳类、矿石类药物，因质坚而难煎出味，应打碎先煎，煮沸后 10～20 分钟，再下其他药，如龟板、鳖甲、代赭石、石决明、生龙骨等。泥沙多的药物如灶心土、糯稻根等，以及质轻量大的植物药如芦根、夏枯草、竹茹等，亦宜先煎取汁澄清，然后以其药汁代水煎其他药。

传统药：用传统医学观点表述其特性，能被传统医学使用的药品为传统药，它包括中药材、中药饮片、中成药和民族药。

华北药：包括河北、山东、山西及内蒙古的一部分地区在内的整个华北地区所产的道地药材。例如黄芪、潞党参、银柴胡、麻黄、连翘、全蝎、北沙参、祁白芷、东阿胶、济银花、瓜蒌等。

伪品：形状或其他方面与正品药材相似，没有正品药材的疗效而冒充正品药材的物质。其中，有的伪品无毒，但会使患者延误治疗；有的具有毒性，严重者会导致患者死亡。伪品药材属于假药，要坚决取缔。

合把：羚羊角通体如玉，有 10～20 个隆起的曲节环绕，光滑自然，手握有舒适感，习称"合把"。

合点：种皮上维管束汇合处。例如小茴香的果实即具合点。

后下：气味芳香的药，借其挥发油取效的，宜在一般药物即将煎好时放入，煎 4～5 分钟即可，以防其有效成分走散。例如薄荷、砂仁等。

羊肚子：指冬虫夏草药材的子实体顶端膨大部分，因微凸似肚状而称"羊肚子"。

羊角：指玄参药材弯曲，中部略粗，或上粗下细，弯曲似羊角状，称"羊角"或"角参"。

关药：指山海关以北或指"关外"东三省及内蒙古部分地区所产的道地药材。主要有人参、鹿茸、关防风、辽细辛、辽五味、关木通、关黄柏、关白附、内蒙古黄芪、远志、紫草、黄芩、赤芍、肉苁蓉、甘草等。

红小瓣：指天麻顶端的红棕色干枯残留芽苞，因其较长皱缩似瓣状，故称"红小瓣"。

观音座莲：指松贝颗粒圆整而均匀，粒粒含芽苞，因置桌面上不倒，形似观音坐莲台而得名。

走味：指干燥后的饮片失去了药材原有的气味。系药材软化的时间太长，或切制后的饮片干燥不及时，或干燥方法选用不当或贮藏不当等所致。

走油：指某些油性药材在贮藏不当时油分外溢或指有些药材在受潮、变色、变质后表面呈现油样物质的变化。

折听法：折断药材样品，听其折断时发出的声音。例如北沙参，听其折断响声，可判别干湿程度。

折断鼻嗅法：某些根、根茎、茎类药材，由于散发的气微弱，可将样品折断，嗅闻其折断面散出的气味。例如鉴别黄芪，折断后可嗅到豆腥气。

花子：俗指瘤状疙瘩积聚在白术药材上，占表面30%以上。

芦：又称"芦头"。指药物的根茎部位。

芦碗：指根类药材顶端芦头上的圆形或半月形凹陷茎痕，例如人参、桔梗等。

芦头：又称"芦"。指根类药材顶端带有盘节状的根茎部分，例如人参、桔梗等。一般根类药材只具1~2个芦头。

连珠：①指植物或根茎的膨大部分排列如连珠状，如甘遂、乌药、茅苍术等药材。②指植物的顶根呈连珠状膨大，例如麦冬的块根。③指某些根类药材皮部缢缩或断离露出的木部，形如连珠，例如巴戟天。

连刀：即药材未完全切断，饮片之间互相牵连。系药材软化时外部含水过多或刀具不锋利所致，例如黄柏、麻黄、桑白皮、甘草等药材就常出现这种现象。

连丝：指药材折断时有白色细丝相连，取藕断丝连之意，如杜仲。

里衣子：又称"黑衣子"。俗指麝香香囊内层的棕色皮膜，亦称"银衣""云衣"。

针眼：指块茎药材的表面周围密布凹点状细小须根，因似针扎小孔而得名。

钉角：指某些皮类药材表面呈圆锥形或乳头状突起的皮刺，一般由木栓细胞构成。根据钉刺的形状差别，可鉴别药材的来源，例如正品海桐皮药材的钉刺基部呈圆形或纵向长圆形，顶端呈尖刺或扁刺状，而取自木棉树皮的非正品"海桐皮"的钉刺呈乳头状，并有环纹。

钉头：①指赭石表面圆形突起。②指三七药材表面呈瘤状突起的支根痕。

乱筋：指芸香科柑橘果实橘络剥下时不成束而呈乱丝状，习称"乱筋"。

佛手：①药材形象传统术语。指款冬花由5个花朵着生在一起的药材个体，称"佛手"。②药物名称。指芸香科植物佛手的果实。

佛指甲：指蕲蛇尾部末端的1枚长三角形鳞片，因尖长侧扁、状似指甲而称"佛指甲"。

龟背盘：犀角底盘呈椭圆形，形如龟背。

饮片切制：中药炮制的工序之一。是将药物净选后进行软化，切成一定规格的片、丝、块、段等的炮制工艺。常用的切制方法有切、镑、刨、剁、劈等。

饮子：制成汤剂的服用时间不作规定，随时可以饮服的，称为"饮子"，如《宣明论方》中的地黄饮子。

怀药：广义的怀药是指河南省出产的道地药材，狭义的怀药指生产于河南怀庆府的道地药材，例如怀地黄、怀牛膝、怀菊花、怀山药、禹白附、辛夷、芫花、千金子等。

怀中抱月：俗指川贝药材中松贝的性状鉴别特征之一，其外层鳞片 2 瓣，大小悬殊，大瓣紧抱小瓣，未抱部分呈新月形，故名。

沙皮：俗指药材茯苓皮中含有较高的沙粒。

泛油：又称"走油"。是指药物中所含挥发油、脂肪、糖类等，因受热或受潮而在其表面出现油状物质，返软、发黏、颜色变深、发生油败的现象。药物的泛油是一种败坏现象，已改变了原有的性质，影响了应有的治疗功效。

层状：指药材折断面裂为与表面皮片平行排列的 2 至多层薄层，如密陀僧。或指断面可撕裂为层层片状的现象。

鸡眼：指黄精根茎上着生的地上茎脱落后留下的圆点状痕迹，形似鸡眼。

鸡爪形：根或根茎呈簇状分枝，弯曲互抱，形似鸡爪，称"鸡爪形"，如味连。

鸡肠风：把巴戟天药材外皮横向断裂而露出木心（木质部），其形似病鸡之肠，故称"鸡肠风"。

环纹：①指药材上的节痕，又称"横环纹"，例如玉竹、天麻等。②指药材横断面上的形成层或内皮层环带，例如人参的形成层环、石菖蒲的内皮层环等。③指某些药材横切面的同心性环纹，例如牛膝、商陆等。

青皮白口：指青皮药材外色青褐、内色黄白的优质品。

武火：又称"旺火""大火""猛火"，火力的一种。直观火焰高而冲，呈黄白色，光度明亮，热气逼人。适用于部分中药的炮制与煎煮及药膳等。

抽沟：俗称药材表面的沟纹。例如党参、百部等。

拌衣：将药物表面用水润湿，加辅料附于上，而增强其治疗作用。①朱砂拌：如茯苓、远志等。②青黛拌：如灯心草。

松泡：指药材质地疏松且有空洞，捏之下陷，称"松泡"，如南沙参。

直接鼻嗅法：直接嗅闻药材样品散发的气味，以鉴别药材的一种传统方法。例如白鲜皮，可嗅到羊膻气。

直接观察法：某些药材的表面有一定的特征，可通过直接观察其特征而鉴别之。

轮节：指川芎药材的表面因节间极短缩而呈显著平行的结节状突起，使体表隆起，称"轮节"。

虎口：指鹿茸大挺与楣枝相交的结合处，称"虎口"；或二杠茸的分叉部位。

虎皮斑：俗指炉贝药材外表面的黄棕色斑块，形如虎纹，故名。其药材亦称"虎皮贝"。

齿轮纹：指羚羊角的骨塞横切面四周呈锯齿状及其外的角质层密合，习称"齿轮纹"。

果黄：据牛黄表面有龟裂纹，或麻而不光亮形似果者，称"果黄"。

罗盘纹：俗指商陆等根类药材饮片上所见凹（韧皮部）凸（木质部）不平，呈同心性排列的环纹。系柱外异常形成层（或三生形成层）所形成的三生维管束。

刮：指用刀或其他工具刮去所用药物或食物表面的粗皮或附

生杂质的过程。例如杜仲、肉桂刮去粗皮，豹骨刮去筋肉，鱼刮去鱼鳞等。

刮除：利用刀等利器刮净药材表面的绒毛或污物。

金钱环：俗指香圆枳壳或香圆枳实药材顶端花柱残基周围一隆起的环圈。为香圆枳壳或枳实与其他品种来源的枳壳、枳实相区别的主要鉴别特征之一。

金钱眼：俗指秦艽药材根上部横断面所见环状纹理中央的四方形裂隙。

金心玉栏：又称"金井玉栏"。指某些根类药材横切面，自形成层环处明显区分为内外两种颜色，即皮部（皮层和韧皮）呈白色或黄白色，中心（木质部）呈黄色或淡黄色，宛如金玉相映。例如桔梗、人参、黄芪等药材的横切面。

金包头：俗指毛知母根茎顶端残留的浅黄色的叶痕及茎痕。金属光泽矿物的一种光泽等级。其反射率 R > 25%，呈明显的金属状光亮，不透明，条痕为黑色，例如自然铜、磁石等。

金线吊葫芦：指白术根茎有时留有细长的地上嫩苗，下部较粗大，习称"金线吊葫芦"，多见于飞子术，又称"金钱术"。

念珠斑：指蕲蛇腹部白色中杂有多数黑色类圆形的斑点，状似念珠，故称"念珠斑"。

念珠状：指外形似僧人念佛时手握的珠串，称"念珠状"，见于槐角等。

底根：指鹿茸锯口的基部。

疙瘩丁：俗指白芷药材表面众多横向突起的皮孔，形似疙瘩丁，故名。

疙瘩须：又称"珍珠须"。指山参根上生长的长圆、方圆不等的小疣状突起，形如疙瘩；状似珍珠，称"疙瘩须"或"珍珠须"。

疙瘩灵体：指山参主根粗短，状似疙瘩，参腿不明显者。

单门：指具有一个侧枝的马鹿茸。

油点：指药材含挥发油，断面有棕黄色，具芳香气味，例如当归等。

油头：①川木香药材根头部偶有黑色发黏的胶状物，称"油头"。②龟甲胶中现褐色略带微绿，上面有老黄色似猪鬃之纹理。

泡：指将质地较坚硬的药物、食物在水中浸泡一定时间，使其吸入适量水分，达到软化的目的。质坚体粗大者久泡，体细小者宜少泡。春冬气温低时宜久泡，夏秋气温高时宜短泡，避免药物、食物的有效成分损失而降低效能。

实角：为分叉的骨质角，无角鞘。新生角在骨心上有嫩皮，通称为"茸角"，如鹿茸。角长成后，茸皮逐渐老化、脱落，最后仅保留分叉的骨质角，如鹿角。鹿角每年周期性脱落和重新生长，这是鹿科动物的特征。除少数两性具角如驯鹿，或不具角如麝、獐之外，一般仅雄性具角。

线芦：指山参具芦部分细长，直至顶端始有茎痕，俗称"线芦"。

珍珠点：俗指人参须根上具有的细小疣状突起，亦称"珍珠疙瘩"。尤以山参多而明显，西洋参的须根上亦有此特征。

珍珠盘：①俗指银柴胡药材顶端众多银白色疣状突起的茎基及芽，密集排列呈盘状。②俗指鹿角基部边缘凹凸不平的盘状突起。

挂甲：又称"透甲"。指牛黄加水调和涂于指甲上，能将指甲染成黄色，不易擦去。

指掐法：检查团块状药材软化适宜程度的一种方法。药材被软化至手指甲能掐入表面为软化适宜。如白术、白芷、天花粉。

枯枪：指肉苁蓉的肉质茎因结实后茎中空，形成的药材质次而称"枯枪"。

药毒：中医学认为，药毒即药物的中毒反应。常因：①错用中药。②误服过剂量药物。③服用变质药物或质量不合格的药物。④药物配伍不当、剂量失调等而引起。

药材：可供医疗应用的原料药物，也就是未经精制的天然药物。包括动物、植物、矿物性原料药物。其中供中医用的称为中药材，药材也包括我国西医常用的药材。

药材气味：是直接鼻闻和口尝而辨别得到的气和味，有些是衡量药材品质的标准之一。如鱼腥草有特殊的鱼腥味。

药材质地：指药材的软硬、坚韧、疏松、致密、黏性或粉性等特征。为药材的固有特征，是衡量药材质量的重要依据。

药材颜色：各种药材都有其固定的色泽，是药材鉴别最基本的外部特征之一。

药香：药物细粉加黏合剂制成的制剂。用时燃点发出特有药气，进行局部空气消毒，以避秽防病。

药渣：指和用浸出溶媒浸出有效成分后的药材残留物。

厚片：厚度为 2～4mm。适宜质地松软、黏性大、切薄片易破碎的药材，如茯苓、山药、泽泻、天花粉等。

砂眼：俗指根类药材表面生有的砂粒样须根痕小凹，如银柴胡、黄芩等。

星点：特指大黄等药材根茎髓部的星形异型维管束。系由髓部细胞形成的次生维管组织所致。每一星点的形成层呈现环状，内侧为韧皮部，外侧为木质部，线（浅棕色）由内至外呈现星芒状射出。根据切片部位的不同，星点可环列或散在。

冒槽：指检查整麝香时用槽针从囊孔插入，向不同部位转动，抽出槽针，上槽香仁先平槽后高出槽面，这种现象称"冒槽"。

骨豆：指鹿茸茸体基部突出的形同豆粒大小的突起，习称"骨豆"。

骨钉：指三伏季节采的一种鹿茸上中段部位生出的骨质突起，因呈钉状而称"骨钉"。

贵药：产于贵州的道地药材，主要有天麻、杜仲、吴茱萸、黄精、白及、天冬、五倍子、朱砂、雄黄等。

钩刺：指果实的外果皮突起呈钩状而尖，称"钩刺"，如南鹤虱。

钩状茎：为变态的地上茎，通常呈钩状，粗短，坚硬无分枝，位于叶腋，由茎的侧轴变态而成。如钩藤。

香树脂：油树脂中含有多量的游离芳香酸者，如苏合香。

段（咀）：段长为 10~15mm。长段称"节"，短段称"咀"。适宜全草和形态细长，内含成分易于煎出的药材。如薄荷、益母草、党参、石斛等药材。

顺体：指山参根茎上的不定根上部稍粗，向下渐均匀而细长者。

顺筋：指橘络成束状整齐，顺着中心向四周延伸。

狮子头：又称"狮子盘头"。指根类药物顶端芦头处残留的密集茎痕；或指顶端的疣状芽痕呈现瘤样突起，膨大成蜂窝状，形似舞狮头上的装饰，称"狮子头"，如党参多年生的野生品。

弯曲法：长条状药材软化至握于手中，大拇指向外推，其余四指向内缩，药材略弯曲不易折断，即为合格。

亮星：指药材横切后，在阳光下透视而见到的黏液质小点，因能发亮而称"亮星"，如土茯苓。

亮圈：指僵蚕干燥虫体断面下见到的 4 个丝腺环。

穿蓑衣：指藜芦药材粗短的根茎外被残留的棕色叶基维管束，形如蓑衣裹头，故有"藜芦穿蓑衣"之说。此为藜芦的主要特征之一。

绑尾：指人参在加工时将参体自上而下用白线绑紧，称

"绑尾"。

结香：瑞香科植物自木香及沉香经虫蛀、兽咬或人为损伤的部位受曲霉菌感染而产生防御性分泌树脂的过程，称"结香"。

结子斗：又称"耳环斗"。因加工时由人工做成体如小圆粒的环扣，称"结子斗"，用于石斛。

珠光：指珍珠表面平滑，半透明，具有五彩光泽，称"珠光"；或指贝壳类药材的内表面有彩色光泽。

珠贝：指浙贝母的完整鳞茎，外层鳞叶两瓣，互相抱合，中央有芽。因呈算盘珠状而习称"珠贝"。

浸鼻嗅法：用热水浸泡药材样品，然后嗅闻浸泡液的水蒸气。如鉴别人中白的真伪，可用本法，嗅闻其是否有人尿气。

莲花：指马鹿茸体的侧枝有 2 个分枝，称"莲花"。

菜花胆：指熊胆仁呈黄绿色，质地酥脆者，称"菜花胆"。

柴性：系指含木化纤维较多、质地坚硬、易折断的药材。柴性大的药材一般认为质量较次，有的柴性大的药材如玄参则不宜入药。

圆芦：指多年生的山参根茎部分茎基蜕化而呈现圆柱形光滑无芦碗的现象，习称"圆芦"。

铁杆木香：指川木香的根呈圆柱形，根头发黑，表面棕褐如铁，习称"铁杆木香"。

铁皮：①指四川涪江出产的一种皮色较黑、个形较瘦长的附子，习称"铁皮"。②有的亦指石斛商品中的一种铁皮斗。

铁皮货：指外皮颜色黑褐如铁的优质当归。

铁线纹：指山参主根上端较粗的部分具细密、深的黑色横环纹，习称"铁线纹"。

铁结白肉：指猪苓药材的皮黑肉白，习称"铁结白肉"。

透甲：指取牛黄涂于指甲上有清凉感觉，能直透指甲，习称"透甲"。

粉性：指药材富含淀粉粒，通常叫作有"粉状"，折断时有粉散落，如山药、白芷等。对于同一种药材，粉性强弱可作为质量优劣的指标之一，如葛根。

烊化：胶质、黏性大而且易溶的药物，如阿胶、鹿角胶之类，应先单独加温溶化，再加入去渣的药液中微煮或趁热搅拌，使之溶解，以免同煎粘锅煮焦，且黏附他药，影响药效。

凉暗处：系指药品贮存的条件为避光，温度不超过20℃。

浙药：产于浙江的道地药材。主要有浙贝母、杭菊花、杭白芍、杭茱萸、温郁金、延胡索、天台乌药、榧子等。

宽丝：指中药加工的规格，丝宽为5～10mm，一般适用于皮类、叶类和较薄果皮类药材的加工炮制。

通天眼：指羚羊角的神经孔通过角内顶端的角壳中心，向上呈一扁三角形的小孔直达角尖，习称"通天眼"。

宽丝：指五加科通脱木的茎髓刨成长短不等、宽3～5mm的细长碎纸片状。

黄香：指麝香中颗粒较小、色黄的香仁。

黄马褂：指红参中由于生长年限较长，加工后主根上部的栓皮木化不透明，因色暗且黄，故习称"黄马褂"。

菊花心：指药材横切面上维管束与较窄的射线排列形成的细密放射状纹理，状似开放的菊花，如甘草、黄芪等。

菠萝纹：海龙体表具突起的花纹图案，类似菠萝表面的钉纹。

推灰：指检查真伪麝香的一种方法。检查时在杯子的水面上加适量草木灰，再在其上加少许麝香，可见草木灰不分散，如草木灰向四周移动则认为有掺假。

堂子：指蔷薇科植物贴梗海棠果实横切面上的子房室瓣格，

习称"堂子"。药材名皱皮木瓜。

蚯蚓头：指药材的根头部叶柄脱落后留下的明显密集的横向环纹，因似蚯蚓的头颈部而习称"蚯蚓头"，如防风等。

蚯蚓纹：指仙茅根茎表面细密连续的环状横纹，因似蚯蚓躯体的环纹而习称"蚯蚓纹"。

铜皮：①指四川涪江地区出产的一种皮色黄亮、个形较圆壮的附子。②或指石斛的一种商品名称铜皮铁骨。

银皮：又称"云皮"。指毛壳麝香的棕色内层皮膜，内包含颗粒状及粉末状的麝香仁和少量细毛及脱落的皮膜组织，习称"银皮""云皮"或"黑衣子"。

铲筋：指剥取橘络时用刀子刮下带有橘白（骨瓤及橘蒂）的药材，称"铲筋"。

斜片：厚 $2\sim4$ mm。适宜长条形而纤维性强的药材。

鱼鳞甲：指黄连根茎呈连珠状，外被残留的鳞叶短而密，状如鱼鳞而称"鱼鳞甲"。

麻点：指果实中的油室干燥后形成的有色凹陷小点，习称"麻点"，如枳壳。

羚羊塞：又称骨塞。指羚羊角基部锯口面内有类圆形骨塞，长约占全角的 1/2 或 1/3，习称"羚羊塞"。

剪口：指从三七根上剪下的较细根茎，习称"剪口"。

揉搓：某些质地松软而呈丝条状的药物，须揉搓成团，便于调配和煎熬。例如竹茹、桑叶等。

翘片：饮片边缘卷曲不平整，系药材软化时，内部含水分太过所致，又称"伤水"。例如槟榔、白芍、木通等常出现这种情况。

翘鼻头：指蕲蛇的头在中央稍向上，吻端向上突出，习称"翘鼻头"。

筋条：指从三七主根上剪下的粗支根，习称"筋条"。

筋络：指果实中的维管束，如丝瓜络。

窝底：犀角底盘向内凹陷，形如漏斗，习称"窝底"。为传统经验鉴别术语。

鼓钉子：指较老的鹿茸下筒部分生出的骨质突起，习称"鼓钉子"。

鼓槌状：指花类药材近等径，高度至少1cm，末端不尖，上部比基部略粗呈圆头状，习称"鼓槌"，如金银花。

楣枝：指鹿茸茸体下部分出的小枝，习称"楣枝"。

摇听法：将药材样品来回摆动，听发出的声音。如罗汉果，摇听其有无声音发出，可判别质量。

鼻法：将药末直接吸入鼻内。如药末中含有刺激性成分，须避免喷嚏时，可先口中含水，再将药末吹入鼻中。另外，亦可用纸捻蘸药送入；或用纸卷筒，一端斜剪，取药，轻轻从另一端吹送。如白避瘟散、暑症片等。

缢缩：指药材状态突然变狭的，沿长度在一定间距收缩，似线缚紧重变狭的，如甘遂。

槟榔碴：指大黄切面有红白相间的纹理，犹如槟榔的花纹。亦有称"高粱碴（岔）"。

槟榔纹：指大黄断面红棕色或黄棕色、外围具放射状纹理及时显环纹，其纹理似槟榔断面，习称"槟榔纹"。

敲击听法：传统中药鉴别方法。用物体与样品，或使样品之间相互撞击，听其发出的声音。例如光山药，听敲击声可比较质量。

僵子：指药材未长足成熟，干后萎缩者。

鹤顶：系白术根茎主轴向上延伸的部分，状如鹤顶。

鹤腿：指以往产于浙江於潜等地的白术，因形瘦细长弯曲似鹤腿状而得名。

鹦哥嘴：天麻一端残留的棕红色干枯的芽。

镜面砂：指朱砂中色红而鲜艳，质松脆表面光亮如镜而微透明者，习称"镜面砂"。

戴斗笠：指祈州漏芦根头部的残茎存有鳞片状叶基维管束，顶端有灰白色绒毛，状似斗笠，俗称"漏芦斗笠"。

第四章　药学道德规范和职责

"人命至重，有贵千金，一方济之，德逾于此"。自古以来，中医药工作者十分注重职业道德修养，在救死扶伤的实践中把"大医精诚"奉为圭臬。在中国几千年的文明史上留下了许多千古佳话，丰富了伟大的中华民族精神文化和民族文化。"药德"作为药学道德的简称，在现代医药伦理学中对药学道德具有明确的概念表述，是指药学人员在药学实践中正确处理与患者、服务对象的关系，与社会的关系及药学人员同仁关系的根本原则和行为规范。药学道德是指导药学人员进行正确的道德行为选择的纲领和指南。药德是医德的组成部分，是药学人员在工作中调整与服务对象及周围社会成员之间相互关系的行为规范的总和，是社会道德在药学工作中的特殊体现。

一、中药调剂人员的道德规范

（一）药学道德的基本原则和道德规范

1. 药学道德的基本原则　药学道德基本原则是从事药品研究、生产、经营、使用及监督管理等人员在药学领域活动实践中应遵循的根本指导原则，它调整药学领域人际关系，统率着药学道德的一切规范和范畴。药学道德基本原则贯穿于药学道德发展过程的始终，是评价与衡量药学领域所有人员的个人行为和思想品质的最高道德标准。

药学领域的活动与人民的健康紧密相关的特点决定了药学道德的基本原则是：以患者为中心，实行革命人道主义，救死扶伤；为人民防病治病提供安全、有效、经济的优质药品；全心全意为人民服务。

（1）"救死扶伤，实行革命的人道主义"体现了继承性和时代性的统一。人道主义是古今中外医药学道德传统的精华所在，它的核心是尊重人的生命，一视同仁地保护和治愈人的疾病及心理的健康，关心和同情患者的心理与道德观念。在社会主义条件下，人与人之间的关系，成为互相关心、互相爱护、互相帮助和互相合作的同志关系，社会主义制度尊重人民、尊重人的价值，使人人都有充分发挥智慧、才能和创造性的优越条件。毛泽东主席明确提出的要"发扬革命人道主义"，赋予了人道主义革命含义。

革命人道主义作为一个道德观念，在各行各业的职业实践中都有很重要的普遍意义。但这一道德观念对医药学技术人员则更为重要，它不仅继承了古今中外医药学道德传统的精华，而且富有时代的特征。在我国提倡人道主义，不仅是主张对个人的尊重，肯定人的价值，关心人的幸福，而且扩展到对社会群体健康的关怀，贯穿整个医药卫生事业之中，从各方面提供和保证优质的医疗及药学服务。实行城镇职工基本医疗保险制度和医疗机构改革，发展社区医疗卫生事业等，对规范药品生产与流通，淘汰低水平重复生产、产品质量不稳定的药品生产企业，关闭不规范的药品经营企业和药品经营市场，创造公平竞争的环境，保证药品质量，以及优化医药卫生资源，使广大人民群众都享有健康的权利等具有重要意义。

（2）以患者为中心，为人民防病治病提供安全、有效、经济、合理的优质药品，是药学领域各行业共同的根本任务，也是药学职业道德的基本特点。药学领域各行业的根本目的是保障人民健康。为此，各项工作都必须以患者为本，从治愈疾病和提高患者生活质量出发，改善、改革药学实践中的不足和问题，不断调整药学道德关系，保证每个药学技术人员具有高尚的思想品质，真诚实意为患者提供药学服务。

药学职业道德要求药学人员要有不断提供各种优质药品的观念，以满足人民群众防病治病的需要。药学技术人员应从每个时期防病治病需要的实际出发，不断研究开发和生产新药，这是药学技术人员的神圣职责，是药学道德观的体现。

坚持药品质量第一的思想，这也是药学职业道德的主要内容。药品质量优劣、真假，直接关系到人民群众的健康，甚至影响社会的稳定和经济繁荣。所以从药品的研究开发、生产、包装、储运、销售和调配使用、监督等全过程，都要有明确而严格的质量监控制度，并对药学技术人员进行职业道德教育，培养、树立对人民健康负责的意识。在保证药品安全、有效的前提下，尽可能提供经济、合理的药品。

（3）全心全意为人民服务，是药学道德的根本宗旨。要做到全心全意为人民服务，首先要正确处理好个人与社会、集体的关系。社会利益、国家利益包含了个人利益，只有社会发展，国家富强，才能获得丰富的个人利益。在个人利益与社会大众利益发生矛盾时，应牺牲个人利益。具体到药学技术人员，应以患者为本，把救死扶伤、防病治病的需要作为一切工作的出发点，不怕劳苦，不计较个人得失，努力做好工作，主动热情地为患者提供有关药学方面的各种服务，对业务技术精益求精，刻苦钻研，不断充实自己，做一个真正"毫不利己，专门利人"，全心全意为人民服务的药学技术人员。

2. **药学道德规范** 药学道德规范是道德行为和道德关系普遍规律的反映，是衡量和评价药学技术人员道德水平与行为道德的具体标准，它体现社会对药学技术人员行为道德的基本要求。

（1）遵守社会公德。这是每个公民所应遵守的公共道德，当然也是药学技术人员首先应遵守的社会公德。我国宪法中规定的社会公德是"爱祖国、爱人民、爱劳动、爱科学、爱社会主义"，这就是每个社会主义公民所应遵守的社会公德。

（2）对工作、对事业极端负责，是社会主义道德规范的重要内容。药学技术人员要全心全意为人民健康服务，要想在医药卫生事业发展中有所作为，就必须要有极端负责的态度。药学服务的对象是人民群众，其各个专业、各项工作直接或间接与患者健康状况，甚至与其生命相关。这就要求每个药学技术人员在工作中必须严肃认真，一丝不苟，细致谨慎，准确无误，严格执行法律法规、规章制度和技术操作规程。任何不负责任、马虎敷衍、粗枝大叶，都可能直接或间接地对患者、对医药事业造成损害。

（3）对技术精益求精，也是药学道德规范的重要内容之一。道德和技术虽属不同的范畴，但两者存在内在的联系。一个药学技术人员，如果仅有良好的道德和善良的动机，而缺乏高水平的业务技术能力，在事业上很难有所成就，只有具备优良的思想品质和精湛的业务技术，才能有所作为，成为事业上的强者。可见，对技术精益求精，是全心全意为人民健康服务的基础，所以作为一个药学工作者，必须认真钻研业务技术，不断更新知识，提高业务能力，但同时又要不断提高药学道德修养。

要达到对技术精益求精，还需具备严谨的科学态度，学术上进行平等讨论，在药学实践中坚持实事求是的作风，敢于承认自己的缺点与不足，认真吸取教训；坚持真理，能吸取不同意见，修正自己的错误，取他之长，补己之短，以成为人民需要的优秀药学技术人员。

（4）团结协作，共同为人民健康服务，这也是药学道德规范的重要内容。由于科学技术和药学学科的发展，专业越分越细，并形成很多交叉学科和边缘学科，由于先进仪器设备和技术的应用，促使药品在研制、生产、检验、经营和使用等单位的集体活动中，相互依赖性越来越强，为此应密切配合，共同努力，才有可能取得成功。

（5）慎言守密，是药学道德规范对医药人员在职业活动中言行的特殊要求。这对药学行业中从事医院药学和社会药学（商业和社会药房）工作者尤为重要，有利于帮助患者增强治疗疾病的信心，促进更快康复。患者为了尽快治好疾病，往往把不想对外言明的内心或躯体的秘密告诉医药人员，对此，医药人员要为患者严守秘密，绝不能把此秘密作为日常谈话的笑料，广为传播扩散，从而影响患者的治疗或造成家庭的不和。

（6）坚持社会效益和经济效益并重，这是药学道德规范的基本要求。在药品生产、经营、使用活动中既要十分重视合理的经济效益，更要重视社会效益，两者相辅相成，互相促进。经济创收必须在国家法律框架内，符合药学道德规范的前提下进行。不能靠减料投产、粗制滥造、以次充好、以假充真、虚高定价、坑害群众等违法和违背药学道德原则的行为来增加收入。

（7）文明礼貌是社会公德的基本内容，而药学技术人员的文明礼貌有其特殊意义，它是取得患者信任的重要条件之一。药学技术人员如能了解患者，体贴关心、同情患者，认真对待本岗位的工作，就能赢得患者的依赖与尊重，使患者处于良好的精神状态，增加与疾病斗争的信心。药学技术人员在患者面前讲话要有礼貌，语言要亲切、温和，要尊重患者，耐心听取患者的诉说，绝不能训斥或讽刺挖苦患者；着装要整洁大方。

（8）遵纪守法，廉洁奉公，是药学道德规范的重要基本内容。药学技术人员在生产、经营、配发、管理等工作中，都应严守药品管理法和有关药政法规，依法办事，进行药学职业活动。不能用手中职权牟取私利，对工作要坚持原则，奉公守法，不徇私情，光明磊落，办老实事，做老实人。

（二）调剂人员的道德责任和道德准则

1. 调剂人员的道德责任　保证患者在用药过程中的安全、有效、经济，是调剂、配发药学技术人员的基本工作责任，也是药学技术人员职业道德责任。为此，必须把好药品质量关，树立质量第一的思想。药品只有合格品与不合格品之分，不合格品一律不准用于临床。临床观察的药品要有正式批准手续，要有严密科学的设计；用于临床要经患者本人同意，对临床观察药品不应向患者收取药费或其他相关的检查费用，而应对参与实验研究用药的患者给予适当经济补偿，否则，不能给患者用药，这不但是道德上的责任，而且也是法律的限定。

调剂人员在工作中要在保障快速、准确调配的同时，为患者提供合理用药的指导，解答患者用药的疑惑，并注意收集药品不良反应等信息。

2. 调剂人员道德准则

（1）药学技术人员与服务对象或患者之间的道德准则：由于药学技术人员最终的服务对象是患者，而且，调剂人员还直接为患者提供服务，他们的道德行为对患者治疗、痊愈、康复有直接影响。在药学技术人员与患者的关系中，药学技术人员是主体，是强者；而患者是客体，是弱者；两者关系中的道德要求重点应放在药学技术人员方面，对药学技术人员应提出更高的道德要求，所以必须规范药学技术人员道德准则。

主要的道德要求是：

1）敬业爱岗，尽职尽责：药学技术人员应当努力学习和工作，扩大知识面，掌握更多更新的药学技术和相关科学知识；不断提供优质的药品，帮助临床正确选药，合理用药；指导患者科学服用，为患者解除痛苦，提高其生存质量，这是药学技术人员的神圣职责，是药学技术人员与患者之间最基本的道德要求。

2）关心患者，热忱服务：药学工作是直接或间接为人们健康服务，必须以患者为本。调剂人员的一切工作都应始终把患者利益放在首位，时时处处为患者的健康着想。这种高尚的道德观集中体现于保证药品质量，及时满足需要和药品的安全性、有效性、经济性，是真诚地全心全意热情主动为患者服务。所以，关心患者、热忱服务是药学道德准则的重要内容。

3）一视同仁，平等对待：在调剂工作中，不论患者贫富、职位的高低，还是生人熟人、亲朋好友、同乡同学或是顶头上司，都应一视同仁，平等对待。要千方百计地满足他们的要求，解决他们的困难，解除他们的病痛。对某些不合理的要求，不能简单回绝，而应耐心解释。

4）尊重人格，保护隐私：患者为尽快治愈、恢复健康，或为了显示诚意，常向药学技术人员倾吐一些不想公开的秘密等。药学技术人员应完全、忠实地尊重患者和他们的人格，尊重服务对象，真情友好相待，严守秘密。这不但是药学技术人员的基本道德准则，也是社会公德的基本内容。

5）尊重科学，精益求精：现代社会是高科技时代，科学技术越发展，越要求药学技术人员有严格的科学态度，在药学活动中坚持实事求是，不隐瞒自己的缺点与错误，不文过饰非、推卸责任，坚持真理，修正错误。

要通过学习，吸收新理论、新知识，掌握新技术、新方法，并运用于实际，更好地为患者服务。这是药学道德准则的重要内容。

6）语言亲切，态度和蔼：调剂人员在为患者服务时，必须有道德情感，同情患者的疾苦，提供服务时态度和蔼，严肃认真，语言亲切可信，交代解释细致。人们通常是通过其语言和态度的好坏来评价某人道德修养的高低。所以诚意、亲切、和蔼的态度，美好、善良的语言是思想感情和道德修养的具体反映。

7）不为名利，廉洁奉公：药学技术人员不能以权谋私，以药谋利，要坚持原则，不徇私情，光明磊落，办老实事，做老实人，这是做一个良好药学职业道德的人的最低要求。

（2）药学技术人员之间的道德准则：做好药学工作，发展药学事业，不但要正确处理药学技术人员与社会、服务对象或患者的关系，同时要正确处理好药学技术人员之间的关系。它包括药学学科各行业之间、同行业之间、同级药学技术人员之间、青年与老年药学技术人员之间、上下级药学技术人员之间的关系。

1）相互尊重，平等相待：药学技术人员之间的关系应建立在共同的药学事业目标的基础之上，是同志式的关系。因此，其道德准则应该是相互尊重，平等相待，这也是人际关系、待人接物、互相共事的基础，是志同道合的表现。

2）团结协作，紧密配合：在现代社会，任何一项工作都需要有关人员的共同努力和紧密配合才能完成。在为患者、为服务对象服务中，人们都应在自己的岗位上尽职尽责，互相支持，相互配合，紧密合作，只有这样才能做好工作。为此，必须反对互不买账、互不通气、互相推诿、各自为政的不良风气。

3）互相关心，维护集体荣誉：药学技术人员之间应当彼此互相关心，互助互爱，在工作、业务技术、生活、思想政治等方面关心他人，帮助同志，为他人排忧解难。维护集体荣誉是药学技术人员共同的义务和责任。热爱关心集体，正确处理个人与集体的关系。爱护集体财产，勤俭节约。以个人的优良道德行为维护医院和整个药学界的声誉。

4）共同努力，发展药学科学：发展我国的现代药学科学，需要药学界集体的共同努力，有的甚至需要药学界几代人的共同艰苦奋斗才能实现。为此，全体药学人员要从我做起，在各自平凡的岗位上不懈地努力，不计较个人得失，相互合作，为药学科学的发展做出贡献，这是高尚药学道德的体现，也是药学技术人员的道德责任。

二、中药调剂人员的工作职责

随着我国医药卫生行业的改革和发展，医院药学和社会药学工作的任务正在发生重人改变，主要表现在从面向药品向面向患者转变，从以药品供应为主向以合理用药为主导转变。新形势临床对药学技术人员提出更高的专业要求和道德修为建设，构建和谐的药患关系，强化中药调剂人员工作职责具有重要现实意义。

（一）主任中药师职责

1. 在科主任的领导下，负责指导本部门各项业务技术工作和制定各项技术操作规程。

2. 指导和参与复杂的调剂、制剂和药品质量控制方面的技术工作。

3. 指导和参与科研工作，组织解决技术上的重大疑难问题，指导和参与相关实验，并负责审核相关的技术实验报告。

4. 参与建立临床药师制，积极参与药师下临床，参加临床查房、病例讨论和用药讨论，做好临床合理用药的工作。

5. 负责收集整理国内外药学情报资料和了解掌握药学发展动态；承担业务教学工作，指导进修生、实习生学习。

6. 负责指导和检查下级药师的工作。

副主任中药师可参照上述各条协助主任中药师工作。在无主任中药师的情况下，执行主任中药师职责。

（二）主管中药师职责

1. 在药剂科主任和主任＼副主任药师的领导和指导下进行各项工作。

2. 负责指导本部门下级技术人员，并参与药品调剂、制剂、中药材的加工炮制等工作。

3. 负责药品及制剂的质量检验、鉴定等工作，保证药品（材）和制剂的质量符合规定要求。

4. 检查和参与特殊药品、贵重药品及其他药品、制剂的使用、管理工作，发现问题及时处理并向主任和上级药师汇报。

5. 积极参加科研工作。负责收集整理药物不良反应报告，积极深入临床科室，了解用药情况，介绍新药。

6. 参加临床查房、病例讨论，参与临床合理用药工作。参加用药咨询服务工作。

7. 担任业务教学和进修生、实习生的带教工作等，组织下级技术人员的业务学习和考核。

（三）中药师职责

1. 在药剂科主任和上级药师的领导和指导下进行各项工作。

2. 参与药品调剂、制剂、药品质量检验及药品采购供应的工作。认真执行各项规章制度和操作技术规程，严防差错事故的发生。

3. 以患者为中心，面向临床，积极与临床医生沟通，了解用药情况，配合临床医疗，保障药品供应。

4. 积极参加科研工作。收集药物不良反应报告，参加用药咨询工作。

5. 负责本部门各种仪器设备的使用保养工作。

6. 承担进修生、实习生的带教工作；组织指导药剂士和其他技术人员业务学习和工作。

（四）中药士职责

1. 在药剂科主任和上级药师的领导和指导下进行各项工作。

2. 按照分工，负责药品的采购、清零、摆发、统计，管理账目和处方调配，以及制剂配制、质量检测等工作。

3. 认真执行各项规章制度和技术操作规程，严防差错事故发生。

4. 负责检查、校正和保养各类仪器设备。

5. 在上级药师的指导下，深入临床，了解用药情况，介绍新药，征求临床意见，改进制剂剂型等。

6. 指导辅佐人员的工作和学习。

（五）中药药剂员职责

1. 在中药师、中药士指导下进行工作。

2. 参加制剂的配制。担任一般的处方调配、药品分装、临方炮制及煎药工作。

3. 参加药品的采购、出纳、分发、保管、消耗、回收、统计等工作。

4. 负责所在工作室的清洁卫生工作。

（六）临床药师职责

1. 在药剂科领导下，以患者为中心，遵循药物临床应用指导原则、临床指导指南和循证医学原则，积极参与临床合理用药工作。

2. 定期参加临床查房、会诊和病历讨论，参与临床药物治疗方案的拟定与实施，对药物治疗提出建议。

3. 深入临床了解药物应用情况，进行药物治疗监测，设计个体化给药方案；重视临床用药的理论总结和用药实践经验的累积。

4. 认真做好药品不良反应监测工作和血药浓度监测（TDX）工作，并有详细的工作记录和报告。

5. 为医生、护士和患者提供药物咨询服务及正确给药、用药知识。当前重点要为临床做好抗菌药物、抗肿瘤药物、肠外营养药物等合理用药的服务工作。

6. 及时有效地收集和评估医生、护士和患者对药学服务的效率、质量评价、意见的反馈，并组织持续改进。

第二部分 实践篇

开展中药临床调剂时，常用的实践方法主要包括临床常用中药饮片调剂、临床常用中成药调剂、小包装中药饮片调剂、中药配方颗粒调剂及特殊中药饮片的调剂与管理等内容。

第五章 临床常用中药饮片调剂

第一节 解表药

凡以发散表邪，解除表证为主要作用的药物，称为解表药。

当外界气候发生异常，人体抗病能力不足时，外感病邪便能侵袭人体肌表，则为表邪。由表邪导致的恶寒、发热、头痛、身疼、无汗（或有汗）、脉浮等症，即称为表证。《素问·阴阳应象大论》云："其在皮者，汗而发之。"解表药多味辛能散，入肺与膀胱经（足太阳经）。肺主皮毛，太阳主一身之表，解表药能使肌表之邪外散或从汗而解，从而解除表证。

1. 解表药除发散表邪，解除表证外，还有以下几方面的作用：

（1）某些解表药能开宣肺气，兼有平喘止咳作用，可用于表邪犯肺，肺气不宣的喘咳。

（2）某些解表药能促使斑疹透发，故适用于斑疹表邪未解，或需要透发者。

（3）解表药通过发汗可以退肿，其中有些药物兼有行水作用，可用于水肿有表证或腰以上肿者。

（4）某些解表药有行痹止痛的作用，故对具有表邪的头痛、身疼，以及风湿痹痛等均可应用。

2. 解表药虽能发汗解除表证，但汗出过多能耗散阳气，损伤津液。因此，在使用这类药物时，应注意以下几方面：

（1）表虚自汗、阴虚盗汗、久病体虚，以及失血等证，都应禁用或慎用；

（2）应控制用量，中病即止，如使用过量发汗太多，可导致亡阴或亡阳；

（3）温暖季节容易出汗，用量宜小；寒冷季节不易出汗，用量宜稍增大；

（4）解表药多属辛散轻扬之品，不宜久煎，以免有效成分挥发而降低疗效。

解表药虽有辛散发表的共性，但其性质又有温、凉的不同，所治的表证也就有所区别。因此，解表药又分为发散风寒药与发散风热药两类。

（一）发散风寒药

麻　黄

【来源】本品为麻黄科植物草麻黄 *Ephedra sinica* Stapf、中麻黄 *Ephedra intermedia* Schrenk et C. A. Mey. 或木贼麻黄 *Ephedra equisetina* Bge. 的干燥草质茎。

【产地】主产于山东、河南、安徽、四川等地。

【性状鉴别】

1. 形色嗅味

（1）草麻黄　呈细长圆柱形，少分枝，直径 1～2mm。有的带少量棕色木质茎。表面淡绿色至黄绿色，有细纵脊线，触之微有粗糙感。节明显，节间长 2～6cm。节上有膜质鳞叶，长 3～

4mm；裂片2（稀3），锐三角形，先端灰白色，反曲，基部联合成筒状，红棕色。体轻，质脆，易折断，断面略呈纤维性，周边绿黄色，髓部红棕色，近圆形。气微香，味涩、微苦。

（2）中麻黄　多分枝，直径1.5～3mm，有粗糙感。节上膜质鳞叶长2～3mm，裂片3（稀2），先端锐尖。断面髓部呈三角状圆形。

（3）木贼麻黄　较多分枝，直径1～1.5mm，无粗糙感。节间长1.5～3cm。膜质鳞叶长1～2mm；裂片2（稀3），上部为短三角形，灰白色，先端多不反曲，基部棕红色至棕黑色。

2. 优品质量　均以色淡绿或黄绿、内心色红棕、手拉不脱节、味苦涩者为佳。色变枯黄脱节者不可供药用。

【炮制与临床】临床调剂常用的麻黄炮制品有四种。一为生麻黄，即原药材拣去杂质，去尽木质茎及残根，用水洗净，微润后切段，干燥即得；二为麻黄绒，即取已经加工切碎的净麻黄放在碾槽里，研至纤维疏松成绒状，筛去粉末而成；三为蜜麻黄，即取麻黄段，加炼熟的蜂蜜与开水少许，拌匀，稍闷，用文火炒至不黏手为度，取出放凉而成；四为蜜麻黄绒，以麻黄绒为原材料，操作方法与蜜麻黄相同，炒至色深黄、不黏手时取出放凉即得。

四种麻黄炮制品的功效差异主要为：生麻黄发汗解表和利水消肿力均强；麻黄绒作用缓和，适于老人、幼儿及体虚者外感风寒时使用；蜜麻黄性温偏润，发散力和缓，以宣肺平喘力胜；蜜麻黄绒作用更和缓，适于表证已解而喘咳未愈的老、幼及体虚人群。

【处方应付】

正名	处方用名	应付规格
麻黄	麻黄	生麻黄
	炙麻黄	蜜炙麻黄
	麻黄绒	生麻黄绒

【临床药学服务】

1. 性味归经　辛、微苦，温。归肺、膀胱经。

2. 功能主治　发汗散寒，宣肺平喘，利水消肿。用于风寒感冒，胸闷喘咳，风水浮肿。蜜麻黄润肺止咳。多用于表证已解，气喘咳嗽。

3. 用量　煎服2~10g。外感风寒体虚者、老人、儿童宜用小剂量，或用麻黄绒；体质壮实、风寒表证表实无汗者，可用大剂量。

4. 用法　内服煎汤或入丸、散。汤剂、散剂有利于发汗解表。

5. 煎服方法　入汤剂常规煎煮，去浮沫。用于治疗感冒，可温服以至发汗。

6. 药学监护

（1）用药告知　与其他解表发汗药同用，注意减量。夏季应用注意减量。中病即止。

（2）用药监护重点　麻黄用于治疗风寒表证，应注意观察发汗与否及发汗的程度；用于治疗咳嗽气喘，注意观察有无出汗、小便多等情况；使用麻黄利水，应注意尿量变化，并注意观察有无出汗等情况。此外，用药中观察有无心悸、血压升高、失眠等情况。定期检查肝功能。

7. 药物警戒

（1）使用注意　区分生品与制品的药效差异；区别证候轻重选择药量；麻黄用量过大有耗气伤津之虑。

（2）使用禁忌

①病证禁忌：本品发汗宣肺力强，凡表虚自汗、阴虚盗汗及肺肾虚喘者均当忌用。高血压患者慎用。

②配伍与合用禁忌：不宜与解热镇痛药等合用，以防过量发汗。另有报道，麻黄不宜与降压药、镇静催眠药、单胺氧化酶抑制剂、强心苷、氨茶碱、肾上腺素、去甲肾上腺素、异丙肾上腺

素、异烟肼及解热镇痛药、优降宁等合用。

③特殊人群用药禁忌：妊娠及哺乳期妇女慎用。运动员慎用。

④饮食禁忌：忌食生冷、黏腻、刺激性大的食物；恶牡蛎肉。

（3）不良反应 临床报道有肝损伤、过敏反应、心悸等。麻黄碱可引起交感神经兴奋、血压升高、心动过速、室性早搏等心血管和神经系统反应，以及面部麻木、恶心、呕吐、急性尿潴留、头痛等不良反应；大剂量麻黄碱可致呼吸和心脏抑制，甚至致死。

8. 贮藏养护 置通风干燥处。防潮。

桂　枝

【来源】本品为樟科植物肉桂 *Cinnamomum cassia* Presl 的干燥嫩枝。

【产地】主产于广东、广西及云南省。

【性状鉴别】

1. 形色嗅味 本品呈长圆柱形，多分枝，长 30～75cm，粗端直径 0.3～1cm。表面红棕色至棕色，有纵棱线、细皱纹及小疙瘩状的叶痕、枝痕和芽痕，皮孔点状。质硬而脆，易折断。切片厚 2～4mm，切面皮部红棕色，木部黄白色至浅黄棕色，髓部略呈方形。有特异香气，味甜、微辛，皮部味较浓。

2. 优品质量 本品以枝条细嫩均匀、色棕红、香气浓者为佳。

【炮制与临床】临床调剂常用桂枝炮制品，取原药材，除去杂质，洗净，润透，切厚片，干燥。

【处方应付】

正名	处方用名	应付规格
桂枝	紫桂枝	桂枝
	桂枝片	桂枝片

【临床药学服务】

1. 性味归经　辛、甘，温。归心、肺、膀胱经。

2. 功能主治　发汗解肌，温通经脉，助阳化气，平冲降气。用于风寒感冒，脘腹冷痛，血虚经闭，关节痹痛，痰饮，水肿，心悸，奔豚。

3. 用量　煎服，3～10g。

4. 用法　内服煎汤或入丸、散。汤剂、散剂有利于发汗解表。

5. 煎服方法　不宜久煎，以免影响药力。用于治疗感冒应温服以助发汗。

6. 药学监护

（1）用药告知　与其他发散风寒药同用时，注意减量。不可发汗过度。

（2）用药监护重点　注意观察体温、疼痛、小便量等与疗效有关的症状和体征；还要注意患者有无生热、动血等与不良反应有关的症状和体征。

7. 药物警戒

（1）使用注意　区别证候轻重选择药量。

（2）使用禁忌

①病证禁忌：温热病、阴虚火旺、血热妄行等证忌用。

②配伍与合用禁忌：畏赤石脂、白石脂。

③特殊人群用药禁忌：孕妇及月经过多者慎用。

④饮食禁忌：忌食辛辣、油腻食物。

（3）不良反应　据报道，偶尔可引起流产、咽喉干涩、自主神经功能紊乱、月经增多等不良反应。

8. 贮藏养护　置通风干燥处。防潮。

紫　苏　叶

【来源】本品为唇形科植物紫苏 *Perilla frutescens*（L.）Britt.

的干燥叶（或带嫩枝）。

【产地】主产于江苏、浙江、河北等地，多自产自销。以河北安国栽培品种质量最优。

【性状鉴别】

1. 形色嗅味　本品叶片多皱缩卷曲、碎破，完整者展平后呈卵圆形，长4～11cm，宽2.5～9cm。先端长尖或急尖，基部圆形或宽楔形，边缘具圆锯齿。两面紫色或上表面绿色，下表面紫色，疏生灰白色毛，下表面有多数凹点状的腺鳞。叶柄长2～7cm，紫色或紫绿色。质脆。带嫩枝者，枝的直径2～5mm，紫绿色，断面中部有髓。气清香，味微辛。

2. 优品质量　本品以叶面上绿下紫、香气浓者为佳。

【炮制与临床】临床调剂常用紫苏叶炮制品，取原药材，除去杂质，稍浸，润透，切厚片，干燥。

【处方应付】

正名	处方用名	应付规格
紫苏叶	紫苏、苏叶	紫苏叶

【临床药学服务】

1. 性味归经　辛，温。归肺、脾经。

2. 功能主治　解表散寒，行气和胃。用于风寒感冒，咳嗽呕恶，妊娠呕吐，鱼蟹中毒。

3. 用量　煎服，5～10g，解鱼蟹毒可用30g。

4. 用法　内服煎汤或入丸、散。汤剂、散剂有利于发汗解表。

5. 煎服方法　入汤剂不宜久煎。用于治疗感冒应温服，以助发汗。

6. 药学监护

（1）用药告知　与其他发散风寒药同用时，注意减量。用药中顾护脾胃，食用熟软易消化食物。紫苏发汗力弱，用于治疗风寒感冒时须喝热粥、披厚衣被等。

（2）用药监护重点　注意体温、食欲等情况。

7. 药物警戒

（1）使用注意　区别证候轻重选择药量。气虚及表虚者须配伍使用。

（2）使用禁忌

①病证禁忌：外感风热或温病卫分证忌用。气虚、表虚不顾者慎用。溃疡病、糖尿病患者不宜大量或长期服用。

②配伍与合用禁忌：据报道，紫苏与镇静药、麻醉药配伍时宜减小剂量。

③特殊人群用药禁忌：婴幼儿、老年人不宜大量使用。

④饮食禁忌：不宜食生冷、刺激性食物。

（3）不良反应　偶尔可引起汗出过多。

8. 贮藏养护　置通风干燥处，防蛀。

荆　芥

【来源】本品为唇形科植物 *Schizonepeta tenuifolia* Briq. 的干燥地上部分。

【产地】主产于河北、江西、江苏、浙江、湖南、湖北等地。

【性状鉴别】

1. 形色嗅味　本品茎呈方柱形，上部有分枝，长 50～80cm，直径 0.2～0.4cm；表面淡黄绿色或淡紫红色，被短柔毛；体轻，质脆，断面类白色。叶对生，多已脱落，叶片 3～5 羽状分裂，裂片细长。穗状轮伞花序顶生，长 2～9cm，直径约 0.7cm。花冠多脱落，宿萼钟状，先端 5 齿裂，淡棕色或黄绿色，被短柔毛；小坚果棕黑色。气芳香，味微涩而辛凉。

2. 优品质量　本品以色淡黄绿、穗长而密、香气浓郁者为佳。

【炮制与临床】

1. 炮制分类

（1）荆芥 取原药材，除去杂质及木质茎、残根，粗细分开，迅速洗净，闷润 2 ~ 4 小时，至内外湿度一致，于 50℃ 烘 1 小时，切段，干燥，筛去碎屑。

（2）荆芥炭 取荆芥段，置热锅内，用武火 150℃ ~ 180℃ 炒至表面焦黑色，内部焦黄色时，喷淋少许清水，熄灭火星，取出，摊凉即可。

2. 临床功效 用于感冒发热，头痛，麻疹，风疹，疮疡初起。炒炭治便血，崩漏，产后血晕。

【处方应付】

正名	处方用名	应付规格
荆芥	荆芥	荆芥
	荆芥炭	荆芥炭

【临床药学服务】

1. 性味归经 辛，微温。归肺、肝经。

2. 功能主治 解表散风，透疹，消疮。

3. 用法 煎服，4.5 ~ 9g，不宜久煎。发汗透疹消疮宜生用，止血宜炒炭用。

4. 用量 内服煎汤或入丸、散。汤剂、散剂有利于发汗解表。

5. 煎服方法 不宜久煎，温服。

6. 药学监护

（1）用药告知 荆芥发汗力弱，用于治疗感冒时须喝热粥、披厚衣被等。

（2）用药监护重点 注意观察体温、出血、瘙痒等情况。

7. 药物警戒

（1）使用注意 区分生用、制炭药效差异。区别证候轻重选择药量；体虚多汗者慎用。

（2）使用禁忌

①病证禁忌：外感表虚。血虚血热出血者不宜单用；火热内盛、阴虚内热者不宜用。

②特殊人群用药禁忌：婴幼儿、老年体弱者慎用。

③饮食禁忌：忌食生冷、油腻食物。忌食驴肉、螃蟹、黄花鱼等。

（3）不良反应　据报道，个别患者可能会引起过敏反应，表现为胸闷、烦躁、全身瘙痒、皮肤潮红。久服可能引起口渴。

8. 贮藏养护　置阴凉干燥处。

防　风

【来源】本品为伞形科多年生草本防风 *Saposhnikovia divaricata*（Turcz.）Schischk. 的干燥根。

【产地】防风分布很广，主要分布于黑龙江、吉林、辽宁、内蒙古、河北等地。主产于黑龙江安达、大庆、泰来、林甸、肇州、肇东、杜尔伯特；吉林白城、通榆、乾安；辽宁建昌、建平、朝阳、义县；内蒙古阿荣旗、扎鲁特旗、赤峰市敖汉旗、翁牛特旗、奈曼旗、卓资、丰镇；河北平泉、青龙、张北、围场、沽源、尚义、张家口、承德等地。东北三省产的防风素有"关防风""东防风"之称，为著名的"道地药材"，畅销全国及出口，但以黑龙江产量大，质量佳；产于内蒙古、河北的习称"口防风"，质量较逊。

【性状鉴别】

1. 形色嗅味　本品呈长圆锥形或长圆柱形，下部渐细，有的略弯曲，长 15 ~ 30cm，直径 0.5 ~ 2cm。表面灰棕色或棕褐色，粗糙，有纵皱纹、多数横长皮孔样突起及点状的细根痕。根头部有明显密集的环纹，有的环纹上残存棕褐色毛状叶基。体轻，质松，易折断，断面不平坦，皮部棕黄色至棕色，有裂隙，木部浅黄色。气特异，味微甘。

2. 优品质量　以皮细而紧、条粗壮、整齐、须毛少、质柔软、断面皮部浅棕色、中心浅黄色者为佳。

【炮制与临床】

1. 炮制分类　临床调剂常用防风的炮制品，取原药材，除去杂质，洗净，润透，切厚片，干燥。

2. 临床功效　用于感冒头痛，风湿痹痛，风疹瘙痒，破伤风。

【处方应付】

正名	处方用名	应付规格
防风	防风	防风

【临床药学服务】

1. 性味归经　辛、甘，微温。归膀胱、肝、脾经。

2. 功能主治　祛风解表，胜湿止痛，止痉。

3. 用量　煎服，5～10g。

4. 用法　内服煎汤或入丸、散。汤剂、散剂有利于发汗解表。

5. 煎服方法　常规煎煮，煎汤温服。

6. 药学监护

（1）用药告知　用于治疗感冒时须喝热粥、披厚衣被等。

（2）用药监护重点　注意观察体温、疼痛、瘙痒、抽搐等症状的变化；注意观察有无恶心、呕吐、助热生火等不良反应。

7. 药物警戒

（1）使用注意　区别证候轻重选择药量。

（2）使用禁忌

①病证禁忌：阴血亏虚、热病动风者不宜使用。

②配伍与合用禁忌：恶干姜、藜芦、白薇、芫花。不宜与重

金属盐类同用。

③特殊人群用药禁忌：妊娠妇女不宜长期服用。

（3）不良反应　用量过多时可出现汗多、口渴；又可刺激胃肠，引起呕吐、皮肤瘙痒等。

8. 贮藏养护　置阴凉干燥处，防蛀。

羌　活

【来源】本品为伞形科植物羌活 *Notoperygium incisum* Ting ex H. T. Chang 或宽叶羌活 *Notopterygium ranchet* H. de Boiss. 的干燥根茎和根。

【产地】以四川为主产区者为川羌，主产于四川省阿坝藏族羌族自治州的小金、松潘、黑水、理县、南坪（九寨沟）及绵阳地区的平武。青川、川羌为蚕羌。以西北地区为主产区者为西羌，甘肃以天祝、岷县、临夏、武威、张掖、酒泉、天水等地为主，青海省以海北、黄南、海南、化隆、互助、循化等地为主，西羌中多为大头羌和竹节羌。羌活以四川阿坝藏族自治州、羌族自治州产品为"道地药材"。

【性状鉴别】

1. 形色嗅味

（1）羌活　为圆柱状略弯曲的根茎，长 4～13cm，直径 0.6～2.5cm，顶端具茎痕。表面棕褐色至黑褐色，外皮脱落处呈黄色。节间缩短，呈紧密隆起的环状，形似蚕，习称"蚕羌"；节间延长，形如竹节状，习称"竹节羌"。节上有多数点状或瘤状突起的根痕及棕色破碎鳞片。体轻，质脆，易折断，断面不平整，有多数裂隙，皮部黄棕色至暗棕色，油润，有棕色油点，木部黄白色，射线明显，髓部黄色至黄棕色。气香，味微苦而辛。

（2）宽叶羌活　为根茎和根。根茎类圆柱形，顶端具茎和叶鞘残基，根类圆锥形，有纵皱纹和皮孔；表面棕褐色，近根茎处有较密的环纹，长 8～15cm，直径 1～3cm，习称"条羌"。有的根茎粗大，不规则结节状，顶部具数个茎基，根较细，习称"大头羌"。质松脆，易折断，断面略平坦，皮部浅棕色，木部黄白色。气味较淡。

2. 优品质量　本品以条粗长、表面棕褐色、有环节、断面紧密、油点多、气味纯正者为佳。

【炮制与临床】

1. 炮制分类　临床调剂常用羌活炮制品，取原药材，除去杂质，洗净，闷润 12 ~ 24 小时，至内外湿度一致，切厚片，晒干或低温干燥，筛去碎屑。

2. 临床功效　用于风寒感冒，头痛项强，风湿痹痛，肩背酸痛。

【处方应付】

正名	处方用名	应付规格
羌活	羌活、西羌活、川羌活	羌活

【临床药学服务】

1. 性味归经　辛、苦，温。归膀胱、肾经。

2. 功能主治　解表散寒，祛风除湿，止痛。

3. 用量　煎服，3 ~ 10g。

4. 用法　内服煎汤或入丸、散。汤剂、散剂有利于发散表邪。

5. 煎服方法　常规煎煮，煎汤温服。

6. 药学监护

（1）用药告知　与其他发散风寒药同用时，注意减量。不可发汗过度。

（2）用药监护重点　注意观察发汗、体温、头身疼痛等症状的变化。注意有无呕吐等不良反应。

7. 药物警戒

（1）使用注意　区别证候轻重选择药量，注意疗程。注意顾护脾胃。

（2）使用禁忌

①病证禁忌：本品辛香温燥之性较烈，风热感冒、温病禁用；阴血亏虚者慎用，脾胃虚弱者不宜单独使用。

②特殊人群用药禁忌：孕妇及月经过多者、肝肾功能不全者慎用。

（3）不良反应　本品气味浓烈，用量过大对胃肠道有刺激，易引起呕吐。

8. 贮藏养护　置阴凉干燥处，防蛀。

细　　辛

【来源】本品为马兜铃科植物北细辛 *Asarum heterotropoides* Fr. Schmidt var. *mandshuricum*（Maxim.）Kitag.、汉城细辛 *Asarum sieboldii* Miq. var. seoulense Nakai 或华细辛 *Asarum sieboldii* Miq. 的干燥根和根茎。

【产地】北细辛、汉城细辛习称"辽细辛"，主产于辽宁、吉林、黑龙江；华细辛主产于陕西等地。

【性状鉴别】

1. 形色嗅味

（1）北细辛　常卷曲成团。根茎横生呈不规则圆柱状，具短分枝，长 1～10cm，直径 0.2～0.4cm；表面灰棕色，粗糙，有环形的节，节间长 0.2～0.3cm，分枝顶端有碗状的茎痕。根细长，密生节上，长 10～20cm，直径 0.1cm；表面灰黄色，平滑或具纵皱纹；有须根和须根痕；质脆，易折断，断面平坦，黄白色或白色。气辛香，味辛辣、麻舌。

（2）汉城细辛　根茎直径 0.1～0.5cm，节间长 0.1～1cm。

（3）华细辛　根茎长 5～20cm，直径 0.1～0.2cm，节间长 0.2～1cm。气味较弱。

2. 优品质量　本品均以根及根茎细长，气辛香，味辛辣、麻舌者为佳。

【炮制与临床】

1. 炮制分类 临床调剂常用的为细辛炮制品，取原药材，除去杂质，喷淋清水，稍润，切段，阴干。

2. 临床功效 用于风寒感冒，头痛牙痛，鼻塞鼻渊，风湿痹痛，痰饮咳喘。

【处方应付】

正名	处方用名	应付规格
细辛	细辛、细辛根	细辛

【临床药学服务】

1. 性味归经 辛，温；有毒。归心、肺、肾经。

2. 功能主治 祛风散寒，通窍止痛，温肺化饮。

3. 用量 1~3g。散剂每次服0.5~1g。外用适量。

4. 用法 内服煎汤或入丸、散。汤剂、散剂有利于发散表邪。同等剂量下，使用汤剂比散剂吞服安全程度高。

5. 煎服方法 常规煎煮或宜久煎，汤剂宜饭后服用。

6. 药学监护

（1）用药告知 本品有毒，与其他发散风寒药同用时，注意减量。不可发汗过度。

（2）用药监护重点 注意观察出汗、体温、疼痛、鼻塞咳嗽等变化。注意观察有无心悸、精神兴奋、头疼加重等不良反应。注意查肝肾功能。

7. 药物警戒

（1）使用注意 本品有毒，用量不宜超过用药标准，根据证候轻重控制药量。汤剂延长煎煮时间可减轻毒性。

（2）使用禁忌

①病证禁忌：血热动血者、阴虚阳亢之头痛、肺燥伤阴干咳

者忌用。

②配伍与合用禁忌：不宜与藜芦同用。与镇静药和扩张血管药同用时宜减量；不宜与降压药同用。

③特殊人群用药禁忌：老年人、婴幼儿慎用。肝肾功能不全者慎用。孕妇忌用。

④饮食禁忌：忌食生冷食物。

（3）不良反应　据报道，细辛对人体神经系统、心血管系统、消化系统、泌尿系统均有一定毒性。

8. 贮藏养护　置阴凉干燥处。

白　芷

【来源】本品为伞形科植物白芷 *Angelica dahurica*（Fisch. ex Hoffm.）Benth. et Hook. f. 或杭白芷 *Angelica dahurica*（Fisch. ex Hoffm.）Benth. et Hook. f. var. *formosana*（Boiss.）Shan et Yuan 的干燥根。

【产地】杭白芷，主产于浙江的杭州、临海、余杭、永康、缙云、象山、乐清等地。川白芷，主产于四川的遂宁、达县、安岳、仪陇、渠县、崇庆、射洪等地。禹白芷，主产于河南的禹县、长葛，安徽的亳州、太和等地。祁白芷，主产于河北的安国、定州、深泽、晋州等地。

【性状鉴别】

1. 形色嗅味　本品呈长圆锥形，长 10～25cm，直径 1.5～2.5cm。表面灰棕色或黄棕色，根头部钝四棱形或近圆形，具纵皱纹、支根痕及皮孔样的横向突起，有的排列成四纵行。顶端有凹陷的茎痕。质坚实，断面白色或灰白色，粉性，形成层环棕色，近方形或近圆形，皮部散有多数棕色油点。气芳香，味辛、微苦。

2. 优品质量　本品均以条粗壮、体重、粉性足、香气浓郁者为佳。

【炮制与临床】

1. 炮制分类　临床调剂常用的为白芷炮制品，取原药材，除去杂质，大小分开，洗净，浸泡 8～12 小时，至约七成透时，取出，闷润 12～24 小时，至内外湿度一致，切厚片，晒干或低温干燥，筛去碎屑。

2. 临床功效　用于感冒头痛，眉棱骨痛，鼻塞，鼻渊，牙痛，白带，疮疡肿痛。

【处方应付】

正名	处方用名	应付规格
白芷	白芷、香白芷	白芷

【临床药学服务】

1. 性味归经　辛，温。归胃、大肠、肺经。

2. 功能主治　解表散寒，祛风止痛，宣通鼻窍，燥湿止带，消肿排脓。

3. 用量　煎服，3～10g。外用适量。

4. 用法　内服煎汤或入丸、散。汤剂、散剂有利于发散表邪。外用研末调敷。

5. 煎服方法　治疗外感病不宜久煎。煎汤温服。

6. 药学监护

（1）用药告知　用于治疗感冒时须喝热粥、披厚衣被等。

（2）用药监护重点　注意观察出汗、体温、疼痛、鼻塞等症状与体征的变化。注意有无呕吐、呃逆、头晕、心慌等不良反应。

7. 药物警戒

（1）使用注意　区别证候轻重选择药量。

（2）使用禁忌

①病证禁忌：本品辛香温燥，阴虚血热者忌服。高血压患者慎用。

②配伍与合用禁忌：恶旋覆花。

③特殊人群用药禁忌：孕妇慎用。

（3）不良反应　据报道，白芷可引起流产、接触性皮炎。大量使用可引起中毒，出现恶心、呕吐、头晕、心慌、气短、血压升高、惊厥、烦躁、心前区疼痛、呼吸困难，甚至呼吸中枢麻痹而死亡。

8. 贮藏养护　置干燥处，防蛀。

（二）发散风热药

薄　荷

【来源】本品为唇形科植物薄荷 *Mentha haplocalyx* Briq. 的干燥地上部分。

【产地】主产于江苏南通、太仓、海门、东台、淮阴，浙江淳安、开化、余杭、余姚，江西吉安、九江、宜春、安抚、泰和，安徽六安、铜陵、滁州，四川中江、南川，河北安国、博野、深泽等地。其中以安国产量最大，江苏质量最佳，称为"道地药材"。

【性状鉴别】

1. 形色嗅味　本品茎呈方柱形，有对生分枝，长 15 ~ 40cm，直径 0.2 ~ 0.4cm；表面紫棕色或淡绿色，棱角处具茸毛，节间长 2 ~ 5cm；质脆，断面白色，髓部中空。叶对生，有短柄；叶片皱缩卷曲，完整者展平后呈宽披针形、长椭圆形或卵形，长 2 ~ 7cm，宽 1 ~ 3cm；上表面深绿色，下表面灰绿色，稀被茸毛，有凹点状腺鳞。轮伞花序腋生，花萼钟状，先端 5 齿裂，花冠淡紫色。揉搓后有特殊清凉香气，味辛凉。

2. 优品质量　本品均以干燥条匀、叶密、香气浓郁者为佳。

【炮制与临床】

1. 炮制分类

（1）鲜薄荷　取原药材，除去杂质，洗净。用时剪成段。

（2）薄荷　取原药材，除去杂质及木质茎，迅速洗净，闷润2~4小时，切小段，及时低温干燥，筛去碎屑。若为产地片，除去杂质。

2. 临床功效　用于风热感冒，风温初起，头痛目赤，喉痹口疮，风疹麻疹，胸胁胀闷。

【处方应付】

正名	处方用名	应付规格
薄荷	苏薄荷、南薄荷、鸡苏	薄荷

【临床药学服务】

1. 性味归经　辛，凉。归肝、胃经。

2. 功能主治　宣散风热，清头目，透疹。

3. 用量　煎服，3~6g；不宜久煎，入煎剂多后下。其叶长于发汗，梗长于理气。

4. 用法　内服煎汤或入丸、散。汤剂、散剂有利于发散表邪、疏肝解郁。外用煎汤浴洗，薄荷油涂抹局部，对肉瘤有一定治疗作用。

5. 煎服方法　入汤剂宜后下。发表宜趁温热饮服。

6. 药学监护

（1）用药告知　与其他疏散风热药同用时，注意减量。饮食宜清淡。

（2）用药监护重点　注意观察体温、头痛、目赤、皮疹、瘙痒、情绪等症状和体征。长期大量使用时，注意有无头痛、恶心、呕吐、心动过缓等不良反应，定期检查肝功能。

7. 药物警戒

（1）使用注意　区分叶、梗药效差异。区别证候轻重选择药量。

（2）使用禁忌

①病证禁忌：体虚多汗者不宜使用。阴虚久咳、自汗、风寒

感冒等不宜使用。高血压患者慎用。

②特殊人群用药禁忌：孕妇、产妇、哺乳期妇女不宜使用。

③饮食禁忌：忌食生冷、辛辣、油腻食物。

（3）不良反应 据报道，本品可引起心率缓慢、血压下降。长期服用可引起脘腹胀满、食欲减退等胃肠道症状。薄荷油、薄荷脑可引起口灼烧感、头痛、恶心、呕吐、肝损伤甚至中毒致死。

8. 贮藏养护 置阴凉干燥处。

牛 蒡 子

【来源】本品为菊科两年生草本牛蒡 *Arctium lappa* L. 的干燥成熟果实。

【产地】本品野生、栽培均有。野生品分布广泛，主产于东北三省，如吉林桦甸、蛟河、敦化、延吉；辽宁本溪、清原、凤城、桓仁；黑龙江五常、尚志、富锦、阿城；河北易县、涞源、隆化、兴隆、平山、迁安、滦平、蔚县、怀来；北京怀柔、密云、昌平、延庆，以及山西、内蒙古、宁夏、甘肃、安徽、浙江等地。野生品以东北三省产量最大，称"关大力"，行销全国并出口。

栽培品主产于四川绵阳、南充，重庆万州、达州（亦有野生）。河北安国、浙江桐乡、嘉兴所产称"杜大力"，主销浙江、江苏两省，其他各地产者多自产自销。

【性状鉴别】

1. 形色嗅味 本品呈长倒卵形，略扁，微弯曲，长5～7mm，宽2～3mm。表面灰褐色，带紫黑色斑点，有数条纵棱，通常中间1～2条较明显。顶端钝圆，稍宽，顶面有圆环，中间具点状花柱残迹；基部略窄，着生面色较淡。果皮较硬，子叶2，淡黄白色，富油性。气微，味苦后微辛而稍麻舌。

2. 优品质量 本品均以粒大饱满、灰褐色、无杂质者为佳。

【炮制与临床】

1. 炮制分类

（1）牛蒡子　取原药材，筛去灰屑及杂质，洗净，干燥。用时捣碎。

（2）炒牛蒡子　取净牛蒡子，置热锅内，用文火炒至略鼓起，有爆裂声，并透出香气时，取出，放凉。用时捣碎。

2. 临床功效　用于风热感冒，咳嗽痰多，麻疹，风疹，咽喉肿痛，痄腮，丹毒，痈肿疮毒。

【处方应付】

正名	处方用名	应付规格
牛蒡子	炒牛蒡子、大力子、牛子、牛蒡子	炒牛蒡子

【临床药学服务】

1. 性味归经　辛、苦，寒。归肺、胃经。

2. 功能主治　疏散风热，宣肺透疹，解毒利咽。

3. 用量　煎服，6~12g。或入丸、散。入汤剂宜捣碎，炒用寒性略减。

4. 用法　内服煎汤或入丸散。汤剂、散剂有利于发散表邪。外用煎汤熏洗。

5. 煎服方法　常规煎煮。发表宜趁温热饮服。

6. 药学监护

（1）用药告知　与其他疏散风热药同用时，注意减量。顾护脾胃。

（2）用药监护重点　注意观察体温、咽痛、皮疹、疮肿等症状和体征。注意有无便溏、过敏等不良反应。

7. 药物警戒

（1）使用注意　区别证候轻重选择药量。气虚便溏者慎用，低血糖者慎用。

（2）使用禁忌

①病证禁忌：外感风寒、脾胃虚寒、慢性肠炎腹泻等不宜使用。低血糖者不宜长期服用。

②特殊人群用药禁忌：孕妇忌用。

③饮食禁忌：忌食生冷、辛辣、油腻食物。

（3）不良反应　牛蒡子有导泻作用，可能加重便溏患者的腹泻症状。有发生过敏反应的报道。

8. 贮藏养护　置通风干燥处，防蛀。

桑　叶

【来源】本品为桑科植物桑 *Morus alba* L. 的干燥叶。

【产地】全国大部分地区均有分布。以南方养蚕区产量较大，如安徽、江苏、浙江、四川、湖南等省区，主产于浙江湖州、嘉兴、江苏苏州、无锡、丹阳、镇江等地。

【性状鉴别】

1. 形色嗅味　桑叶多皱缩、破碎。完整者有柄，叶片展平后呈卵形或宽卵形。长 8～15cm，宽 7～13cm。先端渐尖，基部楔形，边缘有锯齿，有时呈不规则分裂。上表面黄绿色或浅黄棕色，沿叶脉有细小茸毛；下表面色稍浅，叶脉突出，小脉网状。质脆。气微，味微苦、涩。

2. 优品质量　本品均以叶大、叶厚、筋脉突出、黄绿色、握之刺手者为佳。

【炮制与临床】

1. 炮制分类

（1）桑叶　即原药材拣净杂质，搓碎并去梗，筛去泥屑而成。

（2）炙桑叶　即生品桑叶与炼熟的蜂蜜和开水少许，拌匀，稍闷，置锅内用文火炒至不黏手为度，放凉而成。

2. 临床功效　用于风热感冒，肺热燥咳，头晕头痛，目赤昏花。

【处方应付】

正名	处方用名	应付规格
桑叶	桑叶	桑叶
	蜜桑叶、炙桑叶	蜜炙桑叶

【临床药学服务】

1. 性味归经　甘、苦，寒。归肺、肝经。

2. 功能主治　疏散风热，清肺润燥，清肝明目。

3. 用量　煎服，5～10g；或入丸、散；可外用煎水洗眼。蜜炙桑叶能增强润肺止咳作用，故肺燥咳嗽多用蜜炙桑叶。

4. 用法　内服煎汤或入丸、散。汤剂、散剂有利于发散表邪。外用煎汤水洗或捣敷。

5. 煎服方法　常规煎煮。发表宜趁温热饮服。

6. 药学监护

（1）用药告知　与其他疏散风热药同用时，注意减量。饮食宜清淡。治疗风热感冒时宜喝热粥、披厚衣被等。

（2）用药监护重点　注意观察体温、头痛、咳嗽等症状、体征变化。

7. 药物警戒

（1）使用注意　区分生、制品药效差异；区别证候轻重选择药量。

（2）使用禁忌

①病证禁忌：外感风寒、脾胃虚寒、慢性肠炎腹泻等不宜使用。低血糖者不宜长期服用。

②配伍与合用禁忌：不宜与氢氧化铝制剂、钙制剂、亚铁制剂同用。

③特殊人群用药禁忌：孕妇慎用。

④饮食禁忌：忌食辛辣、油腻食物。

（3）不良反应　据报道，桑叶注射液可引起红皮病性银屑病。

8. 贮藏养护　置干燥处。

菊　花

【来源】本品为菊科植物菊 *Chrysanthemum morifolium* Ramat. 的干燥头状花序。

【产地】亳菊，主产于安徽亳州市郊、太和等地。怀菊，主产于河南博爱、温县、泌阳、修武等地。川菊，主产于四川苍溪、仪陇、南充等地。祁菊，主产于河北安国、定州、深泽、博野等地。杭菊，主产于浙江桐乡、海宁、吴兴、湖州等地。黄菊，主产于海宁。贡菊，主产于安徽黄山、休宁等地。滁菊，主产于安徽滁州、全椒。德菊，主产于浙江德清。为栽培种，培育的品种极多，头状花序多变化，形色各异。全国各地均有栽培。药用菊花以河南、安徽、浙江栽培最多。

【性状鉴别】

1. 形色嗅味

（1）亳菊　亳菊呈倒圆锥形或圆筒形，直径 1.5～3cm，离散。总苞碟状；苞片 3～4 层，花托半球形。外围舌状花数层，直伸，不卷曲，类白色，边缘舌状花稍成淡紫红色，管状花多位于中央，黄色，顶端五齿裂。体轻，质柔润。气清香，味甘、微苦。

（2）怀菊　怀菊花大瓣长，肥厚。花为白色或黄白色，间有浅红色或红棕色。花心细小，浅棕色，质松而柔软。气清香，味淡、微苦。

（3）川菊　川菊同怀菊，但花朵瘦小，色较暗。

（4）杭菊　花呈压缩状，朵大瓣宽而疏，呈蝶形或扁球形，直径2.5～4cm，舌状花少，彼此粘连，黄白色；花心较大，黄色。气清香，味甘、微苦。

（5）祁菊　祁菊似亳菊，但花朵较小。

（6）黄菊　黄菊似杭菊，但为深黄色。

（7）贡菊　贡菊的花为扁圆形，中厚边薄，花蒂绿色，直径1.5~2.5cm，舌状花白色，斜外，上部反折，边缘稍内卷缩。花心小，淡黄色，质柔软。气清香，味甘、微苦。本品特点为白色、绿蒂、黄心、气清香。

（8）滁菊　滁菊为不规则扁球形或不规则球形。直径1.5~2.5cm，白色或灰白色，中心略呈黄色。舌状花瓣常向花心卷曲。香气浓，味甘、微苦。

（9）德菊　德菊似滁菊，但朵小。

2. 优品质量　本品均以身干、花朵整齐、不散瓣、不变色、香气浓者为佳。

【炮制与临床】

1. 炮制分类　临床调剂常用的为菊花炮制品，取原药材，除去杂质及残留的梗、叶，筛去灰屑。

2. 临床功效　用于风热感冒，头痛眩晕，目赤肿痛，眼目昏花。

【处方应付】

正名	处方用名	应付规格
菊花	菊花、白菊花、甘菊花、黄菊花、黄菊、亳菊、滁菊、杭菊、贡菊、怀菊	菊花

【临床药学服务】

1. 性味归经　甘、苦，微寒。归肺、肝经。

2. 功能主治　散风清热，平肝明目。

3. 用量　煎服，10~15g。疏散风热多用黄菊花；平肝明目多用白菊花。

4. 用法　内服煎汤或入丸、散。汤剂、散剂有利于发散表邪。外用作枕。

5. 煎服方法　常规煎煮。发表宜趁温热饮服。

6. 药学监护

（1）用药告知　饮食宜清淡。不宜长期久服。

（2）用药监护重点　注意观察体温、头痛、眩晕等症状、体征变化。观察有无过敏性反应。

7. 药物警戒

（1）使用注意　区分不同品种；区别证候轻重选择药量。

（2）使用禁忌

①病证禁忌：外感风寒、脾胃虚寒等不宜使用。气虚头疼、眩晕不宜用。

②配伍与合用禁忌：与镇静药、麻醉药、降压药同用时，用量不宜过大。

③特殊人群用药禁忌：孕妇慎用。

④饮食禁忌：忌食辛辣、油腻食物。

（3）不良反应　据报道，杭白菊可引起接触性皮炎。

8. 贮藏养护　置阴凉干燥处，密闭保存，防霉，防蛀。

葛　根

【来源】本品为豆科植物野葛 *Pueraria lobata*（Willd.）Ohwi 的干燥根。

【产地】野葛我国分布很广，除新疆、西藏外各地均有野生，但以湖南、河南、广东、浙江、四川等地产量最大。北京山区也产，如密云、怀柔、平谷、昌平、门头沟等地。

【性状鉴别】

1. 形色嗅味　本品呈纵切的长方形厚片或小方块，长 5 ~ 35cm，厚0.5 ~ 1cm。外皮淡棕色，有纵皱纹，粗糙。切面黄白色，纹理不明显。质韧，纤维性强。气微，味微甜。

2. 优品质量　本品均以色白、质坚实、无外皮、粉性足、纤维少者为佳。

【炮制与临床】

1. 炮制分类　临床调剂常用葛根炮制品，取原药材，除去杂质，洗净，润透，切厚片，晒干。

2. 临床功效　用于外感发热头痛，项背强痛，口渴，消渴，麻疹不透，热痢，泄泻，眩晕头痛，中风偏瘫，胸痹心痛，酒毒伤中。

【处方应付】

正名	处方用名	应付规格
葛根	葛根、野葛	葛根
	粉葛根、甘葛、粉葛	粉葛

【临床药学服务】

1. 性味归经　甘、辛，凉。归脾、胃经。

2. 功能主治　解肌退热，生津止渴，透疹，升阳止泻，通经活络，解酒毒。

3. 用量　煎服，10～15g。退热生津宜生用，升阳止泻宜煨用。生津以鲜葛根为优。

4. 用法　内服煎汤或入丸、散。汤剂、散剂有利于发散表邪。

5. 煎服方法　常规煎煮。发表宜趁温热饮服。

6. 药学监护

（1）用药告知　与其他疏散风热药同用时，注意减量。饮食宜清淡。顾护脾胃。

（2）用药监护重点　注意观察体温、项强、口渴、食欲等症状、体征变化；观察有无腹泻、心律失常、过敏性反应等。用药期间，定期检查肝功能及血糖水平。

7. 药物警戒

（1）使用注意 区分生用、煨制品药效差异；区别证候轻重选择药量。

（2）使用禁忌

①病证禁忌：脾胃虚寒不宜使用。风寒感冒发热、项强不宜单用。低血压者慎用。

②配伍与合用禁忌：与降压药、降糖药、脑血管扩张药同用时，用量不宜过大。不宜与肾上腺素和异丙肾上腺素同用，应避免与头孢菌素、复方氨基比林、阿司匹林等同用。

（3）不良反应 据报道，个别人服用葛根可见腹泻、药物性肝炎、心律失常、溶血反应、过敏反应等不良反应。个别胃溃疡患者服药第一周内有轻度腹胀及上腹部不适。

8. 贮藏养护 置通风干燥处，防蛀。

柴 胡

【来源】本品为伞形科植物柴胡 *Bupleurum chinese* DC. 和狭叶柴胡 *Bupleurum scorzonerifolium* Willd. 的干燥根。

【产地】前者称"北柴胡"，主产于辽宁、河北、河南、甘肃等地；后者称"南柴胡"，主产于湖北、江苏、四川、云南、贵州等地。

【性状鉴别】

1. 形色嗅味

（1）北柴胡 根呈圆锥形，多有分支，根头部膨大，多具残茎基，向下渐细，长 6 ~ 8cm，直径 0.5 ~ 1.5cm。表面呈灰黑色或灰棕色，有纵皱纹、支根痕及横向突起的皮孔。质坚硬，不易折断，断面显纤维性，皮部浅棕色，木部呈黄白色。气微香，味微苦、辛。

（2）南柴胡 根呈圆锥形，多不分支或下部稍有短分支，长 6 ~ 15cm，直径 0.3 ~ 0.8cm。表面呈红棕色或红褐色，有纵皱纹及皮孔，近根头部有许多细而紧密的环纹，顶端通常簇生黑棕色纤维状叶基残留物。质脆，易折断，断面平坦，呈淡棕色，不显纤维状，中间有油点，有显著败油气。味微苦、辛。

2. 优品质量　本品均以身干、条粗长、整齐，以及无残留茎、叶、须根者为佳。

【炮制与临床】

1. 炮制分类

（1）柴胡　取原药材，除去杂质及残茎，洗净，闷润 4～6 小时，至内外湿度一致，切厚片或中段，干燥，筛去碎屑。

（2）醋炙柴胡　取柴胡片或段，加米醋拌匀，闷润 1～2 小时，至醋被吸尽，置热锅内，用文火炒干，取出，晾凉。每 100kg 柴胡片（段），用米醋 10kg。

2. 临床功效　用于感冒发热，寒热往来，胸胁胀痛，月经不调，子宫脱垂，脱肛。

【处方应付】

正名	处方用名	应付规格
柴胡	柴胡、北柴胡、南柴胡、软柴胡	柴胡
	炒柴胡、醋炙柴胡、醋柴胡	醋炙柴胡

【临床药学服务】

1. 性味归经　苦，微寒。归肝、胆经。

2. 功能主治　和解表里，疏肝升阳。

3. 用量　煎服，3～10g。和解退热宜生用；疏肝解郁多用醋炙；骨蒸劳热用鳖血拌炒。

4. 用法　内服煎汤或入丸、散。汤剂、散剂有利于发散表邪，疏肝解郁。

5. 煎服方法　常规煎煮。发表宜趁温热饮服。

6. 药学监护

（1）用药告知　与其他疏散风热药同用时，注意减量。柴胡有较好的退热效果。但注意不要仅仅以体温作为治疗指标，以免耽误治疗。

（2）用药监护重点　注意观察体温、情绪、呼吸等症状、体征变化。

7. 药物警戒

（1）使用注意　区分不同炮制品药效差异；区别证候轻重选择药量，中病即止。

（2）使用禁忌

①病证禁忌：阴虚阳亢、肝风内动、气机上逆者慎用或忌用。风寒感冒发热不宜单用。

②配伍与合用禁忌：不与氢氧化铝制剂、钙制剂、亚铁制剂、维生素 C 同用。

③特殊人群用药禁忌：婴幼儿、老年人慎用。

（3）不良反应　据报道，柴胡注射液可引起过敏性休克、皮肤过敏反应。

8. 贮藏养护　置通风干燥处，防蛀。

第二节　清热药

凡以清解里热为主要作用的药物，称为清热药。

清热药药性寒凉，按《黄帝内经》"热者寒之"的治疗原则用于热证，通过清热泻火、解毒、凉血等功效，达到热清病愈的目的。主要用于温热性疾病、痈肿疮毒、湿热泻痢，及阴虚发热等症所呈现的里热证。里热证由于发病因素不一，病情发展变化的阶段不同，以及病者的体质强弱、年龄长幼等多种因素影响，因而有多种类型的临床表现。既有实热与虚热之区分，又有气分与血分的差异；既有局部与整体的区别，又有发病腑脏的不同。治疗时必须选择针对性强的清热药，才能获得理想的效果。

在应用清热药时，除详细察辨里热证的不同类型之外，尚须审明有无兼证，以便配伍应用照顾主次。如果热证兼有表邪者，当配伍解表药，以期表里双解；气分热与血分热同时出现者，宜清气分药与清血分药并用，以求气血双解之效。清热药各有所长，有的以泻火为主，有的以解毒为主，有的以凉血为主，有的以燥湿为主等。本类药物性寒味苦者居多，易伤脾胃，脾胃虚弱者，应与健运脾胃药同用。

（一）清热泻火药

石 膏

【来源】本品为硫酸盐类矿物硬石膏族石膏，主含含水硫酸钙（$CaSO_4 \cdot 2H_2O$）。

【产地】主产于湖北、安徽、河南、山东、四川、湖南、广西、广东、云南、新疆等地。

【性状鉴别】

1. 形色嗅味 本品为纤维状的集合体，呈长块状、板块状或不规则块状。白色、灰白色或淡黄色，有的半透明。体重，质软，纵断面具绢丝样光泽。气微，味淡。

2. 优品质量 本品均以块大色白、质松、纤维状、无杂石者为佳。

【炮制与临床】

1. 炮制分类

（1）生石膏 取原药材，打碎，除去杂石，粉碎成粗粉。

（2）煅石膏 取净石膏块，置煅炉或适宜容器内，煅至酥松，取出，放凉，碾碎。

2. 临床功效 用于外感热病，高热烦渴，肺热喘咳，胃火亢盛，头痛，牙痛。

【处方应付】

正名	处方用名	应付规格
石膏	生石膏、石膏	生石膏
	煅石膏	煅石膏

【临床药学服务】

1. 性味归经　甘、辛，大寒。归肺、胃经。

2. 功能主治　清热泻火，除烦止渴。

3. 用量　15~60g，先煎。

4. 用法　内服用生品，入煎汤或入丸、散。煅石膏研细末，仅供外用，治皮肤湿疹疮疡。

5. 煎服方法　入汤剂宜打碎先煎。用于退热随时服。

6. 药学监护

（1）用药告知　与其他寒凉药同用时，注意减量。顾护脾胃。

（2）用药监护重点　注意观察体温、食欲、二便等。

7. 药物警戒

（1）使用注意　区分生、制品药效差异。依据证候轻重选择药量。

（2）使用禁忌

①病证禁忌：脾胃虚寒、血虚、阴虚内热忌用。

②配伍与合用禁忌：恶巴豆、恶蟒草、恶罗布麻、畏铁。据报道，本品不宜与四环素类抗生素、喹诺酮类抗生素、异烟肼、强的松同用。

（3）不良反应　据报道，服用含砷量过高的石膏，可引起砷中毒。个别病例用石膏绷带固定后出现接触性皮炎，皮肤有瘙痒及灼热，并见弥漫性红斑及粟粒状丘疹。用量过大会出现倦怠乏力、食欲减退、精神不振等情况。

8. 贮藏养护　置干燥处。

知　母

【来源】　本品为百合科植物知母 *Anemarrhena asphodeloides* Bge. 的干燥根茎。

【产地】　家种知母主产于河北省安国市（安国市和博野县两个种植基地迅速向周边县扩散，定州、深泽、安平、里县，其中河北博野的杜各庄、徐营、屯庄三个自然村最为集中）、安徽省亳州市（亳州知母主要种植在谯城区十九里镇马老家一带，赵桥、十八里、五马、谯东等乡镇也有种植），形成了全国知名的两个种植基地。

野生毛知母主产地为河北张北、易县、赤城、来源、阜平；山西榆社、五台、代县、寿阳；内蒙古扎鲁特旗、西乌珠穆、东台珠穆、林西、科尔左中旗、阿荣旗；辽宁铁岭、阜新等地亦有分布。

【性状鉴别】

1. 形色嗅味　本品呈长条状，微弯曲，略扁，偶有分枝，长3~15cm，直径0.8~1.5cm，一端有浅黄色的茎叶残痕。表面黄棕色至棕色，上面有一凹沟，具紧密排列的环状节，节上密生黄棕色的残存叶基，由两侧向根茎上方生长；下面隆起而略皱缩，并有凹陷或突起的点状根痕。质硬，易折断，断面黄白色。气微，味微甜、略苦，嚼之带黏性。

2. 优品质量　本品均以条肥大、质硬、断面黄白色者为佳。

【炮制与临床】

1. 炮制分类

（1）知母　取原药材，除去杂质，洗净，闷润6~14小时，至内外湿度一致，稍晾（2~3小时），切厚片，干燥，筛去碎屑。

（2）盐知母　取知母片，置热锅内，用文火微炒至变色时，喷洒盐水，不断翻动，炒干，取出放凉。每100kg知母片，用食盐2kg。

2. 临床功效　用于外感热病，高热烦渴，肺热燥咳，骨蒸潮热，内热消渴，肠燥便秘。

【处方应付】

正名	处方用名	应付规格
知母	知母、生知母、肥知母、知母肉	知母
	盐知母、炒知母、盐炒知母	盐炙知母

【临床药学服务】

1. 性味归经　苦、甘，寒。归肺、胃、肾经。

2. 功能主治　清热泻火，滋阴润燥。

3. 用量　煎服，6~12g。

4. 用法　内服入煎汤或入丸、散。

5. 煎服方法　常规煎煮。饭后服用。

6. 药学监护

（1）用药告知　与其他寒凉药同用时，注意减量。顾护脾胃。

（2）用药监护重点　注意观察血糖、食欲、二便等。

7. 药物警戒

（1）使用注意　大量久服伤胃气。不可久服或大量服用。

（2）使用禁忌

①病证禁忌：脾虚便溏者不宜用。低血糖、出血性疾病不宜长期大量使用。慢性胃炎、肠炎、肝炎、饮食减少及慢性腹泻者禁单味大量长期服用。

②配伍与合用禁忌：据报道，不宜与维生素C、烟酸、谷氨酸、胃酶合剂等酸性较强的烟雾合用。

③特殊人群用药禁忌：孕妇及月经过多者慎用。

（3）不良反应　据报道，知母为苦寒之品，药不对症者易发生胃肠道反应，如食欲减退、恶心、呕吐等。

8. 贮藏养护　置通风干燥处，防潮。

栀　子

【来源】本品为茜草科植物栀子 *Gardenia jasminoides* Ellis 的干燥成熟果实。

【产地】主产于山东、江苏、安徽、浙江、江西、福建、台湾、湖北、湖南、广东、香港、广西、海南、四川、贵州和云南，河北、陕西和甘肃有栽培；生于海拔 10 ~ 1500m 处的旷野、丘陵、山谷、山坡、溪边的灌丛或林中。国外分布于日本、朝鲜、越南、老挝、柬埔寨、印度、尼泊尔、巴基斯坦、太平洋岛屿和美洲北部，野生或栽培。

【性状鉴别】

1. 形色嗅味　本品呈长卵圆形或椭圆形，长 1.5 ~ 3.5cm，直径 1 ~ 1.5cm。表面红黄色或棕红色，具 6 条翅状纵棱，棱间常有 1 条明显的纵脉纹，并有分枝。顶端残存萼片，基部稍尖，有残留果梗。果皮薄而脆，略有光泽；内表面色较浅，有光泽，具 2 ~ 3 条隆起的假隔膜。种子多数，扁卵圆形，集结成团，深红色或红黄色，表面密具细小疣状突起。气微，味微酸而苦。

2. 优品质量　本品均以皮薄、饱满、色红黄者为佳。

【炮制与临床】

1. 炮制分类

（1）生栀子　筛去灰屑，拣去杂质，碾碎过筛；或剪去两端。

（2）炒栀子　取碾碎的栀子，置热锅内，用文火 90℃ ~ 120℃炒至表面黄褐色，取出，晾凉。

（3）焦栀子　取碾碎的栀子，置锅内用中火炒至表面焦褐色或焦黑色，果皮内表面和种子表面为黄棕色或棕褐色，取出，放凉。

2. 临床功效　用于热病心烦，湿热黄疸，淋证涩痛，血热吐衄，目赤肿痛，火毒疮疡，外治扭挫伤痛。

【处方应付】

正名	处方用名	应付规格
栀子	栀子、炒栀子、炙栀子、炒栀仁、炙栀仁、红栀子、苏栀子、姜栀子	姜栀子
	生栀子	生栀子
	焦栀子	焦栀子

【临床药学服务】

1. 性味归经　苦，寒。归心、肺、三焦经。

2. 功能主治　泻火除烦，清热利湿，凉血解毒；外用消肿止痛。

3. 用量　煎服，6～10g。外用生品适量，研末调敷。

4. 用法　内服用炮制品，入煎汤或入丸、散。生品外用，研末调敷。

5. 煎服方法　常规煎煮。饭后服用。

6. 药学监护

（1）用药告知　顾护脾胃。

（2）用药监护重点　注意观察血压、食欲、二便等。

7. 药物警戒

（1）使用注意　严格掌握剂量，依据病情及个体差异定剂量。

（2）使用禁忌

①病证禁忌：脾虚便溏者不宜用。低血压、心功能不全者不宜长期大量使用。

②配伍与合用禁忌：据报道，不宜与镇静剂、麻醉药、阿托品配伍应用。

③特殊人群用药禁忌：婴幼儿、老年人慎用。

（3）不良反应　据报道，茵栀注射液静脉或肌内注射可引起过敏反应。服用大量栀子后，可出现毒性反应，常见头晕心悸、腹痛、恶心呕吐、小便量多、全身乏力、冷汗、头目眩晕、昏迷。

8. 贮藏养护 置通风干燥处。

夏 枯 草

【来源】本品为唇形科植物夏枯草 *Prunella vulgaris* L. 的干燥果穗。

【产地】主产于江苏、安徽、浙江、河南等地，其他各省亦产。西藏、云南尚以刚毛夏枯草的花穗及果穗同等入药。

【性状鉴别】

1. 形色嗅味 本品呈圆柱形，略扁，长 1.5～8cm，直径 0.8～1.5cm；淡棕色至棕红色。全穗由数轮至 10 数轮宿萼与苞片组成，每轮有对生苞片 2 片，呈扇形，先端尖尾状，脉纹明显，外表面有白毛。每一苞片内有花 3 朵，花冠多已脱落，宿萼二唇形，内有小坚果 4 枚，卵圆形，棕色，尖端有白色突起。体轻。气微，味淡。

2. 优品质量 本品均以色紫褐、穗大者为佳。

【炮制与临床】

1. 炮制分类 临床调剂常用的为夏枯草炮制品，取原药材，除去杂质，晒干，筛去灰屑。

2. 临床功效 用于目赤肿痛，目珠夜痛，头痛眩晕，瘰疬，瘿瘤，乳痈，乳癖，乳房胀痛。

【处方应付】

正名	处方用名	应付规格
夏枯草	夏枯草	夏枯草

【临床药学服务】

1. 性味归经 辛、苦，寒。归肝、胆经。

2. 功能主治 清肝泻火，明目，散结消肿。

3. 用量　煎服，9~15g。

4. 用法　内服入煎汤或入丸、散或熬膏服。外用煎水洗或捣烂外敷。

5. 煎服方法　常规煎煮或浓煎制膏服。

6. 药学监护

（1）用药告知　顾护脾胃。

（2）用药监护重点　注意观察血压、血钾等。

7. 药物警戒

（1）使用注意　对胃有刺激，严格掌握剂量，依据病情及个体差异定剂量。

（2）使用禁忌

①病证禁忌：气虚、脾胃虚寒、慢性泻泄者慎用。低血压不宜长期大量单用。缺铁性贫血患者不宜服用。

②配伍与合用禁忌：据报道，不宜与含钾制剂及保钾排钠药同用。

③特殊人群用药禁忌：孕妇及先兆流产者忌大量服用。

（3）不良反应　有皮肤、唇舌、胃肠道、全身过敏及休克的报道。

8. 贮藏养护　置干燥处。

芦　根

【来源】本品为禾本科植物芦苇 *Phragmites communis* Trin. 的新鲜或干燥根茎。

【产地】我国各地均有分布。

【性状鉴别】

1. 形色嗅味

（1）鲜芦根　呈长圆柱形，有的略扁，长短不一，直径 1~2cm。表面黄白色，有光泽，外皮疏松可剥离，节呈环状，有残根和芽痕。体轻，质韧，不易折断。切断面黄白色，中空，壁厚

1~2mm，有小孔排列成环。气微，味甘。

（2）芦根　呈扁圆柱形。节处较硬，节间有纵皱纹。

2. 优品质量　本品均以条粗壮、黄白色、有光泽、无须根、质嫩者为佳。

【炮制与临床】

1. 炮制分类

（1）鲜芦根　取鲜芦根，洗净，除去残茎、须根及膜状叶。用时切成段。

（2）芦根　取原药材，除去杂质，洗净，闷润4~8小时，至内外湿度一致，切长段，干燥，筛去碎屑。

2. 临床功效　用于热病烦渴，肺热咳嗽，肺痈吐脓，胃热呕哕，热淋涩痛。

【处方应付】

正名	处方用名	应付规格
芦根	芦根、芦苇根、芦根咀、苇根	芦根
	鲜芦根	鲜芦根

【临床药学服务】

1. 性味归经　甘，寒。归肺、胃经。

2. 功能主治　清热泻火，生津止渴，除烦，止呕，利尿。

3. 用量　煎服，15~30g；鲜品用量加倍，或捣汁用。

4. 用法　内服入煎汤或捣汁服。外用煎汤熏洗。

5. 煎服方法　水煎内服或鲜品捣汁内服。

6. 药学监护

（1）用药告知　顾护脾胃。

（2）用药监护重点　注意观察食欲、二便、精神状态等。

7. 药物警戒

（1）使用注意　依据病情轻重定剂量与疗程。

（2）使用禁忌

①病证禁忌：脾胃虚寒者忌用。肌无力、心功能不全、甲亢患者不宜大量长期服用。

②特殊人群用药禁忌：婴幼儿、老年人不宜大量、单味药长期服用。

（3）不良反应　长期大量使用可出现乏力、便溏等。

8. 贮藏养护　置通风干燥处。

（二）清热燥湿药

黄　芩

【来源】本品为唇形科植物黄芩 *Scutellaria baicalensis* Georgi 的干燥根。

【产地】主产于河北承德、围场、丰宁、赤城、隆化、青龙、滦平、涞源、阜平、涞水、易县、平泉、沽源等地，北京房山、门头沟、延庆、昌平、怀柔、密云、平谷，山西五台、忻州、寿阳、和顺、娄烦、广灵、左权、阳曲、榆次、夏县、离石、灵丘等地，内蒙古赤峰、扎兰屯、扎鲁特旗、翁牛特旗、巴林左旗、达拉特旗、阿荣旗、丰镇武川、卓资等地，河南灵宝、卢氏、林县、洛宁、嵩县，山东莒县、沂南、沂水、平邑、苍山，甘肃陇西、漳县等地。此外，东北三省、宁夏、陕西等地均有分布。其中以山西产量大，以河北质量佳，尤其承德产者质量优，习称"热河枝芩"，为驰名的"道地药材"，畅销全国和出口。北京市北部山区与承德地区土地接壤，山脉相连，土壤气候基本相同，所以北京地区的怀柔、延庆、密云、平谷、昌平、门头沟等地所产的黄芩也非常著名，质量优良，产量颇丰。

【性状鉴别】

1. 形色嗅味　本品呈圆锥形，扭曲，长 8～25cm，直径 1～3cm。表面棕黄色或深黄色，有稀疏的疣状细根痕，上部较粗糙，有扭曲的纵皱纹或不规则的网纹，下部有顺纹和细皱纹。质硬而脆，易折断，断面黄色，中心红棕色；老根中心呈枯朽状或中空，暗棕色或棕黑色。气微，味苦。

栽培品较细长，多有分枝。表面浅黄棕色，外皮紧贴，纵皱纹较细腻。断面黄色或浅黄色，略呈角质样。味微苦。

2. 优品质量　本品均以条长、质坚实、色黄者为佳。

【炮制与临床】

1. 炮制分类

（1）黄芩片　除去杂质，置沸水中煮10分钟，取出，闷透，切薄片，干燥；或蒸半小时，取出，切薄片，干燥（注意避免暴晒）。

（2）酒黄芩　取黄芩片，加黄酒拌匀，闷润 1～2 小时，至酒被吸尽后，置热锅内，用文火炒干，取出，晾凉。每 100kg 黄芩片，用黄酒 12.5kg。

（3）黄芩炭　取黄芩片，置热锅内，用武火 150℃～180℃ 炒至表面焦黑色，喷淋清水少许，熄灭火星，取出，晾干。

2. 临床功效　用于湿温、暑湿，胸闷呕恶，湿热痞满，泻痢，黄疸，肺热咳嗽，高热烦渴，血热吐衄，痈肿疮毒，胎动不安。

【处方应付】

正名	处方用名	应付规格
黄芩	黄芩、枯黄芩	黄芩
	酒黄芩	酒炙黄芩
	黄芩炭	黄芩炭

【临床药学服务】

1. 性味归经　苦，寒。归肺、胆、脾、大肠、小肠经。

2. 功能主治　清热燥湿，泻火解毒，止血，安胎。

3. 用量　煎服，3～10g。

4. 用法　内服入煎汤或入丸、散服。外用煎汤洗或碾粉调敷。

5. 煎服方法　常规煎煮。饭后服用。

6. 药学监护

（1）用药告知　与其他寒凉药同用时注意减量。顾护脾胃。

（2）用药监护重点　注意观察食欲、二便、血压等。

7. 药物警戒

（1）使用注意　区分不同炮制品药效差异。依据病情轻重定剂量与疗程。

（2）使用禁忌

①病证禁忌：脾胃虚寒者忌用。低血压、糖尿病不宜单味大量长期服用。

②配伍与合用禁忌：恶葱实，畏丹砂、牡丹、藜芦。不宜与维生素 C、洋地黄类强心苷、普洛萘尔同用；黄芩注射液不与青霉素同用。

③特殊人群用药禁忌：妊娠属气虚胎元不固者不宜用。婴幼儿、老年人不宜大量、单味药长期服用。

（3）不良反应　服用黄芩引起过敏反应。

8. 贮藏养护　置通风干燥处，防潮。

黄　　连

【来源】本品为毛茛科植物黄连 *Coptis chinensis* Franch.、三角叶黄连 *Coptis deltoidea* C. Y. Cheng et Hsiao 或云连 *Coptis teeta* Wall. 的干燥根茎。以上三种分别习称"味连""雅连""云连"。

【产地】主产于重庆市、四川、云南、湖北、陕西等地。

【性状鉴别】

1. 形色嗅味

（1）味连　多集聚成簇，常弯曲，形如鸡爪，单枝根茎长 3~6cm，直径 0.3~0.8cm。表面灰黄色或黄褐色，粗糙，有不规则结节状隆起、须根及须根残基，有的节间表面平滑如茎秆，习称"过桥"。上部多残留褐色鳞叶，顶端常留有残余的茎或叶柄。质硬，断面不整齐，皮部橙红色或暗棕色，木部鲜黄色或橙黄色，呈放射状排列，髓部有的中空。气微，味极苦。

（2）雅连　多为单枝，略呈圆柱形，微弯曲，长 4~8cm，直径 0.5~1cm。"过桥"较长。顶端有少许残茎。

（3）云连　弯曲呈钩状，多为单枝，较细小。

2. 优品质量　本品均以干燥、条细、节多、须根少、色黄者为佳品。

【炮制与临床】

1. 炮制分类

（1）黄连　取原药材，除去须根及杂质，掰成枝；或迅速洗净，闷润 2~6 小时，至内外湿度一致，切薄片，干燥，筛去碎屑。

（2）酒黄连　取净黄连，用黄酒拌匀，闷润 1~2 小时，至黄酒被吸尽，置锅内用文火炒干，取出，晾凉。每 100kg 黄连，用黄酒 12.5kg。

（3）姜黄连　取净黄连，加姜汁拌匀，闷润 1~2 小时，至姜汁被吸尽，置锅内用文火炒干，取出，晾凉。每 100kg 黄连，用生姜 12.5kg。

（4）萸黄连　取黄连片，加入吴茱萸汁，闷润 1~2 小时，至吴茱萸汁被吸尽，置锅内用文火炒干，取出，晾凉。每 100kg 黄连，用吴茱萸 10kg。

2. 临床功效　生黄连用于湿热痞满，呕吐吞酸，泻痢，黄疸，高热神昏，心火亢盛，心烦不寐，心悸不宁，血热吐衄，目赤，牙痛，消渴，痈肿疔疮；外治湿疹，湿疮，耳道流脓。酒黄连善清上焦火热，用于目赤，口疮。姜黄连清胃和胃止呕，用于寒热互结，湿热中阻，痞满呕吐。萸黄连舒肝和胃止呕，用于肝胃不和，呕吐吞酸。

【处方应付】

正名	处方用名	应付规格
黄连	黄连、川连	黄连
	酒黄连	酒黄连
	姜黄连	姜黄连
	萸黄连	萸黄连

【临床药学服务】

1. 性味归经　苦，寒。归心、脾、胃、肝、胆、大肠经。

2. 功能主治　清热燥湿，泻火解毒。

3. 用量　煎服，2~5g。外用适量。

4. 用法　内服入煎汤或入丸、散服。外用煎汤洗或碾粉调敷或熬膏涂或浸汁用。

5. 煎服方法　常规煎煮。饭后服用。

6. 药学监护

（1）用药告知　与其他寒凉药同用时注意减量。顾护脾胃。

（2）用药监护重点　注意观察食欲、二便、血压等。

7. 药物警戒

（1）使用注意　区分不同炮制品药效差异。依据病情轻重定剂量与疗程。

（2）使用禁忌

①病证禁忌：脾胃虚寒者忌用。阴虚津伤者慎用。低血压、糖尿病不宜单味大量长期服用。

②配伍与合用禁忌：畏牛膝、款冬，恶白僵蚕、菊花、芫花、玄参、白鲜皮，胜乌头。不宜与洋地黄类强心苷、酶制剂、生物碱类、重金属盐、碘化物等同用。

③饮食禁忌：忌食猪肉等油腻、生冷寒凉食物。

（3）不良反应 口服黄连粉或黄连素、注射黄连素可引起过敏反应。

8. 贮藏养护 置通风干燥处。

黄　柏

【来源】本品为芸香科植物黄皮树 *Phellodendron chinense* Schneid. 的干燥树皮。

【产地】关黄柏主产于辽宁省、吉林省、河北省，以辽宁省产量大。川黄柏主产于四川省、贵州省、湖北省、陕西省，以四川省、贵州省产量大，质量优。

【性状鉴别】

1. 形色嗅味 本品呈板片状或浅槽状，长宽不一，厚 1 ~ 6mm。外表面黄褐色或黄棕色，平坦或具纵沟纹，有的可见皮孔痕及残存的灰褐色粗皮；内表面暗黄色或淡棕色，具细密的纵棱纹。体轻，质硬，断面纤维性，呈裂片状分层，深黄色。气微，味极苦，嚼之有黏性。

2. 优品质量 本品均以皮厚、断面色黄者为佳。

【炮制与临床】

1. 炮制分类

（1）黄柏 取原药材，拣去杂质，洗净，闷润 3 ~ 5 小时，切 3 ~ 5mm 丝，晒干或低温干燥，筛去碎屑。

（2）黄柏炭 取黄柏片，置热锅内，用武火 180℃ ~ 220℃ 炒至表面焦黑色（但须存性），内部黑褐色，喷淋清水少许，熄灭火星，取出，晾干。

（3）盐黄柏 取黄柏片，用盐水喷洒，拌匀，闷润 1 ~ 2 小时，至盐水被吸尽，置热锅内，用文火炒干，取出，晾凉。

2. 临床功效 用于湿热泻痢，黄疸尿赤，带下阴痒，热淋涩痛，脚气痿躄，骨蒸劳热，盗汗，遗精，疮疡肿毒，湿疹湿疮。盐黄柏滋阴降火。用于阴虚火旺，盗汗骨蒸。

【处方应付】

正名	处方用名	应付规格
黄柏	黄柏、川黄柏、生黄柏、川柏	黄柏
	黄柏炭	黄柏炭
	酒黄柏、酒炒黄柏	酒炙黄柏
	炒黄柏、盐黄柏、盐炒黄柏	盐炙黄柏

【临床药学服务】

1. 性味归经　苦，寒。归肾、膀胱经。

2. 功能主治　清热燥湿，泻火除蒸，解毒疗疮。

3. 用量　煎服，3~12g。外用适量。

4. 用法　内服入煎汤或入丸、散服。外用煎汤洗或碾粉调敷。

5. 煎服方法　常规煎煮。饭后服用。

6. 药学监护

（1）用药告知　与其他寒凉药同用时注意减量。顾护脾胃。

（2）用药监护重点　注意观察食欲、二便、血压等。

7. 药物警戒

（1）使用注意　区分不同炮制品药效差异。依据病情轻重定剂量与疗程。

（2）使用禁忌

①病证禁忌：脾胃虚寒、血虚、阳虚者忌用。低血压、糖尿病不宜大量长期服用。

②配伍与合用禁忌：恶干漆。不宜与洋地黄类强心苷、胰酶同用。

③饮食禁忌：忌食辛辣、油腻、生冷寒凉食物。

（3）不良反应　可产生过敏性药疹。

8. 贮藏养护　置通风干燥处，防潮。

（三）清热解毒药

金　银　花

【来源】本品为忍冬科植物忍冬 *Lonicera japonica* Thunb. 、红腺忍冬 *L. hypoglauca* Miq. 、山银花 *L. confusa* DC. 或毛花柱忍冬 *L. dasystyla* Rehd. 的干燥花蕾或带初开的花。

【产地】我国南北各地均有分布，主产于河南、山东等省。

【性状鉴别】

1. 形色嗅味　本品呈棒状，上粗下细，略弯曲，长 2～3cm，上部直径约 3mm，下部直径约 1.5mm。表面黄白色或绿白色（贮久色渐深），密被短柔毛。偶见叶状苞片。花萼绿色，先端 5 裂，裂片有毛，长约 2mm。开放者花冠筒状，先端二唇形；雄蕊 5，附于筒壁，黄色；雌蕊 1，子房无毛。气清香，味淡、微苦。

2. 优品质量　以花蕾多、完整、色淡、气清香者为佳。

【炮制与临床】

1. 炮制分类　临床调剂常用金银花炮制品，取原药材，除去杂质及残留的梗、叶，筛去灰屑。

2. 临床功效　用于痈肿疔疮，喉痹，丹毒，热毒血痢，风热感冒，温病发热。

【处方应付】

正名	处方用名	应付规格
金银花	金银花、二花、银花、忍冬花、双花	金银花
	金银花炭、银花炭、忍冬花炭、双花炭	金银花炭

【临床药学服务】

1. 性味归经　甘，寒。归肺、心、胃经。

2. 功能主治　清热解毒，疏散风热。金银花生品清热解毒之力较强。炒炭后寒性减弱，并具涩性，有止血作用。

3. 用量　煎服，6～15g。疏散风热、清泄里热以生品为佳；

炒炭宜用于热毒血痢；露剂多用于暑热烦渴。

4. 用法　内服入煎汤或入丸、散服。露剂多用于暑热烦渴。外用捣碎治疗疮疡肿毒。

5. 煎服方法　入汤剂煎煮时间不宜过长。

6. 药学监护

（1）用药告知　询问有无过敏反应。与其他寒凉药同用时注意减量。顾护脾胃。

（2）用药监护重点　注意观察体温、二便及过敏反应等。

7. 药物警戒

（1）使用注意　区分不同炮制品药效差异。依据病情轻重定剂量与疗程。治疗细菌性感染宜加大用量。对金银花过敏者忌服含金银花的药物。

（2）使用禁忌

①病证禁忌：脾胃虚寒及气虚疮疡脓清者忌用。痈疽溃后宜少用。癫痫患者不宜大剂量长期服用。

②饮食禁忌：忌食辛辣食物。

（3）不良反应　可产生过敏性反应。

8. 贮藏养护　置阴凉干燥处，防潮，防蛀。

连　翘

【来源】本品为木犀科植物连翘 *Forsythia suspense*（Thunb.）Vahl 的干燥果实。

【产地】主产于山西、陕西、河南。

【性状鉴别】

1. 形色嗅味　本品呈长卵形至卵形，稍扁，长 1.5～2.5cm，直径 0.5～1.3cm。表面有不规则的纵皱纹及多数突起的小斑点，两面各有 1 条明显的纵沟。顶端锐尖，基部有小果梗或已脱落。青翘多不开裂，表面绿褐色，突起的灰白色小斑点较少；质硬；种子多数，黄绿色，细长，一侧有翅。老翘自顶端开裂或裂成两瓣，表面黄棕色或红棕色，内表面多为浅黄棕色，平滑，具一纵隔；质脆；种子棕色，多已脱落。气微香，味苦。

2. 优品质量　"青翘"以身干、完整、色较绿、不开裂者为佳；"老翘"以身干、色黄、瓣大、壳厚者为佳。

【炮制与临床】

1. 炮制分类　临床调剂常用连翘炮制品，取原药材，除去杂质及枝梗，筛去脱落的种子及灰屑。

2. 临床功效　用于痈疽，瘰疬，乳痈，丹毒，风热感冒，温病初起，温热入营，高热烦渴，神昏发斑，热淋涩痛。

【处方应付】

正名	处方用名	应付规格
连翘	净连翘、青连翘、连翘	连翘

【临床药学服务】

1. 性味归经　性微寒，味苦。归肺、心、小肠经。

2. 功能主治　清热解毒，消肿散结，疏散风热。

3. 用量　煎服，6~15g。

4. 用法　内服入煎汤或入丸、散服。外用水煎外洗。

5. 煎服方法　入汤剂煎煮时间不宜过长。饭后服用。

6. 药学监护

（1）用药告知　与其他寒凉药同用时注意减量。顾护脾胃。

（2）用药监护重点　注意观察体温、二便及过敏反应等。

7. 药物警戒

（1）使用注意　依据病情轻重定剂量与疗程。不宜大量久服。

（2）使用禁忌

①病证禁忌：脾胃虚寒及气虚疮疡脓清者忌用。阴虚血热者禁单味药久用。低血压患者不宜长期服用。

②配伍与合用禁忌：不宜与乳酶生等同用；不宜与氟苯哌苯醚同用；不宜与地高辛同用。

③饮食禁忌：忌食辛辣、油腻食物。

（3）不良反应 据报道，用药后偶见狂躁、头晕、神志不清、疲乏或处于镇静状态。用量过大、疗程过长会出现脾虚便溏等症状。

8. 贮藏养护 置干燥处。

板 蓝 根

【来源】本品为十字花科植物菘蓝 *Isatis indigotica* Fort. 的干燥根。

【产地】主产于河北、江苏、浙江、安徽等地。

【性状鉴别】

1. 形色嗅味 本品呈圆柱形，稍扭曲，长 10~20cm，直径 0.5~1cm。表面淡灰黄色或淡棕黄色，有纵皱纹、横长皮孔样突起及支根痕。根头略膨大，可见暗绿色或暗棕色轮状排列的叶柄残基和密集的疣状突起。体实，质略软，断面皮部黄白色，木部黄色。气微，味微甜后苦涩。

2. 优品质量 以条长、粗大、体实者为佳。

【炮制与临床】

1. 炮制分类 临床调剂常用板蓝根炮制品，取原药材，除去杂质，洗净，闷润 12~24 小时，至内外湿度一致，切厚片，干燥，筛去碎屑。

2. 临床功效 用于瘟疫时毒，发热咽痛，温毒发斑，痄腮，烂喉丹痧，大头瘟疫，丹毒，痈肿。

【处方应付】

正名	处方用名	应付规格
板蓝根	板蓝根	板蓝根

【临床药学服务】

1. 性味归经　苦，寒。归心、胃经。

2. 功能主治　清热解毒，凉血，利咽。

3. 用量　煎服，9~15g。

4. 用法　内服入煎汤或入丸、散服。鲜品捣汁外敷治疗腮腺炎等。

5. 煎服方法　常规煎煮。饭后服用。

6. 药学监护

（1）用药告知　与其他寒凉药同用时注意减量。顾护脾胃。

（2）用药监护重点　注意观察体温、二便、血压、血常规等。

7. 药物警戒

（1）使用注意　依据病情轻重定剂量与疗程。不宜大量久服。

（2）使用禁忌

①病证禁忌：体虚而无实火热毒者忌服，脾胃虚寒者慎用。低血压、出血性患者不宜长期服用。

②配伍与合用禁忌：板蓝根注射液不宜与青霉素 G 合用。

③饮食禁忌：忌食辛辣食物。

（3）不良反应　据报道，口服可引起消化系统不良反应，注射液可引起过敏反应，重者可引起死亡。

8. 贮藏养护　置干燥处，防霉，防蛀。

大　青　叶

【来源】本品为十字花科植物菘蓝 *Isatis indigotica* Fort. 的干燥叶片。

【产地】主产于江苏、安徽、河北、浙江等地。

【性状鉴别】

1. 形色嗅味　本品多皱缩卷曲，有的破碎。完整叶片展平后呈长椭圆形至长圆状倒披针形，长5～20cm，宽2～6cm，上表面暗灰绿色，有的可见色较深稍突起的小点；先端钝，全缘或微波状，基部狭窄下延至叶柄呈翼状；叶柄长4～10cm，淡棕黄色。质脆。气微，味微酸、苦、涩。

2. 优品质量　以完整、无柄、色暗灰绿色者为佳。

【炮制与临床】

1. 炮制分类　临床调剂常用大青叶炮制品，取原药材，除去杂质，迅速洗净，稍晾，切2～4cm的段，干燥，筛去碎屑。

2. 临床功效　用于温病高热，神昏，发斑发疹，痄腮，喉痹，丹毒，痈肿。

【处方应付】

正名	处方用名	应付规格
大青叶	大青叶、青叶	大青叶

【临床药学服务】

1. 性味归经　苦，寒。归心、胃经。

2. 功能主治　清热解毒，凉血消斑。

3. 用量　煎服，9～15g。鲜品30～60g。外用适量。

4. 用法　内服入煎汤。鲜品捣汁外敷治疗腮腺炎等。

5. 煎服方法　常规煎煮。饭后服用。

6. 药学监护

（1）用药告知　顾护脾胃。

（2）用药监护重点　注意观察体温、二便、血压、血常规等。

7. 药物警戒

（1）使用注意　依据病情轻重定剂量与疗程。不宜大量久服。

（2）使用禁忌

①病证禁忌：脾胃虚寒者忌用。

②配伍与合用禁忌：不宜与酸性西药、菌类制剂合用。

③饮食禁忌：忌食辛辣、油腻食物。

（3）不良反应 据报道，口服可引起恶心、呕吐、大便次数增多等。

8. 贮藏养护 置通风干燥处，防霉。

蒲 公 英

【来源】本品为菊科植物蒲公英 *Taraxacum mongolicum* Hand. -Mazz.、碱地蒲公英 *T. sinicum* Kitag. 或同属数种植物的干燥全草。

【产地】全国各地均有分布。

【性状鉴别】

1. 形色嗅味 本品呈皱缩卷曲的团块。根呈圆锥状，多弯曲，长3~7cm；表面棕褐色，抽皱；根头部有棕褐色或黄白色的茸毛，有的已脱落。叶基生，多皱缩破碎，完整叶片呈倒披针形，绿褐色或暗灰绿色，先端尖或钝，边缘浅裂或羽状分裂，基部渐狭，下延呈柄状，下表面主脉明显。花茎1至数条，每条顶生头状花序，总苞片多层，内面一层较长，花冠黄褐色或淡黄白色。有的可见多数具白色冠毛的长椭圆形瘦果。气微，味微苦。

2. 优品质量 以叶多、色绿、根长者为佳。

【炮制与临床】

1. 炮制分类 临床调剂常用蒲公英炮制品，取原药材，除去杂质，迅速洗净，闷润2~4小时，至内外湿度一致，切中段，干燥，筛去碎屑。

2. 临床功效 用于疔疮肿毒，乳痈，瘰疬，目赤，咽痛，肺痈，肠痈，湿热黄疸，热淋涩痛。

【处方应付】

正名	处方用名	应付规格
蒲公英	蒲公英、公英	蒲公英

【临床药学服务】

1. 性味归经　苦、甘，寒。归肝、胃经。

2. 功能主治　清热解毒，消肿散结，利湿通淋。

3. 用量　煎服，10～15g。外用鲜品适量，捣敷或煎汤熏洗患处。

4. 用法　内服煎汤、捣汁或入散剂。外用鲜品适量，捣敷或煎汤熏洗患处。

5. 煎服方法　不宜久煎。饭后服用。

6. 药学监护

（1）用药告知　与其他寒凉药同用时不宜超量。顾护脾胃。

（2）用药监护重点　注意观察体温、大便及皮肤反应。

7. 药物警戒

（1）使用注意　依据病情轻重定剂量。不宜大量久服。

（2）使用禁忌

①病证禁忌：非热毒实证不宜用。慢性胃炎、肠炎、肝炎、肝硬化、腹泻者禁单味药久服。心功能不全者不宜长期服用。

②特殊人群用药禁忌：儿童不宜大剂量使用。经期妇女忌单味药大量内服。

③饮食禁忌：少食辛辣、油腻食物。

（3）不良反应　据报道，口服可引起恶心、呕吐等。少数人服用蒲公英会出现荨麻疹、皮肤瘙痒等过敏反应。

8. 贮藏养护　置通风干燥处。

射　　干

【来源】本品为鸢尾科植物射干 *Belamcanda chinensis*（L.）DC. 的干燥根茎。

【产地】主产于湖北、河南、江苏、安徽等地。

【性状鉴别】

1. 形色嗅味　本品呈不规则条状或圆锥形，略扁，有分枝，长 3 ~ 10cm，直径 1 ~ 2.5cm。表面灰黄褐色或棕色，有环纹和纵沟。常有残存的须根及凹陷或圆点状突起的须根痕。质松脆，易折断，断面黄白色或黄棕色。气微，味甘、苦。

2. 优品质量　以粗壮、无须根、质硬、断面色黄者为佳。

【炮制与临床】

1. 炮制分类　临床调剂常用射干炮制品，取原药材，除去杂质，洗净，浸泡 8 ~ 12 小时，至约七成透时，取出，闷润 24 ~ 32小时，至内外湿度一致，切薄片，干燥，筛去碎屑。

2. 临床功效　用于咽喉肿痛，痰盛咳喘。

【处方应付】

正名	处方用名	应付规格
射干	射干、射干片、肥射干	射干

【临床药学服务】

1. 性味归经　苦，寒。归肺经。

2. 功能主治　清热解毒，消痰，利咽。

3. 用量　煎服，3 ~ 9g。

4. 用法　入汤剂、捣汁或入散剂。外用研末吹喉或捣敷。

5. 煎服方法　常规煎煮。饭后服用。

6. 药学监护

（1）用药告知　与其他寒凉药同用时不宜超量。顾护脾胃。

（2）用药监护重点　注意观察血常规、呼吸、声音、食欲、过敏反应等。

7. 药物警戒

（1）使用注意　依据病情轻重定剂量。

（2）使用禁忌

①病证禁忌：脾虚便溏者不宜使用。慢性肠炎、肝炎、肝硬化、腹泻者忌用。

②特殊人群用药禁忌：老人、儿童慎用。孕妇慎用或忌用。

③饮食禁忌：少食辛辣、油腻食物。

（3）不良反应　据报道，可引起恶心、腹泻等不良反应。

8. 贮藏养护　置干燥处。

白　头　翁

【来源】本品为毛茛科植物白头翁 *Pulsatilla chinensis*（Bge.）Regel 的干燥根。

【产地】主产于吉林、黑龙江、辽宁、河北、山东、陕西、山西、江西、河南、安徽、江苏等地。

【性状鉴别】

1. 形色嗅味　本品呈类圆柱形或圆锥形，稍扭曲，长 6～20cm，直径 0.5～2cm。表面黄棕色或棕褐色，具不规则纵皱纹或纵沟，皮部易脱落，露出黄色的木部，有的有网状裂纹或裂隙，近根头处常有朽状凹洞。根头部稍膨大，有白色绒毛，有的可见鞘状叶柄残基。质硬而脆，断面皮部黄白色或淡黄棕色，木部淡黄色。气微，味微苦、涩。

2. 优品质量　以条粗长、质坚实者为佳。

【炮制与临床】

1. 炮制分类　临床调剂常用白头翁炮制品，取原药材，除去杂质，洗净，润透，切薄片，干燥。

2. 临床功效　用于热毒血痢，阴痒带下。

【处方应付】

正名	处方用名	应付规格
白头翁	白头翁、白头翁片	白头翁

【临床药学服务】

1. 性味归经　苦，寒。归胃、大肠经。

2. 功能主治 清热解毒，凉血止痢。

3. 用量 煎服，9～15g，鲜品15～30g。外用适量。

4. 用法 入汤剂、捣汁或入散剂。外用煎汤外洗或鲜品捣敷。

5. 煎服方法 常规煎煮。饭后服用。

6. 药学监护

（1）用药告知 与其他寒凉药同用时不宜超量。顾护脾胃。

（2）用药监护重点 注意观察体温、食欲、大便、皮肤、肝肾功能、心率等情况。

7. 药物警戒

（1）使用注意 依据病情轻重定剂量。

（2）使用禁忌

①病证禁忌：虚寒泻痢忌服。

②特殊人群用药禁忌：老人、儿童慎用。孕妇慎用。

③饮食禁忌：少食生冷、油腻食物。

（3）不良反应 据报道，煎剂内服可引起消化系统、泌尿系统等不良反应。

8. 贮藏养护 置通风干燥处。

鱼 腥 草

【来源】本品为三白草科植物蕺菜 *Houttuynia cordata* Thunb. 的干燥地上部分。

【产地】分布于长江流域以南各省。

【性状鉴别】

1. 形色嗅味

（1）鲜鱼腥草 茎呈圆柱形，长20～45cm，直径0.25～0.45cm；上部绿色或紫红色，下部白色，节明显，下部节上生有须根，无毛或被疏毛，叶互生，叶片心形，长3～10cm，宽3～11cm，先端渐尖，全缘；上表面绿色，密生腺点，下表面紫红色，叶柄细长，基部与托叶合生成鞘状。穗状花序顶生。有鱼腥气，味微涩。

（2）干鱼腥草 本品为不规则的段。茎呈扁圆柱形，表面淡红棕色至黄棕色，有纵棱。叶片多破碎，黄棕色至暗棕色。穗状花序黄棕色。搓碎具鱼腥气，味涩。

2. 优品质量 以叶多、色绿、有花穗、鱼腥气浓者为佳。

【炮制与临床】

1. 炮制分类

（1）鲜鱼腥草 除去杂质。

（2）干鱼腥草 除去杂质，迅速洗净，切段，干燥。

2. 临床功效 用于肺痈吐脓，痰热喘咳，热痢，热淋，痈肿疮毒。

【处方应付】

正名	处方用名	应付规格
鱼腥草	鱼腥草	鱼腥草

【临床药学服务】

1. 性味归经 辛，微寒。归肺经。

2. 功能主治 清热解毒，消痈排脓，利尿通淋。

3. 用量 煎服，15～25g，不宜久煎；鲜品用量加倍。外用适量。

4. 用法 鲜品水煎或捣汁服。外用捣敷或煎汤熏洗患处。

5. 煎服方法 不宜久煎。饭后服用。

6. 药学监护

（1）用药告知 与其他寒凉药同用时不宜超量。顾护脾胃。

（2）用药监护重点 注意观察体温、食欲、大便、呼吸系统反应等情况。

7. 药物警戒

（1）使用注意　依据病情轻重定剂量。中病即止。

（2）使用禁忌

①病证禁忌：虚寒性及阴性疮疡忌服。

②饮食禁忌：少食辛辣、油腻食物。

（3）不良反应　用量过大会出现恶心、呕吐。

8. 贮藏养护　置通风干燥处。

贯　众

【来源】本品为鳞毛蕨科植物粗茎鳞毛蕨 *Dryopteris crassirhizoma* Nakai 的带叶柄基部的干燥根茎。

【产地】主产于黑龙江、吉林、辽宁三省山区，习称"绵马贯众"（北京习用"荚果蕨贯众"）。

【性状鉴别】

1. 形色嗅味　本品呈不规则的厚片或碎块，根茎外表皮黄棕色至黑褐色，多被有叶柄残基，有的可见棕色鳞片，切面淡棕色至红棕色，有黄白色维管束小点，环状排列。气特异，味初淡而微涩，后渐苦、辛。

2. 优品质量　以个大、实，叶柄断面棕绿色者为佳。

【炮制与临床】

1. 炮制分类

（1）贯众　取原药材，除去杂质，洗净，润透，切厚片或小块，干燥，筛去碎屑。

（2）贯众炭　取贯众块，大小分开，分别置炒制容器内，用武火加热，炒至表面焦黑色，内部焦褐色，喷淋少许清水，灭尽火星，取出晾干，筛去碎屑。

2. 临床功效　用于风热感冒，温毒发斑，疮疡肿毒，崩漏下血，虫积腹痛。

【处方应付】

正名	处方用名	应付规格
贯众	贯众、贯仲	贯众
	贯众炭	贯众炭

【临床药学服务】

1. 性味归经　苦，微寒；有小毒。归肝、脾经。

2. 功能主治　清热解毒，凉血止血，杀虫。

3. 用量　煎服，5~10g。杀虫及清热解毒宜生用；止血炒炭用。外用适量。

4. 用法　内服煎汤或入丸散。外用捣敷或煎汤熏洗患处。

5. 煎服方法　不宜久煎。饭后服用。

6. 药学监护

（1）用药告知　与其他寒凉药同用时不宜超量。顾护脾胃。

（2）用药监护重点　注意观察体温、血常规、大便等情况。

7. 药物警戒

（1）使用注意　依据病情轻重定剂量。不宜大量久服。

（2）使用禁忌

①病证禁忌：非热毒实证不宜用。

②特殊人群用药禁忌：孕妇慎服。

③饮食禁忌：少食生冷、辛辣、油腻食物。

（3）不良反应　用量过大会引起中毒反应。

8. 贮藏养护　置通风干燥处。

（四）清热凉血药

生 地 黄

【来源】本品为玄参科植物地黄 *Rehmannia glutinosa* Libosch. 的新鲜或干燥块根。

【产地】主产于河南、河北、内蒙古及东北。

【性状鉴别】

1. 形色嗅味

（1）鲜地黄 呈纺锤形或条状，长8～24cm，直径2～9cm。外皮薄，表面浅红黄色，具弯曲的纵皱纹、芽痕、横长皮孔样突起及不规则疤痕。肉质，易断，断面皮部淡黄白色，可见橘红色油点，木部黄白色，导管呈放射状排列。气微，味微甜、微苦。

（2）生地黄 多呈不规则的团块状或长圆形，中间膨大，两端稍细，有的细小，长条状，稍扁而扭曲，长6～12cm，直径2～6cm。表面棕黑色或棕灰色，极皱缩，具不规则的横曲纹。体重，质较软而韧，不易折断，断面棕黑色或乌黑色，有光泽，具黏性。气微，味微甜。

2. 优品质量 本品均以块根肥大、味甜者为佳。

【炮制与临床】

1. 炮制分类

（1）生地黄 取原药材，除去杂质，大小分开，洗净，闷润8～12小时，至内外湿度一致，切厚片，干燥，筛去碎屑。

（2）鲜生地 取鲜药材，洗净泥土，除去须根，用时切厚片或绞汁。

（3）生地炭 取生地片，大小分开，置热锅中，用武火180℃～220℃炒至鼓起，表面焦黑色，内部黑褐色，喷淋清水少许，熄灭火星，取出，晾干。

2. 临床功效 用于热入营血，温毒发斑，吐血衄血，热病伤阴，舌绛烦渴，津伤便秘，阴虚发热，骨蒸劳热，内热消渴。

【处方应付】

正名	处方用名	应付规格
地黄	地黄、生地、大生地、生地黄、干生地	地黄
	鲜地黄	鲜地黄
	生地黄炭、地黄炭	生地黄炭

【临床药学服务】

1. 性味归经　甘，寒。归心、肝、肾经。

2. 功能主治　清热凉血，养阴生津。

3. 用量　煎服，10～15g。

4. 用法　内服煎汤或入丸、散或熬膏。或鲜品捣汁。外用捣敷。

5. 煎服方法　常规煎煮。饭后服用。

6. 药学监护

（1）用药告知　与其他寒凉药同用时不宜超量。顾护脾胃。

（2）用药监护重点　注意观察食欲、二便、血糖、血压等情况。

7. 药物警戒

（1）使用注意　依据病情轻重定剂量。不宜大量久服。

（2）使用禁忌

①病证禁忌：脾虚胃寒、低血糖、低血压者均不宜用。

②配伍与合用禁忌：畏芜荑、莱菔子。恶贝母、姜汁、缩砂仁。忌铜铁器。

③特殊人群用药禁忌：婴幼儿、老年人慎用。

④饮食禁忌：忌血、萝卜、葱、蒜。

（3）不良反应　未见此方面报道。

8. 贮藏养护　鲜地黄埋在沙土中，防冻；生地黄置通风干燥处，防霉，防蛀。

玄　　参

【来源】本品为玄参科植物玄参 *Scrophularia ningpoensis* Hemsl. 的干燥根。

【产地】主产于浙江、重庆南川等地。

【性状鉴别】

1. 形色嗅味　本品呈类圆柱形，中间略粗或上粗下细，有的微弯曲，长 6～20cm，直径 1～3cm。表面灰黄色或灰褐色，有不规则的纵沟、横长皮孔样突起和稀疏的横裂纹和须根痕。质坚实，不易折断，断面黑色，微有光泽。气特异似焦糖，味甘、微苦。

2. 优品质量　本品均以条粗壮、质坚实、断面色黑者为佳。

【炮制与临床】

1. 炮制分类　临床调剂常用的玄参炮制品为取原药材，除去残留根茎和杂质，洗净，润透，切薄片，干燥；或微泡，蒸透，稍晾，切薄片，干燥。

2. 临床功效　用于热入营血，温毒发斑，热病伤阴，舌绛烦渴，津伤便秘，骨蒸劳嗽，目赤，咽痛，白喉，瘰疬，痈肿疮毒。

【处方应付】

正名	处方用名	应付规格
玄参	元参、玄参、黑元参、乌元参	玄参

【临床药学服务】

1. 性味归经　甘、苦、咸，微寒。归肺、胃、肾经。

2. 功能主治　清热凉血，滋阴降火，解毒散结。

3. 用量　煎服，9～10g。

4. 用法　内服煎汤或入丸、散。外用捣敷。

5. 煎服方法　常规煎煮。饭后服用。

6. 药学监护

（1）用药告知　与其他寒凉药同用时不宜超量。顾护脾胃。

（2）用药监护重点　注意观察食欲、二便、血糖、血压等情况。

7. 药物警戒

（1）使用注意　依据病情轻重及个体差异定剂量。

（2）使用禁忌

①病证禁忌：脾虚胃寒、低血糖、低血压者均不宜用。

②配伍与合用禁忌：反藜芦，恶黄芪、干姜、大枣、山茱萸。

③特殊人群用药禁忌：婴幼儿、老年人慎用。

（3）不良反应　易发生低血压。

8. 贮藏养护　置通风干燥处。防霉，防蛀。

赤 芍

【来源】本品为毛茛科植物芍药 *Paeonia lactiflora* Pall. 或川赤芍 *Paeonia veitchii* Lynch 的干燥根。

【产地】北赤芍：又名赤芍、赤芍药、草芍药；为植物赤芍和卵叶赤芍的根；主产于中国东北和内蒙古等地；其中以多伦产者品质最优。多伦赤芍：为内蒙古多伦地区产的北赤芍；产量大，品质优，全国销售并且出口。京赤芍：产于北京近郊西山一带的北赤芍。西赤芍：又名西芍药、川赤芍；为植物川赤芍（毛果赤芍）的根；主产于四川西昌、甘孜、凉山、阿坝等地。此外，云南、贵州亦产。其中以西昌产者为最优。

【性状鉴别】

1. 形色嗅味　本品呈圆柱形，稍弯曲，长 5 ~ 40cm，直径 0.5 ~ 3cm。表面棕褐色，粗糙，有纵沟和皱纹，并有须根痕和横长的皮孔样突起，有的外皮易脱落。质硬而脆，易折断，断面粉白色或粉红色，皮部窄，木部放射状纹理明显，有的有裂隙。气微香，味微苦、酸涩。

2. 优品质量　本品均以根条粗长、质松者为佳。

【炮制与临床】

1. 炮制分类　临床调剂常用的赤芍炮制品为取原药材，除去杂质，分开大小，洗净，浸泡 6 ~ 8 小时，至约七成透时，取出，闷润 12 ~ 24 小时，至内外湿度一致，切厚片，干燥，筛去碎屑。

2. 临床功效　用于热入营血，温毒发斑，吐血衄血，目赤肿痛，肝郁胁痛，经闭痛经，癥瘕腹痛，跌扑损伤，痈肿疮疡。

【处方应付】

正名	处方用名	应付规格
赤芍	赤芍、赤芍片、京赤芍、赤芍药、山赤芍	赤芍

【临床药学服务】

1. 性味归经　苦，微寒。归肝经。

2. 功能主治　清热凉血，散瘀止痛。

3. 用量　煎服，6～12g。

4. 用法　内服煎汤或入丸、散。

5. 煎服方法　常规煎煮。饭后服用。

6. 药学监护

（1）用药告知　顾护脾胃。

（2）用药监护重点　血常规、血凝指数、血压等。

7. 药物警戒

（1）使用注意　与其他凉血化瘀药合用时注意剂量。

（2）使用禁忌

①病证禁忌：血虚证、泄泻、痈疽已溃不宜服。出血性疾病、低血压者不宜大量单味服用。

②配伍与合用禁忌：反藜芦。

③特殊人群用药禁忌：孕妇、经期妇女、婴幼儿、老年人慎用。

（3）不良反应　未见此方面报道。

8. 贮藏养护　置通风干燥处。

牡 丹 皮

【来源】本品为毛茛科植物牡丹 *Paeonia suffruticosa* Andr. 的

干燥根皮。

【产地】 主产于安徽、四川、甘肃、陕西、湖北、湖南、山东、贵州。以安徽铜陵凤凰山产者质量最优，习称凤丹。

【性状鉴别】

1. 形色嗅味

（1）连丹皮 呈筒状或半筒状，有纵剖开的裂缝，略向内卷曲或张开，长 5 ~ 20cm，直径 0.5 ~ 1.2cm，厚 0.1 ~ 0.4cm。外表面灰褐色或黄褐色，有多数横长皮孔样突起和细根痕，栓皮脱落处粉红色；内表面淡灰黄色或浅棕色，有明显的细纵纹，常见发亮的结晶。质硬而脆，易折断，断面较平坦，淡粉红色，粉性。气芳香，味微苦而涩。

（2）刮丹皮 外表面有刮刀削痕，外表面红棕色或淡灰黄色，有时可见灰褐色斑点状残存外皮。

2. 优品质量 本品均以条粗长、皮厚、粉性足、香气浓、结晶状物多者为佳。

【炮制与临床】

1. 炮制分类 临床调剂常用的牡丹皮炮制品为取原药材，除去残留木心，迅速洗净，闷润 1 ~ 2 小时，至内外湿度一致，切薄片，晒干或低温干燥，筛去碎屑。

2. 临床功效 用于热入营血，温毒发斑，吐血衄血，夜热早凉，无汗骨蒸，经闭痛经，跌扑伤痛，痈肿疮毒。

【处方应付】

正名	处方用名	应付规格
牡丹皮	牡丹根皮、丹皮、丹根	牡丹皮

【临床药学服务】

1. 性味归经 苦、辛，微寒。归心、肝、肾经。

2. 功能主治 清热凉血，活血化瘀。

3. 用量　煎服，6～12g。

4. 用法　内服煎汤或入丸、散。外用煎水洗疗瘀滞伤痛。

5. 煎服方法　常规煎煮。饭后服用。

6. 药学监护

（1）用药告知　顾护脾胃。

（2）用药监护重点　食欲、大便等。

7. 药物警戒

（1）使用注意　严格控制剂量，依据病情轻重及个体差异确定剂量与疗程。

（2）使用禁忌

①病证禁忌：血虚有寒者忌用。低血压者不宜大量单味服用。

②配伍与合用禁忌：畏菟丝子、贝母等。

③特殊人群用药禁忌：孕妇、经期妇女、婴幼儿、老年人慎用。

（3）不良反应　据报道，极少数患者服后有恶心、头晕等表现。但无须停药即能自然消失。

8. 贮藏养护　置阴凉干燥处。

（五）清虚热药

青　蒿

【来源】本品为菊科植物黄花蒿 *Artemisia annua* L. 的干燥地上部分。

【产地】主产于吉林、辽宁、河北（南部）、陕西（南部）、山东、江苏、安徽、浙江、江西、福建、河南、湖北、湖南、广东、广西、四川（东部）、贵州、云南等省区。

【性状鉴别】

1. 形色嗅味　本品茎呈圆柱形，上部多分枝，长30～80cm，直径 0.2～0.6cm；表面黄绿色或棕黄色，具纵棱线；质略硬，易折断，断面中部有髓。叶互生，暗绿色或棕绿色，卷缩易碎，完整者展平后为三回羽状深裂，裂片和小裂片矩圆形或长椭圆形，两面被短毛。气香特异，味微苦。

2. 优品质量　本品均以色绿、叶多、香气浓者为佳。

【炮制与临床】

1. 炮制分类　取原药材，除去杂质，喷淋清水，稍润，切段，干燥。

2. 临床功效　用于温邪伤阴，夜热早凉，阴虚发热，骨蒸劳热，暑邪发热，疟疾寒热，湿热黄疸。

【处方应付】

正名	处方用名	应付规格
青蒿	青蒿、嫩青蒿	青蒿

【临床药学服务】

1. 性味归经　苦、辛，寒。归肝、胆经。

2. 功能主治　清虚热，除骨蒸，解暑热，截疟，退黄。

3. 用量　煎服，6～12g，后下。

4. 用法　内服煎汤或入丸、散。

5. 煎服方法　不宜久煎。

6. 药学监护

（1）用药告知　顾护脾胃。

（2）用药监护重点　食欲、血压、心率、二便等。

7. 药物警戒

（1）使用注意　依据病情轻重及个体差异确定剂量与疗程。

（2）使用禁忌

①病证禁忌：脾胃虚弱忌用。低血压者不宜大量单味服用。心功能不全者不宜用。

②特殊人群用药禁忌：婴幼儿、老年人慎用。

（3）不良反应 据报道，少数患者服后出现消化道不良反应。

8. 贮藏养护 置阴凉干燥处。

地 骨 皮

【来源】本品为茄科植物枸杞 *Lycium chinense* Mill. 或宁夏枸杞 *Lycium barbarum* L. 的干燥根皮。

【产地】主产于山西、河南、浙江、江苏；全国大部分地区均产。

【性状鉴别】

1. 形色嗅味 本品呈筒状或槽状，长 3～10cm，宽 0.5～1.5cm，厚 0.1～0.3cm。外表面灰黄色至棕黄色，粗糙，有不规则纵裂纹，易成鳞片状剥落。内表面黄白色至灰黄色，较平坦，有细纵纹。体轻，质脆，易折断，断面不平坦，外层黄棕色，内层灰白色。气微，味微甘而后苦。

2. 优品质量 本品均以块大、肉厚、无木心与杂质者为佳。

【炮制与临床】

1. 炮制分类 取原药材，除去杂质及木心，洗净，晒干或低温干燥。

2. 临床功效 用于阴虚潮热，骨蒸盗汗，肺热咳嗽，咯血，衄血，内热消渴。

【处方应付】

正名	处方用名	应付规格
地骨皮	地骨皮、枸杞根皮	地骨皮

【临床药学服务】

1. 性味归经 甘，寒。归肺、肝、肾经。

2. 功能主治 凉血除蒸，清肺降火。

3. 用量　煎服，9~15g。

4. 用法　内服煎汤或入丸、散。

5. 煎服方法　常规煎煮。饭后服用。

6. 药学监护

（1）用药告知　顾护脾胃。

（2）用药监护重点　消化系统不良反应、血压、心率等。

7. 药物警戒

（1）使用注意　依据病情轻重及个体差异确定剂量与疗程。

（2）使用禁忌

①病证禁忌：脾胃虚弱忌用。低血压者不宜大量单味服用。心功能不全者不宜用。

②配伍与合用禁忌：不与藜芦合用，不宜与铁剂合用。

③特殊人群用药禁忌：孕妇忌大量服用。

（3）不良反应　大剂量口服可出现恶心呕吐、四肢无力等反应，停药后即可恢复。

8. 贮藏养护　置干燥处。

第三节　泻下药

凡能引起腹泻或滑利大肠使大便排出的药物，即称泻下药。

泻下药的主要作用是通利大便，以清除胃肠积滞及其他有害物质，或清热泻火，使热毒、火毒通过泻下得到缓解或消除，或逐水退肿，使水湿痰饮从大小便排出。此外，还有的泻下药具有破血逐瘀的作用，主要适用于大便不通，肠胃积滞，或实热内盛，或冷积便秘，或水饮停蓄等里实证。根据泻下药药性特点及使用范围的不同，可分为攻下药、润下药和峻下逐水药三类。

使用泻下药要注意以下几点：里实兼有表邪者，当先解表而后攻里，必要时攻下药与解表药同用，表里双解，以免表邪内陷；如里实正虚可与补虚药同用，以攻补兼施，使攻下而不伤正。作用猛烈的攻下药、峻下药，有的还兼有毒性，易伤正气，故久病体弱、妇女胎前产后、月经期，均当慎用或忌用。泻下药又易伤胃气，奏效即止，不可过服，注意"保胃气"。根据病情，凡重症、急症、必须急下者，可加大剂量，或制成汤剂内服；病情较缓，只需缓下者，药量不宜过大，或制成丸剂内服。对具有毒性较强的泻下药，一定要严格炮制，控制剂量，避免中毒，以保证安全用药。

（一）攻下药

大 黄

【来源】本品为蓼科植物掌叶大黄 *Rheum palmatum* L.、唐古特大黄 *Rheum tanguticum* Maxim. ex Balf. 或药用大黄 *Rheum officinale* Baill. 的干燥根及根茎。

【产地】掌叶大黄主产于甘肃、青海、四川等地，多为栽培，是大黄的主流品种。唐古特大黄主产于青海、甘肃、西藏及四川，野生或栽培。药用大黄主产于四川等地，栽培或野生。

【性状鉴别】

1. 形色嗅味 本品呈类圆柱形、圆锥形、卵圆形或不规则块状，长 3~17cm，直径 3~10cm。除尽外皮者表面黄棕色至红棕色，有的可见类白色网状纹理及星点（异型维管束）散在，残留的外皮棕褐色，多具绳孔及粗皱纹。质坚实，有的中心稍松软，断面淡红棕色或黄棕色，显颗粒性；根茎髓部宽广，有星点环列或散在；根木部发达，具放射状纹理，形成层环明显，无星点。气清香，味苦而微涩，嚼之粘牙，有沙粒感。

2. 优品质量 本品以个大、质坚实、气清香、味苦而微涩者为佳。

【炮制与临床】

1. 炮制分类

（1）生大黄　取原药材，除去杂质，大小分开，洗净，浸泡1~4小时，取出，闷润12~24小时，至内外湿度一致；或投入浸润罐，加水适量，浸润30~60分钟，至内无干心，取出，晾至内外软硬适宜时，切厚片或小块，干燥，筛去碎屑。

（2）酒大黄　取大黄片或块，用黄酒拌匀，闷1~2小时，至黄酒被吸尽，置热锅内，用文火炒干，取出，晾凉。大黄片或块每100kg，用黄酒15kg。

（3）熟大黄　取大黄片或块，用黄酒拌匀，闷1~2小时，至酒被吸尽，装入炖药罐内或适宜容器内，密闭，至表面呈黑褐色，内部黄褐色，取出，晾干。大黄片或块每100kg，用黄酒50kg。

（4）大黄炭　取大黄片或块，大小分开，置热锅内，用武火180℃~220℃炒至外表呈焦黑色，内部焦褐色，喷淋清水少许，熄灭火星，取出，晾干。

2. 临床功效　用于胃肠积滞，大便秘结；血热妄行之出血证，及火邪上炎之目赤、咽痛、牙龈肿痛等证；热毒疮疡，丹毒及烧烫伤；瘀血诸证；黄疸，淋证。

【处方应付】

正名	处方用名	应付规格
大黄	生大黄、大黄	生大黄
	酒军、酒大黄	酒大黄
	熟大黄	熟大黄
	大黄炭	大黄炭

【临床药学服务】

1. 性味归经　苦，寒。归脾、胃、大肠、肝、心经。

2. 功能主治　泻下攻积，清热泻火，止血，解毒，活血祛瘀，清泄湿热。

3. 用量　煎服，3~15g；外用适量。

4. 用法　内服生品、酒制品或炒炭品，入煎汤或入丸、散。外用研末敷于患处。

5. 煎服方法　常规煎煮活血化瘀。泻下攻积宜后下，不宜久煎，或用开水泡服。

6. 药学监护

（1）用药告知　与其他寒凉药同用时，注意减量。顾护脾胃。

（2）用药监护重点　食欲、大便、心率、精神、妇女月经量等。

7. 药物警戒

（1）使用注意　区分不同炮制品药效差异。区别证候轻重选择药量，疗程不宜过长。

（2）使用禁忌

①病证禁忌：脾胃虚弱者慎用。

②配伍与合用禁忌：不宜与异烟肼、利福平、维生素 B 族、四环素、氯霉素、咖啡因、茶碱、苯巴比妥合用。

③特殊人群用药禁忌：妇女妊娠、月经期、哺乳期忌服。

④饮食禁忌：忌食寒凉、油腻、不宜消化食物。

（3）不良反应　据报道，长期服用，可导致结肠黑变病，可能引起肝硬化和电解质紊乱。

8. 贮藏养护　置通风干燥处。防霉，防蛀。

芒　硝

【来源】本品为硫酸盐类芒硝族矿物芒硝，经加工精制而成。

【产地】主产于河北、山东、河南、江苏、山西等盐场附近。

【性状鉴别】

1. 形色嗅味　本品为棱柱状、长方形或不规则块状及粒状。无色透明或类白色半透明。质脆，易碎，断面呈玻璃样光泽。气微，味咸。

2. 优品质量　本品以无色、透明、呈结晶状者为佳。

【炮制与临床】

1. 炮制分类　临床调剂常用的芒硝炮制品为取适量鲜萝卜，洗净，切成片，置锅中，加适量水煮 30～60 分钟，取出，弃渣，投入适量天然芒硝（朴硝）共煮，至全部溶化，取出过滤或澄清以后取出上清液，放冷。待结晶大部析出，取出置避风处适当干燥即得。其结晶母液经浓缩后可继续析出结晶，直至不再析出结晶为止。

2. 临床功效　用于实热积滞，大便燥结；口疮，咽痛，目赤及疮疡肿毒。本品外敷尚可回乳。

【处方应付】

正名	处方用名	应付规格
芒硝	芒硝	芒硝

【临床药学服务】

1. 性味归经　性寒，味咸、苦。归胃、大肠经。

2. 功能主治　泻下通便，润燥软坚，清火消肿。

3. 用量　6～12g。外用适量。

4. 用法　内服用生品溶入汤液或丸、散服用。外用芒硝或玄明粉直接外敷，或以纱布包裹外敷。

5. 煎服方法　一般不入煎剂，待汤剂煎得后，溶入汤液中服用。

6. 药学监护

（1）用药告知　与其他寒凉药同用时，注意减量。顾护脾胃。

（2）用药监护重点　食欲、大便、心率、精神等。哺乳期妇女应观察乳汁分泌量是否减少。

7. 药物警戒

（1）使用注意 区分朴硝、芒硝、玄明粉药效差异。区别证候轻重选择药量，疗程不宜过长。

（2）使用禁忌

①病证禁忌：脾胃虚弱及血虚、阴虚内热者忌用。

②配伍与合用禁忌：不宜与硫黄、三棱同用；不与阿托品等抗胆碱药同用。

③特殊人群用药禁忌：妇女、哺乳期妇女忌服。肝肾功能不全者慎用。

④饮食禁忌：忌食寒凉、油腻、不宜消化食物。

（3）不良反应 据报道，大剂量服用可出现腹痛、腹泻、恶心呕吐，严重者可虚脱；肾功能不全者可出现严重中毒反应。

8. 贮藏养护 密闭，30℃以下保存，防风化。

（二）润下药

火 麻 仁

【来源】本品为桑科植物大麻 *Cannabis sativa* L. 的干燥成熟果实。

【产地】主产于黑龙江、辽宁、吉林、四川、甘肃、云南、江苏、浙江等地。

【性状鉴别】

1. 形色嗅味 本品呈卵圆形，长 4 ~ 5.5mm，直径 2.5 ~ 4mm。表面灰绿色或灰黄色，有微细的白色或棕色网纹，两边有棱，顶端略尖，基部有 1 圆形果梗痕。果皮薄而脆，易破碎。种皮绿色，子叶2，乳白色，富油性。气微，味淡。

2. 优品质量 本品以色黄、无皮壳、饱满者佳。

【炮制与临床】

1. 炮制分类

（1）火麻仁　取原药材，除去杂质及果壳。

（2）炒火麻仁　取净火麻仁，照清炒法（附录ⅡD）炒至微黄色，有香气。

2. 临床功效　用于血虚津亏，肠燥便秘。

【处方应付】

正名	处方用名	应付规格
火麻仁	大麻仁、火麻、线麻子	火麻仁

【临床药学服务】

1. 性味归经　甘，平。归脾、胃、大肠经。

2. 功能主治　润肠通便。

3. 用量　煎服，10～15g。

4. 用法　内服用生品或炒制品，入汤剂或丸、散服用，或捣汁煮粥。

5. 煎服方法　入煎剂宜打碎，常规煎煮。

6. 药学监护

（1）用药告知　顾护脾胃。

（2）用药监护重点　食欲、大便、心率、精神等。

7. 药物警戒

（1）使用注意　用量不可过大，疗程不宜过长。

（2）使用禁忌

①病证禁忌：脾胃虚弱便溏者忌用。

②配伍与合用禁忌：不与阿托品等抗胆碱药同用。

③特殊人群用药禁忌：孕妇慎用。

④饮食禁忌：忌食辛辣、酸涩、油腻、不宜消化食物。

（3）不良反应　据报道，大剂量服用可出现神经系统中毒反应。

8. 贮藏养护　置阴凉干燥处，防热，防蛀。

郁 李 仁

【来源】 本品为蔷薇科植物欧李 *Prunus humilis* Bge.、郁李 *Prunus japonica* Thunb. 或长柄扁桃 *Prunus pedunculata* Maxim. 的干燥成熟种子。前两种习称"小李仁",后一种习称"大李仁"。

【产地】 主产于黑龙江、吉林、辽宁、内蒙古、河北、山东等地。

【性状鉴别】

1. 形色嗅味

（1）小李仁 呈卵形,长5~8mm,直径3~5mm。表面黄白色或浅棕色,一端尖,另端钝圆。尖端一侧有线形种脐,圆端中央有深色合点,自合点处向上具多条纵向维管束脉纹。种皮薄,子叶2,乳白色,富油性。气微,味微苦。

（2）大李仁 长6~10mm,直径5~7mm。表面黄棕色。

2. 优品质量 本品以粒饱满、完整、色黄白者为佳。

【炮制与临床】

1. 炮制分类 临床调剂常用的郁李仁炮制品为取原药材,除去杂质。用时捣碎。

2. 临床功效 用于津枯肠燥,食积气滞,腹胀便秘,水肿,脚气,小便不利。

【处方应付】

正名	处方用名	应付规格
郁李仁	郁子、郁李仁	郁李仁

【临床药学服务】

1. 性味归经 辛、苦、甘,平。归脾、大肠、小肠经。

2. 功能主治 润肠通便,下气利水。

3. 用量 煎服,6~10g。

4. 用法 内服用生品,入汤剂或丸、散服用,或捣汁煮粥。

5. 煎服方法 入煎剂宜打碎,常规煎煮,饭后服用。

6. 药学监护

（1）用药告知　顾护脾胃。

（2）用药监护重点　食欲、二便等。

7. 药物警戒

（1）使用注意　用量不可过大，疗程不宜过长。

（2）使用禁忌

①病证禁忌：脾胃虚弱便溏者忌用。

②配伍与合用禁忌：不与安定类镇静催眠药及麻醉药同用。

③特殊人群用药禁忌：孕妇不宜长期大量使用。

④饮食禁忌：忌食油腻、不宜消化食物。

（3）不良反应　据报道，大剂量服用，可出现流涎、恶心、呕吐、头痛等不适。

8. 贮藏养护　置干燥处，防蛀。

（三）峻下逐水药

甘　遂

【来源】本品为大戟科植物甘遂 *Euphorbia kansui* T. N. Liou ex T. P. Wang 的干燥块根。

【产地】主产于河北、山西、陕西、甘肃、河南、四川等地。

【性状鉴别】

1. 形色嗅味　本品呈椭圆形、长圆柱形或连珠形，长 1 ~ 5cm，直径 0.5 ~ 2.5cm。表面类白色或黄白色，凹陷处有棕色外皮残留。质脆，易折断，断面粉性，白色，木部微显放射状纹理；长圆柱状者纤维性较强。气微，味微甘而辣。

2. 优品质量　本品以肥大、类白色、粉性足者为佳。

【炮制与临床】

1. 炮制分类

（1）甘遂　取原药材，拣去杂质，用水漂净，捞出，晒干。

（2）醋甘遂　取净甘遂，加米醋和水适量，拌匀，浸泡约4小时，置热锅内煎煮，不断翻动，至米醋被洗尽时，取出，晾干。每100kg甘遂，用米醋30kg。

2. 临床功效　用于水肿胀满，胸腹积水，痰饮积聚，气逆咳喘，二便不利，风痰癫痫，痈肿疮毒。

【处方应付】

正名	处方用名	应付规格
甘遂	主田、重泽、甘遂	甘遂
	醋甘遂	醋甘遂

【临床药学服务】

1. 性味归经　苦，寒；有毒。归肺、肾、大肠经。

2. 功能主治　泻水逐饮，消肿散结。

3. 用量　1.5~3g。入丸散服，每次1g；内服醋制用。外用适量，生用。

4. 用法　内服多用醋炙品，入丸、散或研末冲服，外用研末调敷。

5. 煎服方法　饭后服用。

6. 药学监护

（1）用药告知　与其他寒凉药同用时，注意减量。顾护脾胃。

（2）用药监护重点　食欲、二便、精神、电解质等。

7. 药物警戒

（1）使用注意　区分生品与制品的药效差异。甘遂毒性大，严格控制用量。

（2）使用禁忌

①病证禁忌：脾胃虚寒、正气亏虚、有出血倾向者忌用。

②配伍与合用禁忌：忌与甘草同用。

③特殊人群用药禁忌：孕妇、老人、儿童忌用。肝肾功能不全者慎用。

④饮食禁忌：禁食寒凉、油腻、不宜消化食物。

（3）不良反应 据报道，外用可见接触性皮炎；过量内服可出现消化道黏膜充血、水肿、糜烂等炎症反应，并能促进肠蠕动而引起腹泻、腹痛。

8. 贮藏养护 置通风干燥处，防蛀。

京 大 戟

【来源】本品为大戟科植物大戟 *Euphorbia pekinensis* Rupr. 的干燥根。

【产地】主产于江苏、四川、江西、广西等地。

【性状鉴别】

1. 形色嗅味 本品呈不整齐的长圆锥形，略弯曲，常有分枝，长 10～20cm，直径 1.5～4cm。表面灰棕色或棕褐色，粗糙，有纵皱纹、横向皮孔样突起及支根痕。顶端略膨大，有多数茎基及芽痕。质坚硬，不易折断，断面类白色或淡黄色，纤维性。气微，味微苦涩。

2. 优品质量 本品以根条均匀、肥嫩、质软无须者为佳。

【炮制与临床】

1. 炮制分类

（1）京大戟 取净京大戟，洗净，闷润 4～8 小时，至内外湿度一致，切厚片，干燥，筛去碎屑。

（2）醋京大戟 取净京大戟，加米醋和适量水拌匀，闷润 1～2 小时，置热锅内，用文火加热，煮至醋吸尽，取出，干燥。每 100kg 京大戟，用醋 30kg。

2. 临床功效 用于水肿胀满，胸腹积水，痰饮积聚，气逆咳喘，二便不利，痈肿疮毒，瘰疬痰核。

【处方应付】

正名	处方用名	应付规格
京大戟	京大戟	京大戟
	醋京大戟	醋京大戟

【临床药学服务】

1. 性味归经　苦，寒；有毒。归肺、脾、肾经。

2. 功能主治　泻水逐饮，消肿散结。

3. 用量　煎服，1.5～3g。入丸、散服，每次1g；内服醋制用。外用适量，生用。

4. 用法　内服多入丸、散，用于胸腹积水、痰饮积聚；外用研末调敷，用于疮毒、痰核。

5. 煎服方法　饭后服用。

6. 药学监护

（1）用药告知　与其他寒凉药同用时，注意减量。顾护脾胃。

（2）用药监护重点　食欲、二便、电解质等。

7. 药物警戒

（1）使用注意　区分生品与制品的药效差异。区别证候轻重选择药量。疗程不宜过长，用量不宜过大。

（2）使用禁忌

①病证禁忌：脾胃虚寒、正气亏虚者忌用。

②配伍与合用禁忌：不宜与甘草同用。

③特殊人群用药禁忌：孕妇、老人、儿童忌用。肝肾功能不全者慎用。

④饮食禁忌：禁食寒凉、油腻、不宜消化食物。

（3）不良反应　据报道，外用可见接触性皮炎；过量内服可出现消化道黏膜充血、水肿、腹痛、腹泻等炎症反应，中毒后可出现心悸、呕吐、便血、血压下降。严重时导致脱水、电解质紊乱、眩晕、昏迷、痉挛、瞳孔散大、呼吸麻痹。

8. 贮藏养护 置通风干燥处，防霉，防蛀。

第四节 祛风湿药

凡能祛风除湿，主要适用于痹证的药物，称为祛风湿药。

当人体遭受风寒湿邪侵袭之后，经络阻滞，气血流行不畅，便能形成痹证。痹证的主要症状是肢体关节等处疼痛、酸楚麻木、重着、筋脉拘挛等。但由于风寒湿邪各有偏胜，所表现的症状也就各异。如风气偏盛，游移不定，称为行痹；寒气偏盛，疼痛较重，称为痛痹；湿气偏盛，重着不仁，称为着痹。此外，尚有热痹，是痹证兼有热象，属风寒湿邪化热所致。本类药物分别具有祛风、散寒、除湿、清热、通络、止痛等作用，部分药还有补肝肾、强筋骨的功效，在临症时可根据痹证的症状，选择应用。在使用祛风湿药物时，还需适当选择配伍才能增强疗效。如痹证初起，风寒湿邪在表者，当配解表药同用，使邪易从外解；如痹证日久，风寒湿邪入于筋骨经络，便当配合活血通络药同用，使邪不易稽留；如痹证热邪较重，关节红肿作痛者，便当配合清热除湿药，以消肿止痛；如体弱久病，气血亏虚，又当配合补气血药同用，以扶正达邪。这些配伍原则，必须重视。

一般祛风湿药，大都辛散温燥，能伤阴耗血，故阴亏血虚者当谨慎使用。

（一）祛风寒湿药

独 活

【来源】为伞形科植物重齿毛当归 *Angelica pubescens* Maxim. f. *biserrata* Shan et Yuan 的干燥根。

【产地】主产于湖北、四川、陕西、甘肃等地。

【性状鉴别】

1. 形色嗅味　本品根略呈圆柱形，下部 2~3 分枝或更多，长 10~30cm。根头部膨大，圆锥状，多横皱纹，直径 1.5~3cm，顶端有茎、叶的残基或凹陷。表面灰褐色或棕褐色，具纵皱纹，有横长皮孔样突起及稍突起的细根痕。质较硬，受潮则变软，断面皮部灰白色，有多数散在的棕色油室，木部灰黄色至黄棕色，形成层环棕色。有特异香气，味苦、辛、微麻舌。

2. 优品质量　本品以条粗壮、油润、香气浓者为佳。

【炮制与临床】

1. 炮制分类　临床调剂常用的独活炮制品为取原药材，除去杂质，大小分开，洗净，浸泡 2~4 小时，至约七成透时，取出，闷润 12~18 小时，至内外湿度一致，切薄片，晒干或低温干燥，筛去碎屑。

2. 临床功效　用于风寒湿痹，腰膝疼痛，少阴伏风头痛，风寒挟湿头痛。

【处方应付】

正名	处方用名	应付规格
独活	独活	独活

【临床药学服务】

1. 性味归经　辛、苦，温。归肾、膀胱经。

2. 功能主治　祛风湿，止痹痛，解表。

3. 用量　煎服，3~10g。

4. 用法　内服用生品，入汤剂或入丸、散或制酒剂；外用研末或制酒剂外敷或涂搽。

5. 煎服方法　常规煎煮。

6. 药学监护

（1）用药告知　与其他祛风湿药同用时，注意减量。顾护脾胃。

（2）用药监护重点　观察疼痛、体温等变化。

7. 药物警戒

（1）使用注意　区别证候轻重选择药量。不宜单独、大量长期服用。

（2）使用禁忌

①病证禁忌：阴虚血燥者慎用。气血虚弱、无风湿、风寒者忌用。内风者忌服。

②配伍与合用禁忌：不宜与阿托品类药物同用。

③饮食禁忌：禁食寒凉、油腻、辛辣刺激食物。

（3）不良反应　据报道，偶见舌麻、恶心、呕吐、胃部不适、失音等不良反应。长期使用可出现气短、口干等不良反应。

8. 贮藏养护　置干燥处，防霉，防蛀。

威　灵　仙

【来源】本品为毛茛科植物威灵仙 *Clematis chinensis* Osbeck、棉团铁线莲 *Clematis hexapetala* Pall. 或东北铁线莲 *Clematis man-shuria* Rupr. 的干燥根和根茎。

【产地】主产于安徽、江苏、浙江，广泛分布于两广地区。

【性状鉴别】

1. 形色嗅味

（1）威灵仙　根茎呈柱状，长 1.5 ~ 10cm，直径 0.3 ~ 1.5cm；表面淡棕黄色；顶端残留茎基；质较坚韧，断面纤维性；下侧着生多数细根。根呈细长圆柱形，稍弯曲，长 7 ~ 15cm，直径 0.1 ~ 0.3cm；表面黑褐色，有细纵纹，有的皮部脱落，露出黄白色木部；质硬脆，易折断，断面皮部较广，木部淡黄色，略呈方形，皮部与木部间常有裂隙。气微，味淡。

（2）棉团铁线莲　根茎呈短柱状，长 1 ~ 4cm，直径 0.5 ~ 1cm。根长 4 ~ 20cm，直径 0.1 ~ 0.2cm；表面棕褐色至棕黑色；

断面木部圆形。味咸。

（3）东北铁线莲　根茎呈柱状，长 1 ~ 11cm，直径 0.5 ~ 2.5cm。根较密集，长 5 ~ 23cm，直径 0.1 ~ 0.4cm；表面棕黑色；断面木部近圆形。味辛辣。

2. 优品质量　本品以条长、皮黑肉白或黄白、质坚实者为佳。

【炮制与临床】

1. 炮制分类　临床调剂常用的威灵仙炮制品为取原药材，除去杂质，大小分开，洗净，浸泡 2 ~ 4 小时，至约七成透时，取出，闷润 8 ~ 12 小时，至内外湿度一致，切段，晒干或低温干燥，筛去碎屑。

2. 临床功效　用于风湿痹痛，肢体麻木，筋脉拘挛，屈伸不利。

【处方应付】

正名	处方用名	应付规格
威灵仙	铁角威灵仙、威灵仙	威灵仙

【临床药学服务】

1. 性味归经　辛、咸，温。归膀胱经。

2. 功能主治　祛风湿，通经络。

3. 用量　煎服，6 ~ 10g。

4. 用法　内服用生品，入汤剂或入丸、散或制酒剂；外用研末或制酒剂外敷或涂搽。

5. 煎服方法　常规煎煮，煎汤趁温热饮服。

6. 药学监护

（1）用药告知　与其他祛风湿药同用时，注意减量。顾护脾胃。

（2）用药监护重点　观察肢体疼痛、活动度等变化，观察有无体倦乏力等不良反应的发生。

7. 药物警戒

（1）使用注意 区别证候轻重选择药量。不可随意加大用量及延长疗程。

（2）使用禁忌

①病证禁忌：气血虚弱者慎服。

②特殊人群用药禁忌：孕妇慎服。

③饮食禁忌：不宜与茶同用。

（3）不良反应 据报道，茎叶的汁液与皮肤接触可引起发泡或溃烂；误食过量可引起呕吐、腹痛、腹泻等症状。

8. 贮藏养护 置干燥处。

（二）祛风湿清热药

秦　艽

【来源】本品为龙胆科植物秦艽 *Gentiana macrophylla* Pall.、麻花秦艽 *Gentiana straminea* Maxim.、粗茎秦艽 *Gentiana crassicaulis* Duthie ex Burk. 或小秦艽 *Gentiana dahurica* Fisch. 的干燥根。

【产地】主产于甘肃、陕西、山西、内蒙古、河北、四川、云南等地。

【性状鉴别】

1. 形色嗅味

（1）秦艽 呈类圆柱形，上粗下细，扭曲不直，长 10~30cm，直径 1~3cm。表面黄棕色或灰黄色，有纵向或扭曲的纵皱纹，顶端有残存茎基及纤维状叶鞘。质硬而脆，易折断，断面略显油性，皮部黄色或棕黄色，木部黄色。气特异，味苦、微涩。

（2）麻花艽 呈类圆锥形，多由数个小根纠聚而膨大，直径可达 7cm。表面棕褐色，粗糙，有裂隙呈网状孔纹。质松脆，易折断，断面多呈枯朽状。

（3）小秦艽　呈类圆锥形或类圆柱形，长 8～15cm，直径0.2～1cm。表面棕黄色。主根通常 1 个，残存的茎基有纤维状叶鞘，下部多分枝。断面黄白色。

2. 优品质量　本品以条粗、质坚实、体重、色棕黄、气浓者为佳。

【炮制与临床】

1. 炮制分类　临床调剂常用的秦艽炮制品为取原药材，除去杂质，大小分开，洗净，闷润 1～2 小时，至内外湿度一致，切厚片，晒干或低温干燥，筛去碎屑。

2. 临床功效　用于风湿痹痛，筋脉拘挛，手足不遂，骨蒸潮热，小儿疳热，湿热黄疸。

【处方应付】

正名	处方用名	应付规格
秦艽	秦艽	秦艽

【临床药学服务】

1. 性味归经　苦、辛，微寒。归胃、肝、胆经。

2. 功能主治　祛风湿，舒筋络，退虚热，清湿热。

3. 用量　煎服，3～10g。

4. 用法　内服入汤剂或入丸、散。

5. 煎服方法　常规煎煮，饭后趁温热服。

6. 药学监护

（1）用药告知　与其他祛风湿药同用时，注意减量。顾护脾胃。

（2）用药监护重点　观察肢体疼痛、麻木，黄疸，体温等变化，注意有无消化道不良反应，服药期间定期检查肾功能。

7. 药物警戒

（1）使用注意　区别证候轻重选择药量。对胃有刺激，注意配伍顾护脾胃之品。

（2）使用禁忌

①病证禁忌：下焦虚寒、小便多、遗尿者不宜服用。久病体虚、泻泄、高血糖、昏迷患者忌用。

②配伍与合用禁忌：不宜与奎宁、强心苷、阿托品、降血糖药同用。

③饮食禁忌：不宜与牛乳同用。忌食辛辣食物。

（3）不良反应　大量应用可引起恶心、呕吐等反应，停药后消失。

8. 贮藏养护　置通风干燥处。

木　瓜

【来源】本品为蔷薇科植物贴梗海棠 *Chaenomeles speciosa* （Sweet）Nakai 的干燥近成熟果实。

【产地】主产于山东、河南、陕西、安徽、江苏、湖北、四川、浙江等地。

【性状鉴别】

1. 形色嗅味　本品长圆形，多纵剖成两半，长 4~9cm，宽 2~5cm，厚 1~2.5cm。外表面紫红色或红棕色，有不规则的深皱纹；剖面边缘向内卷曲，果肉红棕色，中心部分凹陷，棕黄色；种子扁长三角形，多脱落。质坚硬。气微清香，味酸。

2. 优品质量　本品以外皮皱缩、质坚实、味酸者为佳。

【炮制与临床】

1. 炮制分类　临床调剂常用的秦艽炮制品为取原药材，除去杂质，浸泡 2~3 小时，置适宜容器内，蒸软后，切薄片，干燥。

2. 临床功效　用于湿痹拘挛，腰膝关节酸重疼痛，暑湿吐泻，转筋挛痛，脚气水肿。

【处方应付】

正名	处方用名	应付规格
木瓜	木瓜、乳瓜	木瓜

【临床药学服务】

1. 性味归经　酸，温。归肝、脾经。

2. 功能主治　舒筋活络，和胃化湿。

3. 用量　煎服，6～9g。

4. 用法　内服入煎汤或入丸、散。

5. 煎服方法　常规煎煮。忌用铅及铁器。汤剂趁温热饮服。

6. 药学监护

（1）用药告知　顾护脾胃。

（2）用药监护重点　注意观察肢体疼痛、拘挛等有关症状，注意观察尿量的变化。

7. 药物警戒

（1）使用注意　依据证候轻重选择药量。不宜长期、大量应用。

（2）使用禁忌

①病证禁忌：内有郁热、脾胃伤食积滞者忌服。小便不利、癃闭忌服。精血亏虚、真阴不足者忌用。

②配伍与合用禁忌：不宜于磺胺类、氨基糖苷类、氢氧化铅、氨茶碱、呋喃妥因、利福平、阿司匹林、吲哚美辛同用。

③特殊人群用药禁忌：孕妇慎用。

④饮食禁忌：忌辛辣、生冷食物。

（3）不良反应　尚未见此方面的报道。

8. 贮藏养护　置干燥处，防潮，防蛀。

防　己

【来源】本品为防己科植物粉防己 *Stephania tetrandra* S.

Moore 的新干燥根。

【产地】　主产于江苏、安徽南部、浙江、江西、福建等地。

【性状鉴别】

1. 形色嗅味　本品呈不规则圆柱形、半圆柱形或块状，多弯曲，长 5 ~ 10cm．直径 1 ~ 5cm，表面淡灰黄色，在弯曲处常有深陷横沟而成结节状的瘤块样。体重，质坚实，断面平坦，灰白色，富粉性，有排列较稀疏的放射状纹理。气微，味苦。

2. 优品质量　本品以质坚实、粉性足、去净外皮者为佳。

【炮制与临床】

1. 炮制分类　临床调剂常用的独活炮制品为取原药材，除去杂质，大小分开，洗净，浸泡 8 ~ 12 小时，至约七成透时，取出，闷润 12 ~ 18 小时，至内外湿度一致，切厚片，晒干或低温干燥，筛去碎屑。

2. 临床功效　用于风湿痹痛，水肿，小便不利，脚气肿痛。

【处方应付】

正名	处方用名	应付规格
防己	防己	防己

【临床药学服务】

1. 性味归经　苦、辛，寒。归膀胱、肾、脾经。

2. 功能主治　祛风湿，止痛，利水消肿。

3. 用量　煎服，5 ~ 10g，祛风止痛宜木防己；利水退肿宜汉防己。

4. 用法　内服入煎汤或入丸、散。

5. 煎服方法　常规煎煮。饭后饮服。

6. 药学监护

（1）用药告知　与其他苦寒祛风湿药同用时，注意减量。本品易伤胃气，不宜空腹服用。

（2）用药监护重点　注意观察肢体疼痛、尿量等有关症状的变化，注意观察有无消化、泌尿等系统不良反应。定期检查肝、肾功能。

7. 药物警戒

（1）使用注意　依据证候轻重选择药量。中病即止。不宜长期、大量应用。

（2）使用禁忌

①病证禁忌：脾胃虚寒、食欲不振、阴虚及无湿热者忌服。

②配伍与合用禁忌：恶细辛。不宜与异丙嗪、去甲肾上腺素、士的宁等同用。

③特殊人群用药禁忌：孕妇慎用。肝肾功能不全者忌用。

④饮食禁忌：忌食各种腌制品及过咸之物。忌食生冷、油腻食物。

（3）不良反应　可见消化系统不良反应，如恶心、呕吐、腹泻等症状。还可引起皮肤色素沉着。

8. 贮藏养护　置干燥处，防霉，防蛀。

（三）祛风湿强筋骨药

五　加　皮

【来源】本品为五加科植物细柱五加 *Acanthopanax gracilistylus* W. W. Smith 的干燥根皮。

【产地】主产于湖北、河南、四川、湖南、安徽等地。

【性状鉴别】

1. 形色嗅味　本品呈不规则卷筒状，长 5 ~ 15cm，直径 0.4 ~ 1.4cm，厚约 0.2cm。外表面灰褐色，有稍扭曲的纵皱纹和横长皮孔样斑痕；内表面淡黄色或灰黄色，有细纵纹。体轻，质脆，易折断，断面不整齐，灰白色。气微香，味微辣而苦。

2. 优品质量　本品以肉厚、气香、断面色灰白者为佳。

【炮制与临床】

1. 炮制分类　临床调剂常用的五加皮炮制品为取原药材，除去杂质，大小分开，洗净，闷润 8～12 小时，至内外湿度一致，切厚片，干燥，筛去碎屑。

2. 临床功效　用于风湿痹病，筋骨痿软，小儿行迟，体虚乏力，水肿，脚气。

【处方应付】

正名	处方用名	应付规格
五加皮	五谷皮、五加皮	五加皮

【临床药学服务】

1. 性味归经　辛、苦，温。归肝、肾经。

2. 功能主治　祛风除湿，补益肝肾，强筋壮骨，利水消肿。

3. 用量　煎服，5～10g。

4. 用法　内服煎汤，或酒浸或入丸、散服。

5. 煎服方法　常规煎煮。饭后饮服。制酒剂或以酒为引可增强疗效。

6. 药学监护

（1）用药告知　与其他祛风湿药同用时，注意减量。顾护脾胃。

（2）用药监护重点　注意观察肢体疼痛、痿软无力、水肿等有关症状的变化，注意观察有无生热、动火的不良反应。

7. 药物警戒

（1）使用注意　依据证候轻重选择药量。内服应控制剂量。不宜大量应用。

（2）使用禁忌

①病证禁忌：风湿热痹不宜用。阴虚火旺者慎用。

②饮食禁忌：忌食辛辣温热食物，以免生热。

（3）不良反应　尚未见此方面的报道。

8. 贮藏养护　置干燥处，防霉，防蛀。

桑 寄 生

【来源】本品为桑寄生科植物桑寄生 *Taxillus chinensis*（DC.）Danser 的干燥带叶茎枝。

【产地】主产于福建、台湾、广东、广西、云南等地。

【性状鉴别】

1. 形色嗅味　本品茎枝呈圆柱形，长 3 ~ 4cm，直径 0.2 ~ 1cm；表面红褐色或灰褐色，具细纵纹，并有多数细小突起的棕色皮孔，嫩枝有的可见棕褐色茸毛；质坚硬，断面不整齐，皮部红棕色，木部色较浅。叶多卷曲，具短柄；叶片展平后呈卵形或椭圆形，长 3 ~ 8cm，宽 2 ~ 5cm；表面黄褐色。幼叶被细茸毛，先端钝圆，基部圆形或宽楔形，全缘；革质。气微，味涩。

2. 优品质量　本品以枝细嫩、色红褐、叶多者为佳。

【炮制与临床】

1. 炮制分类　临床调剂常用的桑寄生炮制品为取原药材，除去杂质，大小分开，将叶另放。取茎、枝，洗净，浸泡 6 ~ 12 小时，取出，闷润 12 ~ 24 小时，至内外湿度一致，切厚片或段。再取叶，洗净，稍闷润，切长段。将茎、枝、叶混合均匀，干燥，筛去碎屑。

2. 临床功效　用于风湿痹痛，腰膝酸软，筋骨无力，崩漏经多，妊娠漏血，胎动不安，头晕目眩。

【处方应付】

处方名	给付
广寄生、桑寄生	桑寄生

【临床药学服务】

1. 性味归经　苦、甘，平。归肝、肾经。

2. 功能主治　祛风湿，补肝肾，强筋骨，安胎。

3. 用量　煎服，9～15g。

4. 用法　内服煎汤，或酒浸或入丸、散服。

5. 煎服方法　常规煎煮。温热饮服。

6. 药学监护

（1）用药告知　与其他祛风湿药同用时，注意减量。顾护脾胃。注意防寒保暖。

（2）用药监护重点　注意观察肢体疼痛、痿软无力、胎动不安等有关症状的变化，注意观察有无口干、腹痛、腹泻、皮肤过敏等不良反应。

7. 药物警戒

（1）使用注意　依据证候轻重选择药量。酒剂应控制剂量。不宜过量应用。

（2）使用禁忌

①病证禁忌：严重的低血压患者不宜用。表邪未解、体内火热炽盛者不宜单味使用。纳呆腹胀者忌用。

②配伍与合用禁忌：不宜与含金属离子的西药合用，以免影响吸收。

③特殊人群用药禁忌：婴幼儿忌用。

④饮食禁忌：忌食辛辣、生冷食物。

（3）不良反应　偶见轻度头晕、口干、食欲减退、腹胀、腹泻等反应。个别患者出现过敏反应。

8. 贮藏养护　置干燥处，防蛀。

第五节　化湿药

本类药多辛香温燥，主入脾、胃经，具有化湿醒脾或燥湿运脾作用，兼可解暑发表。适用于脾为湿困，运化失职所致脘腹痞满、呕吐泛酸、大便溏泻、食少倦怠、舌苔白腻，或湿热困脾之口甘多涎，以及湿温等，兼治阴寒闭暑等。

苍 术

【来源】本品为菊科植物茅苍术 *Atracylodes lancea*（Thunb.）DC. 或北苍术 *Atracylodes chinensia*（DC.）Koidz. 的干燥根茎。

【产地】茅苍术主产于江苏、湖北、河南、安徽、浙江等地。北苍术主产于华北及西北地区。

【性状鉴别】

1. 形色嗅味

（1）茅苍术 呈不规则连珠状或结节状圆柱形，略弯曲，偶有分枝，长 3～10cm，直径 1～2cm。表面灰棕色，有皱纹、横曲纹及残留须根，顶端具茎痕或残留茎基。质坚实，断面黄白色或灰白色，散有多数橙黄色或棕红色油室，暴露稍久，可析出白色细针状结晶。气香特异，味微甘、辛、苦。

（2）北苍术 呈疙瘩块状或结节状圆柱形，长 4～9cm，直径 1～4cm。表面黑棕色，除去外皮者黄棕色。质较疏松，断面散有黄棕色油室。香气较淡，味辛、苦。

2. 优品质量 本品以个大、质坚实、断面朱砂点多、香气浓者为佳。

【炮制与临床】

1. 炮制分类

（1）苍术 取原药材，除去杂质，大小分开，洗净，浸泡 1～2 小时，至约七成透时，取出，闷润 8～12 小时，至内外湿度一致，切厚片，干燥，筛去碎屑。

（2）麸炒苍术 先将锅烧热，撒入麦麸，用中火加热，待冒烟时投入苍术片，不断翻动，炒至深黄色时取出，筛去麦麸，放凉。每 100kg 苍术片，用麦麸 10kg。

2. 临床功效 用于湿滞中焦证，风湿痹痛，外感表证夹湿之证。此外，本品尚能明目，用治夜盲症及眼目昏涩（如角膜软化症），可单用，或与羊肝、猪肝蒸煮同食。

【处方应付】

正名	处方用名	应付规格
苍术	苍术	苍术
	炒苍术	炒苍术

【临床药学服务】

1. 性味归经　性辛、苦，温。归脾、胃经。

2. 功能主治　燥湿健脾，祛风散寒，明目。

3. 用量　煎服，3~9g。生品燥性强，炒用燥性稍减。

4. 用法　内服用生品或炒制品，入汤剂或入丸、散。

5. 煎服方法　不宜久煎。饭后服用。

6. 药学监护

（1）用药告知　注意顾护脾胃。

（2）用药监护重点　注意体温、食欲、汗量、血糖变化及有无便秘。长期服用者注意电解质平衡。

7. 药物警戒

（1）使用注意　阴虚内热、气虚多汗者忌用。

（2）使用禁忌

①病证禁忌：血虚气弱、津亏液耗、表虚自汗者忌服。哮喘及呼吸窘迫者慎用。

②饮食禁忌：忌食辛辣、刺激性食品。

（3）不良反应　可出现面部潮红、口干舌燥、视物不清、手掌发红或有紧胀感、身烦热、头晕、头痛等症状。

8. 贮藏养护　置阴凉干燥处。

厚　朴

【来源】本品为木兰科植物厚朴 *Magnolia officinalis* Rehd. et

Wils. 及凹叶厚朴 *Magnolia officinalis* Rehd. et Wils. var. *biloba* Rehd. et Wils. 的干燥干皮、枝皮和根皮。

【产地】主产于四川、湖北、浙江、江西等地。安徽、福建、陕西、甘肃、贵州、云南等地亦产。多为栽培。

【性状鉴别】

1. 形色嗅味

（1）干皮　呈卷筒状或双卷筒状，长 30～35cm，厚 0.2～0.7cm，习称"筒朴"；近根部的干皮一端展开如喇叭口，长13～25cm，厚0.3～0.8cm，习称"靴筒朴"。外表面灰棕色或灰褐色，粗糙，有时呈鳞片状，较易剥落，有明显椭圆形皮孔和纵皱纹，刮去粗皮者显黄棕色。内表面紫棕色或深紫褐色，较平滑，具细密纵纹，划之显油痕。质坚硬，不易折断，断面颗粒性，外层灰棕色，内层紫褐色或棕色，有油性，有的可见多数小亮星。气香，味辛辣、微苦。

（2）根皮（根朴）　呈单筒状或不规则块片；有的弯曲似鸡肠，习称"鸡肠朴"。质硬，较易折断，断面纤维性。

（3）枝皮（枝朴）　呈单筒状，长 10～20cm，厚 0.1～0.2cm。质脆，易折断，断面纤维性。

2. 优品质量　本品以皮厚、油性足、内表面紫棕而有发亮结晶状物、香气浓者为佳。

【炮制与临床】

1. 炮制分类

（1）厚朴　取原药材，刮去粗皮，洗净，润透，切丝，干燥，筛去碎屑。

（2）姜厚朴　取厚朴丝，加姜汁拌匀，闷润，待姜汁被吸尽后置炒制容器内，用文火加热炒干，取出晾凉。或者取生姜切片，加水煮汤，另取刮净粗皮的药材，扎成捆，置姜汤中，反复浇淋，并用微火加热共煮，至姜液被吸尽时取出，切丝，干燥。

筛去碎屑。

2. 临床功效　用于湿阻中焦证；肠胃积滞，痰饮喘咳。

【处方应付】

正名	处方用名	应付规格
厚朴	厚朴	厚朴
	姜厚朴	姜厚朴

【临床药学服务】

1. 性味归经　苦、辛，温。归脾、胃、肺、大肠经。

2. 功能主治　燥湿，行气，消积，平喘。

3. 用量　煎服，3～10g。

4. 用法　内服用生品或姜制品，入汤剂或入丸、散。

5. 煎服方法　不宜久煎。饭后服用。

6. 药学监护

（1）用药告知　注意顾护脾胃，不可大剂量久服。

（2）用药监护重点　注意食欲、尿量、血压变化。

7. 药物警戒

（1）使用注意　体虚及孕妇慎用。

（2）使用禁忌

①病证禁忌：气虚津亏者慎用。体虚乏力、脏器下垂者忌用。阴虚咳嗽、肾虚者忌用。

②配伍与合用禁忌：忌与有肾毒性的药物合用。

③特殊人群用药禁忌：孕妇慎用。肾功能不全者忌大剂量内服或久服。

④饮食禁忌：忌食生冷黏腻食物。

（3）不良反应　尚未见此方面的报道。

8. 贮藏养护　置通风干燥处。

广 藿 香

【来源】本品为唇形科植物广藿香 *Pogostemon cablin* (Blan-co) Benth. 的干燥地上部分。

【产地】主产于广州石牌、海南，台湾、广西、云南等地有栽培。

【性状鉴别】

1. 形色嗅味　本品茎略呈方柱形，多分枝，枝条稍曲折，长30~60cm，直径0.2~0.7cm；表面被柔毛；质脆，易折断，断面中部有髓；老茎类圆柱形，直径1~1.2cm，被灰褐色栓皮。叶对生，皱缩成团，展平后叶片呈卵形或椭圆形，长4~9cm，宽3~7cm；两面均被灰白色绒毛；先端短尖或钝圆，基部楔形或钝圆，边缘具大小不规则的钝齿；叶柄细，长2~5cm，被柔毛。气香特异，味微苦。

2. 优品质量　本品以茎叶粗壮、不带须根、香气浓厚者为佳。

【炮制与临床】

1. 炮制分类　临床调剂常用的广藿香炮制品为取原药材，除去杂质，先抖下叶，筛去泥土，另放；取茎，粗细分开，洗净，浸泡2~4小时，至约七成透时，取出，闷润4~8小时，至内外湿度一致，切小段，低温干燥，再与叶混匀。

2. 临床功效　用于湿滞中焦证；暑湿证及湿温证初起；呕吐。此外，本品还可用治表证夹湿之证等。

【处方应付】

正名	处方用名	应付规格
广藿香	广藿香、藿香	广藿香

【临床药学服务】

1. 性味归经　辛，微温。归脾、胃、肺经。

2. 功能主治　芳香化浊，和中止呕，发表解暑。

3. 用量 煎服，3~10g。鲜品加倍。藿香叶偏于发表，藿香梗偏于和中。鲜藿香解暑之力较强，夏季泡汤代茶，可作清暑饮料。

4. 用法 内服用生品，入汤剂或入丸、散。鲜品捣敷或干品煎水外洗。

5. 煎服方法 不宜久煎，煎水洗患处疗皮癣。

6. 药学监护

（1）用药告知 注意顾护脾胃。

（2）用药监护重点 注意体温、大便、尿量、血压变化，观察有无心悸、胸闷、恶心、眩晕出现，检查皮肤有无变化，定期检查肝肾功能。

7. 药物警戒

（1）使用注意 阴虚火旺者忌用。

（2）使用禁忌

①病证禁忌：久病气虚及阴虚血燥者慎用。

②饮食禁忌：忌食生冷黏腻食物。

（3）不良反应 偶有过敏反应。

8. 贮藏养护 置阴凉干燥处。

砂　仁

【来源】 本品为姜科植物阳春砂 *Amomum villosum* Lour.、绿壳砂 *Amomum villosum* Lour. var. *xanthioides* T. L. Wu et Senjen 或海南砂 *Amomum longiligulare* T. L. Wu 的干燥成熟果实。

【产地】 阳春砂主产于广东、广西等地，以广东的阳春、阳江产品最为著名，多为栽培。绿壳砂主产于云南南部的临沧、文山、景洪等地。海南砂主产于海南等地。

【性状鉴别】

1. 形色嗅味

（1）阳春砂、绿壳砂 呈椭圆形或卵圆形，有不明显的三棱，长1.5~2cm，直径1~1.5cm。表面棕褐色，密生刺状突起，顶端有花被残基，基部常有果梗。果皮薄而软。种子集结成团，具三钝棱，中有白色隔膜，将种子团分成 3 瓣，每瓣有种子 5 ~ 26 粒。种子为不规则多面体，直径 2 ~ 3mm；表面棕红色或暗褐色，有细皱纹，外被淡棕色膜质假种皮；质硬，胚乳灰白色。气芳香而浓烈，味辛凉、微苦。

（2）*海南砂* 呈长椭圆形或卵圆形，有明显的三棱，长 1.5 ~ 2cm，直径 0.8 ~ 1.2cm。表面被片状、分枝的软刺，基部具果梗痕。果皮厚而硬。种子团较小，每瓣有种子 3 ~ 24 粒；种子直径 1.5 ~ 2mm。气味稍淡。

2. 优品质量 本品以果实均匀、果皮紧贴种子团、种子团饱满、棕褐色、有油润性、香气浓、味辛凉浓厚者为佳。

【炮制与临床】

1. 炮制分类

（1）*砂仁* 取原药材，除去杂质，用时捣碎。

（2）*盐砂仁* 取净砂仁，加盐水拌匀，稍闷，待盐水被吸尽后置炒制容器内，用文火加热炒干，取出晾凉。每 100kg 砂仁，用食盐 2kg。

2. 临床功效 用于湿阻中焦，脾胃气滞证；脾胃虚寒吐泻；妊娠气滞恶阻及胎动不安。

【处方应付】

正名	处方用名	应付规格
砂仁	砂仁	砂仁
	盐砂仁	盐砂仁

【临床药学服务】

1. 性味归经 辛，温。归脾、胃经。

2. 功能主治 化湿开胃，温脾止泻，理气安胎。

3. 用量 煎服，5 ~ 10g。宜后下。

4. 用法 入汤剂或入丸、散或研末吞服。

5. 煎服方法　入汤剂宜后下。饭后服用于湿滞内阻、脘腹胀满；饭前服用于脾胃虚寒证。

6. 药学监护

（1）用药告知　注意顾护脾胃。

（2）用药监护重点　注意食欲、二便、尿量、血压变化。

7. 药物警戒

（1）使用注意　阴虚有热者忌服。

（2）使用禁忌

①病证禁忌：阴虚血燥者慎用。热证、阴虚津亏、血虚者忌用。便秘者慎用。

②配伍与合用禁忌：不宜于维生素 C 同服。

③特殊人群用药禁忌：孕妇忌单味药大量服用。

（3）不良反应　偶有皮肤风团、皮疹等过敏反应。

8. 贮藏养护　置阴凉干燥处。

第六节　利水渗湿药

凡能渗利水湿，通利小便的药物，称为渗湿利尿药。

人体排水功能失常，则水湿潴留，外溢而为浮肿，内停而为胀满，上攻则喘满咳逆，下蓄则小便不利。渗湿利尿药的作用，在于促进体内水分排泄，减少水分蓄积，以消除因水湿所致的各种症状。渗湿利尿药一般性味多甘淡，有通利小便、渗利水湿的功效。适用于小便不利、尿闭、淋浊、水肿、痰饮、黄疸尿赤、关节痹痛、湿温、湿疮、水泻及一切有水湿之证。

渗湿利尿药能耗伤阴液，阴虚患者慎用。

（一）利水消肿药

茯　苓

【来源】本品为多孔菌科真菌茯苓 *Poria cocos*（Schw.）Wolf.

的干燥菌核。

【产地】主产于湖北、安徽、河南、云南、贵州、四川等地。有野生与栽培 2 种。栽培品产量较大，以安徽为多，故有"安苓"之称；野生品以云南为著，称"云苓"。习惯认为云苓质佳。

【性状鉴别】

1. 形色嗅味

（1）茯苓个　呈类球形、椭圆形、扁圆形或不规则团块，大小不一。外皮薄而粗糙，棕褐色至黑褐色，有明显的皱缩纹理。体重，质坚实，断面颗粒性，有的具裂隙，外层淡棕色，内部白色，少数淡红色，有的中间抱有松根。气微，味淡，嚼之黏牙。

（2）茯苓块　为去皮后切制的茯苓，呈立方块状或方块状厚片，大小不一。白色、淡红色或淡棕色。

（3）茯苓片　为去皮后切制的茯苓，呈不规则厚片，厚薄不一。白色、淡红色或淡棕色。

2. 优品质量　体重坚实、外皮呈褐色而略带光泽、皱纹深、断面白色细腻、黏牙力强者为佳。

【炮制与临床】

1. 炮制分类　临床调剂常用的茯苓炮制品为取原药材，取茯苓个，浸泡，洗净，润后稍蒸，及时削去外皮，切制成块或切厚片，晒干。

2. 临床功效　用于水肿、小便不利；脾虚诸证；心悸、失眠。

【处方应付】

正名	处方用名	应付规格
茯苓	云苓、松苓、茯苓	茯苓
	茯苓皮	茯苓皮

【临床药学服务】

1. 性味归经　甘、淡，平。归心、脾、肾经。

2. 功能主治 利水渗湿，健脾安神。

3. 用量 煎服，10～15g。

4. 用法 内服入汤剂或入丸、散。外用茯苓粉调水或蜂蜜敷用。

5. 煎服方法 常规煎煮。利水宜饭前或空腹服，健脾益气宜饭前服，宁心安神宜睡前服。

6. 药学监护

（1）用药告知 与其他利水药同用时，注意用量。饮食宜清淡、易消化、低盐。

（2）用药监护重点 注意尿量、血压变化，电解质水平，以及舌苔变化。

7. 药物警戒

（1）使用注意 大剂量应用时，防止利尿太过。

（2）使用禁忌

①病证禁忌：阴虚无湿热、虚寒精滑者慎用。低血糖、低血压、水及电解质紊乱等患者不宜大量长期使用；青光眼患者慎用。

②配伍与合用禁忌：不宜与白蔹、地榆、鳖甲、秦艽、雄黄同用。

③饮食禁忌：忌葱、醋，以及酸性食物。

（3）不良反应 偶见过敏反应，症见丘疹、风团、腹痛等。

8. 贮藏养护 置干燥处，防潮。

泽　泻

【来源】本品为泽泻科植物泽泻 *Alisma orientalis*（Sam.）Juzep. 的干燥块茎。

【产地】主产于福建、江西、四川等地，多系栽培。

【性状鉴别】

1. 形色嗅味 本品呈类球形、椭圆形或卵圆形，长 2～7cm，直径2~6cm。表面黄白色或淡黄棕色，有不规则的横向环状浅沟纹和多数细小突起的须根痕，底部有的有瘤状芽痕。质坚实，断面黄白色，粉性，有多数细孔。气微，味微苦。

2. 优品质量 本品以个大、质坚实、色黄白、粉性足者为佳。

【炮制与临床】

1. 炮制分类

（1）泽泻 取原药材，除去杂质，大小分开，洗净，浸泡6~8小时，至约七成透时，取出，闷润12~24小时，至内外湿度一致，切厚片，干燥，筛去碎屑。

（2）盐泽泻 取净泽泻片，用盐水拌匀，闷润1~2小时，待盐水被吸尽后，置炒至容器内，用文火加热，炒至微黄色，取出晾凉。筛去碎屑。每100kg泽泻片，用食盐2kg。

2. 临床功效 用于小便不利，水肿胀满，泄泻尿少，痰饮眩晕，热淋涩痛，高脂血症。此外，在滋阴药中常加本品，以泻相火而保真阴。治肾阴不足，相火偏亢之遗精盗汗、耳鸣腰酸，常与熟地黄、山茱萸、山药等同用，如六味地黄丸。

【处方应付】

正名	处方用名	应付规格
泽泻	泽泻	泽泻
	盐泽泻	盐泽泻

【临床药学服务】

1. 性味归经 甘、淡，寒。归肾、膀胱经。

2. 功能主治 利水渗湿，泄热，化浊降脂。

3. 用量 煎服，6~10g。

4. 用法 内服入汤剂或入丸、散。

5. 煎服方法 常规煎煮。利水消肿入煎剂宜饭前服，降脂可煎水代茶饮。

6. 药学监护

（1）用药告知　与其他利水药同用时，注意用量。饮食宜清淡。

（2）用药监护重点　注意尿量、血压变化，电解质水平，尿常规，肝功能变化。

7. 药物警戒

（1）使用注意　中病即止。

（2）使用禁忌

①病证禁忌：脾胃虚寒、阳气虚衰、肾虚精滑无湿热者忌用。低血糖、低血压、水及电解质紊乱等患者不宜大量长期使用。

②配伍与合用禁忌：不宜与海蛤、文蛤同用。不宜与降血糖、降血压及保钾利尿药同用。

③特殊人群用药禁忌：老年人不宜长期大量服用。

④饮食禁忌：不宜与紫菜、海带、菠菜、芹菜等食品同用。

（3）不良反应　少数患者可出现胃肠道反应，多能自行消失。偶见口渴、出汗、过敏性皮炎等。

8. 贮藏养护　置干燥处，防蛀。

薏 苡 仁

【来源】本品为泽禾本科多年生草本薏苡 *Coix lacryma-jobi* L. var. *ma-yuen*（Roman.）Stapf 的干燥成熟种仁。

【产地】主产于福建、河北、辽宁等地。

【性状鉴别】

1. 形色嗅味　本品呈宽卵形或长椭圆形，长 4～8mm，宽 3～6mm。表面乳白色，光滑，偶有残存的黄褐色种皮。一端钝圆，另端较宽而微凹，有 1 淡棕色点状种脐。背面圆凸，腹面有 1 条较宽而深的纵沟。质坚实，断面白色，粉性。气微，味微甜。

2. 优品质量　本品以粒大、饱满、色白者为佳。

【炮制与临床】

1. 炮制分类

（1）薏苡仁　取原药材，除去皮壳及杂质，筛去碎屑。

（2）麸炒薏苡仁　将麸皮撒入热锅内，用中火加热，待冒浓烟时投入净薏苡仁，用火110℃～140℃炒至表面黄色，微鼓起，取出，筛去麸皮，晾凉。每100kg泽泻片，用麦麸10kg。

2. 临床功效　用于水肿、小便不利；脾虚泄泻；肺痈，肠痈；湿痹筋脉拘挛。

【处方应付】

正名	处方用名	应付规格
薏苡仁	薏苡仁、薏仁、苡米	薏苡仁
	炒薏苡仁	炒薏苡仁

【临床药学服务】

1. 性味归经　甘、淡，微寒。归脾、胃、肺经。

2. 功能主治　利水渗湿，健脾止泻，除痹，排脓，解毒散结。

3. 用量　煎服，9～30g。清热利湿宜生用，健脾止泻宜炒用。本品力缓，用量宜大。除入汤剂、丸散剂外，亦可作粥食用，为食疗佳品。

4. 用法　内服入汤剂或入丸、散。治疣可煎水外洗或捣外敷。亦可作粥煮食、制糕、酿酒、作羹。

5. 煎服方法　薏苡仁质地坚实，浸泡和煎煮时间要充分。煎剂宜饭前服用。可做食疗服用。

6. 药学监护

（1）用药告知　与其他利水药同用时，注意用量。

（2）用药监护重点　注意血糖、血压变化。

7. 药物警戒

（1）使用注意　本品为药食两用之品，使用时注意适当配伍。

（2）使用禁忌

①病证禁忌：脾虚无湿、大便燥结者忌用。低血糖、低血压等患者不宜大量或单味长期使用。

②特殊人群用药禁忌：孕妇、先兆流产者不宜大量或单味长期使用。

③饮食禁忌：不宜加碱同煮，以免破坏薏苡仁中所含维生素。

（3）不良反应　尚未见此方面报道。

8. 贮藏养护　置通风干燥处，防蛀。

香　加　皮

【来源】本品为萝藦科植物杠柳 *Periploca sepium* Bge. 的干燥根皮。

【产地】主产于山西、河南、河北、山东、甘肃、湖南等地。

【性状鉴别】

1. 形色嗅味　本品呈卷筒状或槽状，少数呈不规则的块片状，长 3~10cm，直径 1~2cm，厚 0.2~0.4cm。外表面灰棕色或黄棕色，栓皮松软常呈鳞片状，易剥落。内表面淡黄色或淡黄棕色，较平滑，有细纵纹。体轻，质脆，易折断，断面不整齐，黄白色。有特异香气，味苦。

2. 优品质量　一般以块大、皮厚、香气浓者为佳。

【炮制与临床】

1. 炮制分类　临床调剂常用的香加皮炮制品为取原药材，刮去粗皮，洗净，闷润 8~12 小时，至内外湿度一致，切厚片，干燥，筛去碎屑。

2. 临床功效　用于水肿、小便不利；风湿痹痛；肝肾不足，筋骨痿软无力。

【处方应付】

正名	处方用名	应付规格
香加皮	香加皮、杠柳	香加皮

【临床药学服务】

1. 性味归经 辛、苦，温。归肝、肾、心经。

2. 功能主治 利水消肿，祛风湿，强筋骨。

3. 用量 煎服，3~10g。或浸酒，入丸、散。

4. 用法 内服入汤剂或入丸、散或浸酒。

5. 煎服方法 常规煎煮。宜饭后服用以祛风除湿利水。

6. 药学监护

（1）用药告知 饮食宜清淡。

（2）用药监护重点 注意胃肠道反应、心悸、心率等。

7. 药物警戒

（1）使用注意 本品有毒，服用不宜过量。中毒可见恶心、呕吐和腹泻。大剂量时可出现全身震颤，甚则死亡。

（2）使用禁忌

①病证禁忌：肝阳上亢、阴虚血热者慎用。

②饮食禁忌：忌辛辣食物。

（3）不良反应 使用不当可致中毒，表现为心律失常及胃肠道反应等。

8. 贮藏养护 置阴凉干燥处。

（二）利尿通淋药

车 前 子

【来源】本品为车前科植物车前 *Plantago asiatica* L. 或平车前 *Plantago depressa* Willd. 的干燥成熟种子。

【产地】主产于黑龙江、辽宁、吉林、河北等地。

【性状鉴别】

1. 形色嗅味　本品呈椭圆形、不规则长圆形或三角状长圆形，略扁，长约2mm，宽约1mm。表面黄棕色至黑褐色，有细皱纹，一面有灰白色凹点状种脐。质硬。气微，味淡。

2. 优品质量　本品均以粒大、均匀饱满、色棕红者为佳。

【炮制与临床】

1. 炮制分类

（1）车前子　取原药材，除去杂质，筛去碎屑。

（2）盐车前子　取净车前子，置炒制容器内，用文火加热，炒至略有爆鸣声时，喷淋盐水，炒干，取出晾凉。每100kg车前子，用食盐2kg。

2. 临床功效　用于热淋，水肿，小便不利；暑湿泄泻；目赤肿痛，目暗昏花；热痰咳嗽。

【处方应付】

正名	处方用名	应付规格
车前子	车轮菜、车前子	车前子
	盐车前子	盐车前子

【临床药学服务】

1. 性味归经　甘，寒。归肾、肝、肺经。

2. 功能主治　利尿通淋，渗湿止泻，清肝明目，清肺化痰。

3. 用量　煎服，9~15g。宜布包煎。

4. 用法　内服入汤剂或入丸、散，用于水肿、小便不利、痰咳、淋证等。外用鲜品捣敷，用于疮痈肿毒。

5. 煎服方法　车前子入汤剂宜包煎；车前子常规煎煮。利水止咳化痰宜饭后服。

6. 药学监护

（1）用药告知　饮食宜清淡。不可长期、大剂量服用。

（2）用药监护重点　注意观察皮肤、血压变化，定期检查尿常规及肾功能。

7. 药物警戒

（1）使用注意　单品不宜久用，中病即止。

（2）使用禁忌

①病证禁忌：脾胃虚寒、内伤劳倦、肾虚滑精、肾阳虚及气虚下陷者忌用；大便秘结、早泄患者忌用；尿崩患者忌用。低血糖、水及电解质紊乱等患者不宜大量长期使用。

②特殊人群用药禁忌：孕妇慎用。肾功能不全者慎用。

③饮食禁忌：不宜多食葱、蒜、辣椒等辛辣之品，以及油炸食品。

（3）不良反应　主要有过敏反应，头面部、四肢、肩背等部位皮肤可见散在红斑，颜色鲜红，伴瘙痒、疼痛或发热、心烦，停药后症状可自行消失。

8. 贮藏养护　置通风干燥处，防潮。

滑　石

【来源】本品为硅酸盐类矿物滑石族滑石，主含含水硅酸镁 $[Mg_3(Si_4O_{10})(OH)_2]$。

【产地】主产于山东、江苏、陕西、山西、辽宁等地。

【性状鉴别】

1. 形色嗅味　本品多为块状集合体。呈不规则的块状。白色、黄白色或淡蓝灰色，有蜡样光泽。质软，细腻，手摸有滑润感，无吸湿性。置水中不崩散。气微，味淡。

2. 优品质量　一般以色白、滑润者为佳。

【炮制与临床】

1. 炮制分类

（1）滑石　取原药材，除去杂石，洗净，干燥，捣碎。

（2）滑石粉　取净滑石，砸碎，碾成细粉。或取滑石粗粉，加水少量，碾磨至细，再加适量清水搅拌，倾出上层混悬，下沉部分再按上法反复操作数次，合并混悬液，静置沉淀，倾去上清液，将沉淀物晒干后再研细粉。

2. 临床功效　用于热淋，石淋；暑湿烦渴、湿温初起。

【处方应付】

正名	处方用名	应付规格
滑石	冷石、番石、滑石	滑石
	滑石粉	滑石粉

【临床药学服务】

1. 性味归经　甘、淡，寒。归膀胱、胃经。

2. 功能主治　利尿通淋，清热解暑，祛湿敛疮。

3. 用量　煎服，10～20g。宜布包煎。外用适量。

4. 用法　内服入汤剂或入丸、散。外用研末撒或调敷。

5. 煎服方法　滑石入煎剂宜打碎先煎，滑石粉宜包煎。宜饭后服用。

6. 药学监护

（1）用药告知　饮食宜清淡。内服不可长期服用。外用注意避开黏膜部位。

（2）用药监护重点　注意排尿量、舌苔变化。

7. 药物警戒

（1）使用注意　中病即止。

（2）使用禁忌

①病证禁忌：脾胃虚寒、肾虚滑精、热病伤津者慎用。

②配伍与合用禁忌：不宜与金银花同用；不宜与附子、肉桂、人参等助火生热之品同用。

③特殊人群用药禁忌：肾病患者不宜长期服用。孕妇忌服。

④饮食禁忌：忌食辛辣刺激性、酸性食物及油炸食品。

（3）不良反应 滑石在直肠、阴道或创面可引起肉芽肿。

8. 贮藏养护 瓦缸装，置干燥处。

关 木 通

目前所用的木通药材，主要有关木通、川木通、淮通和白木通四类，其中使用最广的关木通为马兜铃科木通马兜铃的木质茎；其次为川木通，为毛茛科小木通、绣球藤等的木质茎；淮通为马兜铃科大叶马兜铃、淮通马兜铃的木质茎；白木通则仅在少数地区自产自销。历代本草所记载的木通则为木通科木通，目前很少见/用。

【来源】本品为马兜铃科植物东北马兜铃 *Aristolochia manshuriensis* Kom. 的干燥藤茎。

【产地】主产于吉林、辽宁、黑龙江等地。

【性状鉴别】

1. 形色嗅味 本品呈圆柱形，常稍扭曲，长 30~70cm，直径 0.5~2cm。表面灰棕色至灰褐色，外皮粗糙而有许多不规则的裂纹或纵沟纹，具突起的皮孔。节部膨大或不明显，具侧枝断痕。体轻，质坚实，不易折断，断面不整齐，皮部较厚，黄棕色，可见淡黄色颗粒状小点，木部黄白色，射线呈放射状排列，髓小或有时中空，黄白色或黄棕色。气微，味微苦而涩。

2. 优品质量 本品以质坚实、色黄白者为佳。

【炮制与临床】

1. 炮制分类 临床调剂常用的关木通炮制品为取原药材，除去杂质，洗净，略泡，润透，切薄片，晒干。

2. 临床功效 用于热淋，脚气肿胀，口舌生疮，心烦尿赤，血瘀闭经，乳少，湿热痹痛。

【处方应付】

正名	处方用名	应付规格
关木通	木通马兜铃、马木通、关木通	关木通

【临床药学服务】

1. 性味归经　苦，寒；有毒。归心、小肠、膀胱经。

2. 功能主治　清热利水通淋，通经下乳。

3. 用量　煎服，3～6g。

4. 用法　内服入汤剂或入丸、散。

5. 煎服方法　常规煎煮。宜饭后服用。

6. 药学监护

（1）用药告知　顾护脾胃。不可自行加大用量。

（2）用药监护重点　注意尿量，检测尿常规，观察食欲变化。

7. 药物警戒

（1）使用注意　不可多用、久服，中病即止。

（2）使用禁忌

①病证禁忌：气虚体弱、肾虚滑精、热病伤津者慎用。外感风寒、内伤生冷、汗多及小便多者忌用。水、电解质紊乱患者不宜长期使用。

②特殊人群用药禁忌：胃功能不全及孕妇忌服。

③饮食禁忌：忌食辛辣刺激性、油腻食物。忌食醋、酒及酸味水果如李子、杏等。

（3）不良反应　内服过量可出现上腹部不适、呕吐腹泻、头痛胸闷。

8. 贮藏养护　置通风干燥处。

石　韦

【来源】本品为水龙骨科植物庐山石韦 *Pyrrosia sheareri*（Bak.）Ching、石韦 *Pyrrosia lingua*（Thunb.）Farwell 或有柄石韦 *Pyrrosia petiolosa*（Christ）Ching 的干燥叶。

【产地】主产于浙江、江苏、湖北、河北、河南等地。

【性状鉴别】

1. 形色嗅味

（1）庐山石韦　叶片略皱缩，展平后呈披针形，长 10 ~ 25cm，宽 3 ~ 5cm。先端渐尖，基部耳状偏斜，全缘，边缘常向内卷曲；上表面黄绿色或灰绿色，散布有黑色圆形小凹点；下表面密生红棕色星状毛，有的侧脉间布满棕色圆点状的孢子囊群。叶柄具四棱，长 10 ~ 20cm，直径 1.5 ~ 3mm，略扭曲，有纵槽。叶片革质。气微，味微涩苦。

（2）石韦　叶片披针形或长圆披针形，长 8 ~ 12cm，宽 1 ~ 3cm。基部楔形，对称。孢子囊群在侧脉间，排列紧密而整齐。叶柄长 5 ~ 10cm，直径约 1.5mm。

（3）有柄石韦　叶片多卷曲呈筒状，展平后呈长圆形或卵状长圆形，长 3 ~ 8cm，宽 1 ~ 2.5cm。基部楔形，对称；下表面侧脉不明显，布满孢子囊群。叶柄长 3 ~ 12cm，直径约 1mm。

2. 优品质量　本品以叶厚、完整者为佳。

【炮制与临床】

1. 炮制分类　临床调剂常用的石韦炮制品为取原药材，除去杂质，去毛，洗净，闷润 1 ~ 2 小时，切段，干燥，筛去碎屑。

2. 临床功效　用于热淋，血淋，石淋，小便不通，淋沥涩痛，肺热喘咳，吐血，衄血，尿血，崩漏。

【处方应付】

正名	处方用名	应付规格
石韦	石韦、石皮、石𦾔	石韦

【临床药学服务】

1. 性味归经　甘、苦，微寒。归肺、膀胱经。

2. 功能主治　利尿通淋，清肺止咳，凉血止血。

3. 用量　煎服，6 ~ 12g。

4. 用法　内服入汤剂或入丸、散。单用石韦炖服疗肺痨咯血。

5. 煎服方法　常规煎煮。

6. 药学监护

（1）用药告知　不可长期大量使用。中病即止。

（2）用药监护重点　注意尿量、食欲、舌苔的变化。

7. 药物警戒

（1）使用注意　若与其他利水药同用，注意用量。

（2）使用禁忌

①病证禁忌：气虚、阴虚、无湿热者慎用。脾胃虚弱等不宜单味大量长期用。水、电解质紊乱患者慎用。

②配伍与合用禁忌：不宜与铁剂同用。

③特殊人群用药禁忌：孕妇慎用。

（3）不良反应　尚未见此方面报道。

8. 贮藏养护　置通风干燥处。

（三）利湿退黄药

金　钱　草

【来源】本品为报春花科植物过路黄 *Lysimachia christinae* Hance 的新鲜或干燥全草。

【产地】主产于四川，长江流域及山西、陕西、云南、贵州等地亦产。

【性状鉴别】

1. 形色嗅味　本品常缠结成团，无毛或被疏柔毛。茎扭曲，表面棕色或暗棕红色，有纵纹，下部茎节上有时具须根，断面实心。叶对生，多皱缩，展平后呈宽卵形或心形，长 1～4cm，宽 1～5cm，基部微凹，全缘；上表面灰绿色或棕褐色，下表面色较浅，主脉明显突起，用水浸后，对光透视可见黑色或褐色条纹；

叶柄长 1~4cm。有的带花，花黄色，单生叶腋，具长梗。蒴果球形。气微，味淡。

2. 优品质量 一般以色绿、叶完整、气清香者为佳。

【炮制与临床】

1. 炮制分类 临床调剂常用的金钱草炮制品为取原药材，除去杂质，迅速洗净，稍润，切中段，干燥，筛去碎屑。

2. 临床功效 用于湿热黄疸，石淋，热淋，痈，恶疮肿毒，毒蛇咬伤。此外，本品鲜品捣汁涂患处，用治烧伤、烫伤。现代还常用本品治疗胆结石。

【处方应付】

正名	处方用名	应付规格
金钱草	过路黄、金钱草	金钱草

【临床药学服务】

1. 性味归经 甘、淡，微寒。归肝、胆、肾、膀胱经。

2. 功能主治 除湿退黄，利尿通淋，解毒消肿。

3. 用量 煎服，15~60g，鲜品加倍。外用适量。

4. 用法 内服入汤剂或浸酒捣汁饮。外用鲜品捣烂外敷，或煎水熏洗，以消肿解毒。

5. 煎服方法 常规煎煮。煎剂宜饭后服或代茶饮，用于利尿通淋，利湿退黄。

6. 药学监护

（1）用药告知 饮食清淡。石淋患者需多饮水。

（2）用药监护重点 注意排尿量，检测肝功能、血钾。

7. 药物警戒

（1）使用注意 本品单味大剂量应用时，需注意疗程，不宜长期使用。

（2）使用禁忌

①病证禁忌：气虚、阴虚无湿热者慎用。水、电解质紊乱、出血患者慎用。

②配伍与合用禁忌：不宜与东莨菪碱、咖啡因及磺胺类药物同用。

③饮食禁忌：忌食油腻、辛辣食物。

（3）不良反应　内服、外用可见皮肤瘙痒，出现红色斑丘疹；偶见白细胞减少现象；或见全身潮红、发热，并以手足心及面部尤甚；腹痛、大便时肛门灼热疼痛。

8. 贮藏养护　置通风干燥处。

虎　杖

【来源】本品为蓼科植物虎杖 *Polygonum cuspidatum* Sieb. et Zucc. 的干燥根茎及根。

【产地】主产于江苏、浙江、安徽、广东、广西、四川、云南、贵州等地。

【性状鉴别】

1. 形色嗅味　本品多为圆柱形短段或不规则厚片，长 1～7cm，直径 0.5～2.5cm。外皮棕褐色，有纵皱纹和须根痕，切面皮部较薄，木部宽广，棕黄色，射线放射状，皮部与木部较易分离。根茎髓中有隔或呈空洞状。质坚硬。气微，味微苦、涩。

2. 优品质量　一般以粗壮、坚实、断面色黄者为佳。

【炮制与临床】

1. 炮制分类　临床调剂常用的虎杖炮制品为取原药材，除去杂质，洗净，润透，切厚片，干燥。

2. 临床功效　用于湿热黄疸淋浊，带下；痈疮肿毒、烧烫伤、毒蛇咬伤；血瘀经闭、痛经、跌打损伤、癥瘕；肺热咳嗽。此外，本品还有泻下通便作用，可用于热结便秘。

【处方应付】

正名	处方用名	应付规格
虎杖	活血龙、大活血、虎杖	虎杖

【临床药学服务】

1. 性味归经 苦，微寒。归肝、胆、肺经。

2. 功能主治 利胆退黄，清热解毒，活血祛瘀，祛痰止咳。

3. 用量 9~15g。外用适量，制成煎液或油膏涂敷。

4. 用法 内服入汤剂或入丸、散。外用鲜品捣烂外敷，或煎水熏洗，疗虫蛇咬伤。

5. 煎服方法 常规煎煮。饭后服用。

6. 药学监护

（1）用药告知 饮食清淡。不可自行加大用量或延长用药时间。

（2）用药监护重点 监测肝功能、胃肠道反应等。

7. 药物警戒

（1）使用注意 顾护脾胃。

（2）使用禁忌

①病证禁忌：脾胃虚寒、寒湿黄疸者慎用。

②配伍与合用禁忌：不宜与四环素、异烟肼、盐酸麻黄碱、碳酸氢钠同用。

③特殊人群用药禁忌：孕妇忌服。经期妇女慎用。

④饮食禁忌：忌食油腻、辛辣食物。

（3）不良反应 长期使用可出现消化道反应，如口干口苦、食欲下降、恶心呕吐、腹痛腹泻、头晕，偶见早搏等不适反应。

8. 贮藏养护 置干燥处，防霉，防蛀。

茵 陈

【来源】本品为菊科植物茵陈蒿 *Artemisia capillaries* Thunb. 或

滨蒿 *Artemisia scoparia* Waldst. et Kit. 的干燥地上部分。

【产地】茵陈蒿主产于陕西、山西、安徽等省。滨蒿主产于东北地区及河北、山东等省。以陕西所产者质最佳，习称"西茵陈"。

【性状鉴别】

1. 形色嗅味

（1）绵茵陈　多卷曲成团状，灰白色或灰绿色，全体密被白色茸毛，绵软如绒。茎细小，长 1.5~2.5cm，直径 0.1~0.2cm，除去表面白色茸毛后可见明显纵纹；质脆，易折断。叶具柄；展平后叶片呈一至三回羽状分裂，叶片长 1~3cm，宽约 1cm；小裂片卵形或稍呈倒披针形、条形，先端锐尖。气清香，味微苦。

（2）花茵陈　茎呈圆柱形，多分枝，长 30~100cm，直径 2~8mm；表面淡紫色或紫色，有纵条纹，被短柔毛；体轻，质脆，断面类白色。叶密集，或多脱落；下部叶二至三回羽状深裂，裂片条形或细条形，两面密被白色柔毛；茎生叶一至二回羽状全裂，基部抱茎，裂片细丝状。头状花序卵形，多数集成圆锥状，长 1.2~1.5mm，直径 1~1.2mm，有短梗；总苞片 3~4 层，卵形，苞片 3 裂；外层雌花 6~10 个，可多达 15 个，内层两性花 2~10 个。瘦果长圆形，黄棕色。气芳香，味微苦。

2. 优品质量　一般以质嫩、绵软、色灰白、香气浓者为佳。

【炮制与临床】

1. 炮制分类　临床调剂常用的茵陈炮制品为取原药材，除去残根和杂质，干燥，搓碎或切碎。绵茵陈筛去灰屑。

2. 临床功效　用于黄疸、湿温、湿疮、湿疹。

【处方应付】

正名	处方用名	应付规格
茵陈	茵陈蒿、茵陈	茵陈

【临床药学服务】

1. 性味归经 苦，寒。归脾、胃、肝、胆经。

2. 功能主治 清利湿热，利胆退黄。

3. 用量 6~15g。外用适量，煎汤熏洗。

4. 用法 内服入汤剂。外用煎水熏洗，用以解毒疗疮。

5. 煎服方法 常规煎煮。煎剂宜饭后服用，用以利湿退黄。

6. 药学监护

（1）用药告知 饮食清淡。若与其他利胆退黄药同用，注意不可过量。

（2）用药监护重点 注意尿量，监测肝功能及血压变化。

7. 药物警戒

（1）使用注意 顾护脾胃。不可过量用。

（2）使用禁忌

①病证禁忌：脾虚血亏之虚黄忌用。低血压及水、电解质紊乱患者不宜大量长期服用。

②配伍与合用禁忌：不宜与灰黄霉素、洋地黄类、奎尼丁、氯霉素同用。

③特殊人群用药禁忌：孕妇、老年人不宜长期大量使用。

④饮食禁忌：忌食油腻、辛辣食物。

（3）不良反应 偶见恶心、呕吐、上腹饱胀与灼热感、轻度腹泻、胸闷、心悸、心律失常等不良反应。

8. 贮藏养护 置通风干燥处，防潮。

第七节 温里药

凡具有温性或热性，以消除里寒证为主要作用的药物称为温里药，又称祛寒药。

温里药，药性温热，多具辛味，以入心、脾、肾三经为主，具有温里、散寒、回阳、救逆、温经、止痛等作用，归纳起来，主要为温中散寒和温肾回阳两个方面。因此，本类药物适用范围大致分为：①寒邪内侵，阳气被困所致的呕吐泻痢、胸腹冷痛等脏寒证；②心肾阳虚，阴寒内盛所致的汗出恶寒、口鼻气冷、下利清谷、肢厥脉微等亡阳证。使用本类药物，应根据不同证候，做适当的配伍。如外寒内侵，尚有表证者，应适当配伍解表药；如寒凝气滞者，可配理气药；如寒湿内停者，可配化湿、利湿药；如脾肾虚弱者，可配健脾补肾药；如气虚欲脱者，应配合补气药等。温里药性味辛温燥烈，易于耗伤阴血，故对阴亏、血虚患者，均应慎用或忌用。

附　子

【来源】本品为毛茛科植物乌头 *Aconitum carmichaeli* Debx. 的子根的加工品。

【产地】主要分布于四川和陕西；河北、江苏、浙江、安徽、山东、河南、湖北、湖南、云南、甘肃等地亦有分布及种植。

附子传统产区主要为四川江油及陕西城固、勉县。新中国成立后发展的新产区有四川安县、布拖、美姑、城口；陕西南郑、汉中、兴平、户县；河北晋州、元氏；湖北竹山、竹溪；云南丽江、巍山；山东菏泽、潍坊等。以四川江油、陕西城固种植历史悠久，产量大，质量好，销全国并出口。陕西兴平是附子种苗生产基地。

【性状鉴别】

1. 形色嗅味

（1）盐附子　呈圆锥形，长4~7cm，直径3~5cm。表面灰黑色，被盐霜，顶端有凹陷的芽痕，周围有瘤状突起的支根或支根痕。体重，横切面灰褐色，可见充满盐霜的小空隙及多角形形成层环纹，环纹内侧导管束排列不整齐。气微，味咸而麻，刺舌。

（2）黑顺片　为纵切片，上宽下窄，长1.7~5cm，宽0.9~3cm，厚0.2~0.5cm。外皮黑褐色，切面暗黄色，油润具光泽，半透明状，并有纵向导管束。质硬而脆，断面角质样。气微，味淡。

（3）白附片　为纵切片，无外皮，黄白色，半透明，厚约0.3cm。

2. 优品质量

（1）盐附子　以个大、体重、色灰黑、表面起霜盐者为佳。

（2）黑顺片　以身干、片大、均匀、皮黑褐色、切面油润有光泽者为佳。

（3）白附片　以身干、片大、均匀、色黄白、半透明者为佳。

【炮制与临床】

1. 炮制分类

（1）黑顺片、白附片　均直接入药。

（2）淡附片　取盐附子，用清水浸漂，每日换水2~3次，至盐分漂尽，与甘草、黑豆加水共煮透心，至切开后口尝无麻舌感时，取出，除去甘草、黑豆，切薄片，晒干。

每100kg盐附子，用甘草5kg、黑豆10kg。

2. 临床功效　用于阴盛格阳，大汗亡阳，吐泻厥逆，肢冷脉微，心腹冷痛，冷痢，脚气水肿，风寒湿痹，阳痿，宫冷，虚寒吐泻，阴寒水肿，阳虚外感，阴疽疮疡及一切沉寒痼冷之疾。

【处方应付】

正名	处方用名	应付规格
附子	黑顺片	黑附片
	白附片	白附片

【临床药学服务】

1. 性味归经　辛、甘，大热；有毒。归心、肾、脾经。

2. 功能主治　回阳救逆，补火助阳，散寒止痛。

3. 用量　煎服，3～15g。宜先煎 30～60 分钟，以减弱其毒性。

4. 用法　内服用炮制品。入汤剂或入丸、散。

5. 煎服方法　入汤剂宜先煎 30～60 分钟。治疗里寒痼冷证宜饭后服；回阳救逆适时服。

6. 药学监护

（1）用药告知　不可自行用药。疗程及用量需遵医嘱。

（2）用药监护重点　注意监测血压、心率、体温、呼吸等变化，注意有无舌麻、心悸等不良反应。

7. 药物警戒

（1）使用注意　用量不宜过大。与其他温热药同用时，注意减量。

（2）使用禁忌

①病证禁忌：热证、阴虚阳亢者忌用。

②配伍与合用禁忌：反半夏、瓜蒌、天花粉、贝母、白蔹、白及。

③特殊人群用药禁忌：阴虚阳亢及孕妇忌用。

④饮食禁忌：忌食生冷、辛辣食物。忌饮酒；不宜与咖啡同食。

（3）不良反应　附子含有毒性成分乌头碱，主要对心肌、迷走神经、末梢神经有兴奋、麻痹作用，中毒症状如舌尖麻木、肢体麻木、有蚁走感、视力模糊、恶心、呕吐，最严重可危及生命。

8. 贮藏养护　置通风干燥处，防霉，防蛀。

干　姜

【来源】本品为姜科植物姜 *Zingiber officinale* Rosc. 的干燥根茎。

【产地】我国中部、东南部至西南部各省广为栽培，主产于四川、广东、广西、湖北、贵州、福建等地。

【性状鉴别】

1. 形色嗅味

（1）干姜 呈扁平块状，具指状分枝，长 3～7cm，厚 1～2cm。表面灰黄色或浅灰棕色，粗糙，具纵皱纹和明显的环节。分枝处常有鳞叶残存，分枝顶端有茎痕或芽。质坚实，断面黄白色或灰白色，粉性或颗粒性，内皮层环纹明显，维管束及黄色油点散在。气香、特异，味辛辣。

（2）干姜片 本品呈不规则纵切片或斜切片，具指状分枝，长 1～6cm，宽 1～2cm，厚 0.2～0.4cm。外皮灰黄色或浅黄棕色，粗糙，具纵皱纹及明显的环节。切面灰黄色或灰白色，略显粉性，可见较多的纵向纤维，有的呈毛状。质坚实，断面纤维性。气香、特异，味辛辣。

2. 优品质量 本品均以质坚实、断面色黄白、粉性足、气味浓者为佳。

【炮制与临床】

1. 炮制分类

（1）干姜 取原药材，除去杂质，闷润 2～4 小时，至内外湿度一致，切厚片，晒干或低温干燥，筛去碎屑。若为产地片，除去杂质。

（2）炮姜 取河砂，置热锅内，用武火 180℃～220℃炒至灵活状态，加入大小分开的干姜片，不断翻动，烫至鼓起，表面棕褐色，筛去河砂，晾凉。

（3）姜炭 取干姜块，置热锅内，用武火 180℃～220℃炒至鼓起，表面黑色，内部棕褐色，喷淋清水少许，熄灭火星，取出，晾干。

2. 临床功效 用于脘腹冷痛，呕吐泄泻，肢冷脉微，痰饮喘咳。

【处方应付】

正名	处方用名	应付规格
干姜	白姜、均姜、干姜	干姜
	炮姜	炮姜
	姜炭、	姜炭

【临床药学服务】

1. 性味归经　辛，热。归脾、胃、心、肺经。

2. 功能主治　温中散寒，回阳通脉，温肺化饮。

3. 用量　煎服，3~10g。

4. 用法　内服生品，入煎汤或入丸、散。可单用研末，水调服。

5. 煎服方法　常规煎煮。饭后服。

6. 药学监护

（1）用药告知　与其他温热药同用时，注意减量。

（2）用药监护重点　应监测体温、食欲、二便、血压等的变化。

7. 药物警戒

（1）使用注意　注意患者体质及饮食习惯。本品性味辛热，不宜长期大量应用。

（2）使用禁忌

①病证禁忌：阴虚阳亢证、阴虚咳嗽吐血、表虚有热汗出、自汗盗汗、热呕腹痛者忌用。

②配伍与合用禁忌：恶五灵脂。能杀生半夏毒性。

③特殊人群用药禁忌：孕妇慎用。

④饮食禁忌：不宜食辛辣刺激性食物。

（3）不良反应　尚未见此方面报道。

8. 贮藏养护　置阴凉干燥处，防蛀。

肉　桂

【来源】　本品为樟科植物肉桂 *Cinnamomum cassia* Presl 的干燥树皮。

【产地】　主产于云南、广西、广东、福建。福建、台湾、海南、广东、广西、云南等地的热带及亚热带地区均有栽培，其中尤以广西栽培为多，大多为人工纯林。

【性状鉴别】

1. 形色嗅味　本品呈槽状或卷筒状，长 30 ~ 40cm，宽或直径 3 ~ 10cm，厚 0.2 ~ 0.8cm。外表面灰棕色，稍粗糙，有不规则的细皱纹和横向突起的皮孔，有的可见灰白色的斑纹；内表面红棕色，略平坦，有细纵纹，划之显油痕。质硬而脆，易折断，断面不平坦，外层棕色而较粗糙，内层红棕色而油润，两层间有 1 条黄棕色的线纹。气香浓烈，味甜、辣。

2. 优品质量　本品均以皮厚、体重、表面细致、含油量高、香气浓、甜味重而味辛者为佳。

【炮制与临床】

1. 炮制分类　临床调剂常用的肉桂炮制品为取原药材，除去杂质及粗皮，加工成块。

2. 临床功效　用于阳痿宫冷，腰膝冷痛，肾虚作喘，虚阳上浮，眩晕目赤，心腹冷痛，虚寒吐泻，寒疝腹痛，痛经经闭。

【处方应付】

正名	处方用名	应付规格
肉桂	玉桂、肉桂	肉桂

【临床药学服务】

1. 性味归经　辛、甘，热。归肾、脾、心、肝经。

2. 功能主治　补火助阳，引火归源，散寒止痛，温通经脉。

3. 用量　煎服，1～5g，入汤剂宜后下。研末冲服，每次1～2g。

4. 用法　内服生品，入煎汤或入丸、散。

5. 煎服方法　不宜久服。用于温补肾阳、散寒止痛、温经通脉宜饭后服。

6. 药学监护

（1）用药告知　与其他温热药同用时，注意减量。

（2）用药监护重点　应监测体温、心率、二便、血压等的变化。

7. 药物警戒

（1）使用注意　有出血倾向者及孕妇慎用；不宜与赤石脂同用。

（2）使用禁忌

①病证禁忌：热证、阴虚阳亢证、出血者忌用。脑出血等出血性疾病患者、低血压患者等不宜大量长期用。

②配伍与合用禁忌：不宜与赤石脂配伍。

③特殊人群用药禁忌：孕妇忌用。妇女月经期慎用。婴幼儿、老年人不宜大量长期用。

④饮食禁忌：忌食辛辣、油腻、刺激性食物。

（3）不良反应　尚未见此方面报道。

8. 贮藏养护　置阴凉干燥处，密闭。

吴　茱　萸

【来源】本品为芸香科植物吴茱萸 *Evodia rutaecarpa*（Juss.）Benth.、石虎 *Evodia rutaecarpa*（Juss.）Benth. var. *officinalis*（Dode）Huang 或疏毛吴茱萸 *Evodia rutaecarpa*（Juss.）Benth. var. *bodinieri*（Dode）Huang 的干燥近成熟果实。

【产地】主产于广东、广西、贵州、云南、四川、陕西、湖南、湖北、福建、浙江、江西等地。

【性状鉴别】

1. 形色嗅味　本品呈球形或略呈五角状扁球形，直径 2 ~ 5mm。表面暗黄绿色至褐色，粗糙，有多数点状突起或凹下的油点。上端有五角星状的裂隙，基部残留被有黄色茸毛的果梗。横切面可见子房 5 室，每室有淡黄色种子 1 ~ 2 粒。气芳香浓郁，味辛辣而苦。

2. 优品质量　本品均以饱满、色绿、香气浓烈者为佳。

【炮制与临床】

1. 炮制分类

（1）吴茱萸　即原药材，除去杂质，洗净，干燥。

（2）制吴茱萸　取甘草捣碎，加适量水，煎汤，去渣，加入净吴茱萸，煮至汤被吸尽，取出，干燥。每 100kg 吴茱萸段，用甘草片 6kg。

2. 临床功效　用于厥阴头痛，寒疝腹痛，寒湿脚气，痛经，经行腹痛，脘腹胀痛，呕吐吞酸，五更泄泻；外治口疮。

【处方应付】

正名	处方用名	应付规格
吴茱萸	吴茱萸	吴茱萸
	制吴茱萸	制吴茱萸

【临床药学服务】

1. 性味归经　辛、苦，热；有小毒。归肝、脾、胃、肾经。

2. 功能主治　散寒止痛，降逆止呕，助阳止泻。

3. 用量　煎服，2 ~ 5g。外用适量。

4. 用法　内服多用制吴茱萸。用于散寒温里入煎汤或入丸、散。生品供外用，研末醋调敷足心引火下行，治高血压及口舌生疮；亦可外洗治头疮及皮肤湿疹。

5. 煎服方法　常规煎煮。内服宜饭后。外用适时。

6. 药学监护

（1）用药告知　与其他温热药同用时，注意减量。有小毒，不宜长期大量服用。

（2）用药监护重点　应监测肝肾功能、食欲、二便等的变化。

7. 药物警戒

（1）使用注意　不宜多用，久服。阴虚有热者忌用。

（2）使用禁忌

①病证禁忌：阴虚内热者、小便不利者忌用。

②配伍与合用禁忌：不宜与附子同用。

③特殊人群用药禁忌：孕妇慎用。

④饮食禁忌：忌食辛辣刺激性食物，亦不宜过多食用寒凉之品。

（3）不良反应　内服可能引起腹痛腹泻、视力障碍、错觉、毛发脱落等不良反应。吴茱萸的过敏反应为皮肤灼热、瘙痒，出现红色小丘疹。

8. 贮藏养护　置阴凉干燥处。

第八节　理气药

凡能调理气分，疏畅气机，消除气滞的药物，称为理气药。

理气药大多辛温芳香，具有行气消胀、解郁止痛、降逆止呕、顺气宽胸、止呃平喘等作用。如结合归经而言，它们分别具有调脾气、和胃气、舒肝气、理肺气等不同作用。一般偏于理脾和胃的理气药，主要适用于饮食不节或思虑过度，伐伤脾胃，使气机升降失调，所出现的脘腹胀痛、嗳气吞酸、恶心呕吐、不思饮食、大便秘结或泻痢不爽等脾胃气滞的病证。具有舒肝理气作用的药物，主要适用于情志失调，或寒暖不适，或瘀血阻滞，影响了肝的疏泄，所产生的胸胁胀痛、烦躁易怒、疝气癥瘕、月经不调、乳房胀痛或有结块等肝郁气滞的病证。具有理肺气作用的药物，主要适用于外邪客肺或痰湿壅肺，影响了肺的宣发肃降，使肺失治节，所产生的胸闷作痛、咳逆气喘等肺气壅滞的病证。

使用本类药物，要针对病情，并根据药物的特长，做出适宜的选择和配伍。如脾胃气滞，除选用理脾和胃的理气药外，如因食积停留者，当配合消食导滞药同用；因脾胃虚弱者，当配合补中益气药同用；如兼有挟寒、挟热、挟湿的不同，又要适当配合温中、清热、燥湿药同用。肝郁气滞所致诸证，也要区别情况，在选用舒肝理气药的同时，如因肝血不足者，当配合养血柔肝药；寒滞肝脉的，当配合暖肝散寒药；月经不调的，当配合活血调经药；血瘀气滞者，当配合活血化瘀药同用。肺气壅滞如因外邪客肺者，当配合止咳平喘药；肾不纳气虚喘者，又当配合补肾纳气平喘药。本类药物易于耗气伤液，故气虚液亏的患者不宜多用。

陈　皮

【来源】本品为芸香科植物橘 *Citrus reticulata* Blanco 及其栽培变种的干燥成熟果皮。

【产地】主产于湖北、广东、福建、四川、重庆、浙江、江西、湖南等地。其中以广东新会、四会、广州近郊产者质佳，以四川、重庆等地产量大。

【性状鉴别】

1. 形色嗅味

（1）陈皮　常剥成数瓣，基部相连，有的呈不规则的片状，厚1~4mm。外表面橙红色或红棕色，有细皱纹及凹下的点状油室；内表面浅黄白色，粗糙，附黄白色或黄棕色筋络状维管束。质稍硬而脆。气香，味辛、苦。

（2）广陈皮　常3瓣相连，形状整齐，厚度均匀，约1mm。点状油室较大，对光照视，透明清晰。质较柔软。

2. 优品质量　广陈皮以外表面紫红色或深红色、"大棕眼"明显、对光视之半透明、香气浓郁者为佳。陈皮以外表面深红色鲜艳，气香者为佳。

【炮制与临床】

1. 炮制分类

（1）陈皮　取原药材，除去杂质，迅速洗净，闷润 4 ~ 8 小时，至内外湿度一致，切窄丝，阴干或低温干燥，筛去碎屑。

（2）广陈皮　取原药材，除去杂质，加工成块。

（3）陈皮炭　取陈皮丝，置热锅内，用武火 150℃ ~ 180℃ 炒至表面黑褐色，喷淋清水少许，熄灭火星，取出，晾干。

2. 临床功效　用于脾胃气滞之脘腹胀满或疼痛、消化不良；湿浊阻中之胸闷腹胀、纳呆便溏；痰湿壅肺之咳嗽气喘。用于胸脘胀满，食少吐泻，咳嗽痰多。

【处方应付】

正名	处方用名	应付规格
陈皮	橘皮、红皮、黄橘皮、柑皮	陈皮
	陈皮炭	陈皮炭

【临床药学服务】

1. 性味归经　辛、苦、温。归脾、胃、肺经。

2. 功能主治　理气开胃，燥湿化痰。

3. 用量　煎服，3 ~ 10g。

4. 用法　内服入煎汤或入丸、散。鲜橘皮可捣烂敷局部，用于收敛燥湿。

5. 煎服方法　常规煎煮。饭后服用。

6. 药学监护

（1）用药告知　不宜长期大量服用。

（2）用药监护重点　应监测血压、心率、血糖、食欲、二便等的变化。

7. 药物警戒

（1）使用注意　为辛温苦燥之品，传统认为以陈久之品入药为宜。

（2）使用禁忌

①病证禁忌：内有实热或气阴不足者忌用。

②配伍与合用禁忌：不宜与洋地黄、呋喃唑酮、酚妥拉明、妥拉苏林、酚苄明、碳酸钙、碳酸镁、硫酸亚铁、氢氧化铝同用。

③特殊人群用药禁忌：孕妇慎用。

④饮食禁忌：忌食生冷、黏腻、易生痰湿之品。

（3）不良反应　可能出现的过敏反应有喷嚏不止、流涕溢泪、胸闷不适、腹胀肠鸣、腹痛腹泻、皮肤瘙痒、丘疹。

8. 贮藏养护　置阴凉干燥处，防霉，防蛀。

化　橘　红

【来源】本品为芸香科植物化州柚 *Citrus grandis* 'Tomentosa' 或柚 *Citrus grandis*（L.）Osbeck 的未成熟或近成熟的干燥外层果皮。

【产地】化州橘主产于广东茂名地区的化州、电白、廉江，但以化州为主。

【性状鉴别】

1. 形色嗅味

（1）化州柚　呈对折的七角或展平的五角星状，单片呈柳叶形。完整者展平后直径 15~28cm，厚 0.2~0.5cm。外表面黄绿色，密布茸毛，有皱纹及小油室；内表面黄白色或淡黄棕色，有脉络纹。质脆，易折断，断面不整齐，外缘有 1 列不整齐的下凹的油室，内侧稍柔而有弹性。气芳香，味苦、微辛。

（2）柚　呈五角星状，外表面黄绿色至黄棕色，有密集凹下小油点，表面光滑无毛。

2. 优品质量　化州柚以外表皮青绿色或黄色，个大可切七裂，香气浓郁者为佳。柚以新品为优，新品对纸折断时，可见油点溅出，并且纸上显油剂，香气浓郁。

【炮制与临床】

1. 炮制分类

（1）摘取果实置沸水中略烫，捞起后晾干，用刀均匀的把果皮切成七裂，使基部相连，将果皮剥开，削去部分中果皮，晒干或烘干，再以水湿润后，对折，用木板压平，烘干。

（2）取原药材，除去杂质，趁鲜时切成五裂，基部相连，剥开果皮削去中果皮，将边缘及尖部折进，压平，烘干。

2. 临床功效　用于风寒咳嗽，喉痒痰多，食积伤酒，呕恶痞闷。

【处方应付】

正名	处方用名	应付规格
化橘红	化橘红、橘红、七爪橘红、五爪橘红、毛橘红、光七爪、光五爪	化橘红

【临床药学服务】

1. 性味归经　辛、苦，温。归脾、肺经。

2. 功能主治　理气宽中，燥湿化痰，兼消食。

3. 用量　煎服，3~6g。

4. 用法　入煎汤或入丸、散。

5. 煎服方法　常规煎煮。饭后服用。

6. 药学监护

（1）用药告知　与橘红非同物。

（2）用药监护重点　应监测血压、心率、血糖、食欲、二便等的变化。

7. 药物警戒

（1）使用注意　为辛温苦燥之品，传统认为以陈久之品入药为宜。

（2）使用禁忌

①病证禁忌：内有实热或气阴不足者忌用。

②配伍与合用禁忌：不宜与氨茶碱、胃舒平、碳酸氢钠、碳酸钙、碳酸镁、洋地黄、硫酸亚铁、氢氧化铝等同用。

③特殊人群用药禁忌：孕妇慎用。

④饮食禁忌：忌食辛辣、生冷、黏腻、易生痰湿之品。

（3）不良反应　尚为见此方面报道。

8. 贮藏养护　置通风干燥处，防虫蛀。

青　皮

【来源】本品为芸香科植物橘 *Citrus reticulata* Blanco 及其栽培变种的干燥幼果或未成熟果实的果皮。

【产地】主产于四川、湖南、江西、浙江、福建、广东、广西等南方产橘区。

【性状鉴别】

1. 形色嗅味

（1）四花青皮　果皮剖成 4 裂片，裂片长椭圆形，长 4～6cm，厚 0.1～0.2cm。外表面灰绿色或黑绿色，密生多数油室；内表面类白色或黄白色，粗糙，附黄白色或黄棕色小筋络。质稍硬，易折断，断面外缘有油室 1～2 列。气香，味苦、辛。

（2）个青皮　呈类球形，直径 0.5～2cm。表面灰绿色或黑绿色，微粗糙，有细密凹下的油室，顶端有稍突起的柱基，基部有圆形果梗痕。质硬，断面果皮黄白色或淡黄棕色，厚 0.1～0.2cm，外缘有油室 1～2 列。瓤囊 8～10 瓣，淡棕色。气清香，味酸、苦、辛。

2. 优品质量　本品均以个匀、质硬、体重、肉厚、瓤小、香气浓者为佳。

【炮制与临床】

1. 炮制分类

（1）青皮　取原药材，除去杂质，洗净，浸泡4～6小时，取出，闷润8～12小时，至内外湿度一致，切厚片，干燥，筛去碎屑。

（2）醋青皮　取青皮片，加米醋拌匀，闷润1～2小时，至醋被吸尽，置热锅内，用文火炒至表面淡黄棕色，取出，晾凉。每100kg青皮片，用米醋15kg。

2. 临床功效　用于胸肋脘胀痛，乳痈、疝痛，食积气滞。

【处方应付】

正名	处方用名	应付规格
青皮	青皮 小青皮	青皮
	醋青皮	醋青皮

【临床药学服务】

1. 性味归经　苦、辛，温。归肝、胆、胃经。

2. 功能主治　疏肝破气，消积化滞。

3. 用量　煎服，3～10g。醋炒止痛力强。

4. 用法　内服用生品或炮制品，入汤剂或入丸、散。

5. 煎服方法　常规煎煮。饭后服用。

6. 药学监护

（1）用药告知　与其他破气药同用时，注意减量。

（2）用药监护重点　应监测血压、心率、心律、呼吸、痰液、大便等的变化。

7. 药物警戒

（1）使用注意　气虚者慎用。

（2）使用禁忌

①病证禁忌：气阴不足多汗者慎用。高血压患者不宜长期大

量用。

②特殊人群用药禁忌：孕妇慎用。

③饮食禁忌：忌食生冷、油腻和对胃肠有较大刺激性的食物。

（3）不良反应　偶见过敏反应。

8. 贮藏养护　置阴凉干燥处。

枳　实

【来源】本品为芸香科植物酸橙 *Citrus aurantium* L. 及其栽培变种或甜橙 *Citrus sinensis* Osbeck 的干燥幼果。

【产地】主产于四川、江西、福建等地。

【性状鉴别】

1. 形色嗅味　本品呈半球形，少数为球形，直径 0.5 ~ 2.5cm。外果皮黑绿色或暗棕绿色，具颗粒状突起和皱纹，有明显的花柱残迹或果梗痕。切面中果皮略隆起，厚 0.3 ~ 1.2cm，黄白色或黄褐色，边缘有 1 ~ 2 列油室，瓤囊棕褐色。质坚硬。气清香，味苦、微酸。

2. 优品质量　本品均以外果皮绿褐色、果肉厚、白色、瓤小、质坚实、香气浓者为佳。

【炮制与临床】

1. 炮制分类

（1）枳实　取原药材，除去杂质。

（2）麸炒枳实　取麸皮，撒匀于热锅内，候烟冒出时，加入枳实片，迅速翻动，用火 110℃ ~ 140℃ 炒至表面深黄色，取出，筛去麸皮，晾凉。每 100kg 枳实片，用麸皮 10kg。

（3）烫枳实　取河砂，置热锅内，用武火 180℃ ~ 220℃ 炒至灵活状态，加入净枳实，烫至表面鼓起，稍有裂隙时，取出，筛去河砂，晾凉。

2. 临床功效　用于积滞内停，痞满胀痛，大便秘结，泻痢后重，结胸，胃下垂，子宫脱垂，脱肛。

【处方应付】

正名	处方用名	应付规格
枳实	枳实	枳实
	炒枳实	炒枳实
	烫枳实	烫枳实

【临床药学服务】

1. 性味归经　苦、辛，微寒。归脾、胃、大肠经。

2. 功能主治　破气消积，化痰除痞。

3. 用量　煎服，3～10g；大剂量可用至30g。炒后性较平和。

4. 用法　入汤剂或入丸、散。研末调敷或炒热用以行气止痛。

5. 煎服方法　不宜久煎。行气消积宜饭后服用。

6. 药学监护

（1）用药告知　与其他破气药同用时，注意减量。

（2）用药监护重点　应监测血压、心率、体温、大便等的变化。

7. 药物警戒

（1）使用注意　脾胃虚弱及孕妇慎用。

（2）使用禁忌

①病证禁忌：脾胃虚弱慎用。久病体虚、食少者忌大量久服。高血压患者慎用。

②配伍与合用禁忌：不宜与单胺氧化酶抑制剂、碳酸钙、硫酸镁、硫酸亚铁、氢氧化铝、碳酸铋、洋地黄等同用。

③特殊人群用药禁忌：孕妇慎用。

④饮食禁忌：忌食生冷、黏腻、易痰湿的食物。

（3）不良反应　尚未见此方面报道。

8. 贮藏养护　置阴凉干燥处，防蛀。

木　香

【来源】本品为菊科植物木香 *Aucklandia lappa* Decne. 的干燥根。

【产地】主产于云南丽江、迪庆、大理，四川涪陵等地。

【性状鉴别】

1. 形色嗅味　根圆柱形、平圆柱形，长 5～15cm，直径 0.5～5.5cm。表面黄棕色、灰褐色或棕褐色，栓皮大多已除去，有明显纵沟及侧根痕，有时可见网状纹理。质坚硬，难折断，断面稍平坦，灰黄色、灰褐色或棕褐色，散有深褐色油室小点，形成层环棕色，有放射状纹理，老根中央多枯朽。气芳香浓烈而特异，味先甜后苦，稍刺舌。

2. 优品质量　本品均以条匀、质坚实、色棕黄、香气浓郁者为佳。

【炮制与临床】

1. 炮制分类

（1）木香片　取原药材，除去杂质，大小分开，洗净，浸泡约2小时，取出，闷润6～8小时，至内外湿度一致，切厚片，干燥，筛去碎屑。若为产地片，除去杂质。

（2）煨木香　取未干的木香片，放在铁丝匾中，用一层草纸，一层木香片，间隔平铺数层，置炉火旁或烘干室内，烘至木香中所含的挥发油渗透至纸上，取出，晾凉。

2. 临床功效　用于肝郁气滞诸痛症，月经不调诸症。

【处方应付】

正名	处方用名	应付规格
木香	木香	木香
	煨木香	煨木香

【临床药学服务】

1. 性味归经　辛、苦，温。归脾、胃、大肠、胆经。

2. 功能主治　理气调中，燥湿化痰。

3. 用量　煎服，3～10g。生用行气力强；煨用行气力缓而多用于止泻。

4. 用法　内服用生品或炮制品，入汤剂或入丸、散。磨汁或研末外用。

5. 煎服方法　入汤剂不宜久煎。止痛止泻宜饭后服用。

6. 药学监护

（1）用药告知　与其他行气药同用时，注意减量。

（2）用药监护重点　应监测血压、心率、食欲、二便等的变化，以及有无过敏反应等。

7. 药物警戒

（1）使用注意　注意生品与炮制品的药效差异。

（2）使用禁忌

①病证禁忌：气虚、阴虚、津亏、火旺者慎用。小便不利者不宜久用。自汗盗汗、遗精者不宜久用、大剂量用。高血压患者慎用。

②配伍与合用禁忌：不宜与单胺氧化酶抑制剂、碳酸钙、硫酸镁、硫酸亚铁、氢氧化铝、碳酸铋、洋地黄等同用。

③特殊人群用药禁忌：孕妇慎用。

④饮食禁忌：忌食生冷、黏腻、对胃黏膜有刺激的食物。

（3）不良反应　可能出现的过敏反应有腹痛腹泻、瘙痒、粟粒状红色丘疹、头晕、胸闷、心烦等。

8. 贮藏养护　置阴凉干燥处，防霉，防蛀。

香　附

【来源】本品为莎草科植物莎草 Cyperus rotundus L. 的干燥根茎。

【产地】主产于辽宁、河北、山东、山西、江苏、安徽、浙江、江西、福建、台湾、湖北、湖南、广东、广西、陕西、甘肃、四川、贵州、云南等省区。其中山东产者称东香附，浙江产者称南香附，品质较好。

【性状鉴别】

1. 形色嗅味　本品根茎多呈纺锤形，或略弯曲，长 2～3.5cm，直径 0.5～1cm。表面棕褐色或黑褐色，有不规则纵皱纹，并有明显而略隆起的环节 6～10 个，节间长 2～6mm，节上有众多朝向一方的棕色毛须，并残留根痕；去净毛须的较光滑，有细密的纵脊纹。质坚硬，蒸煮者断面角质样，棕黄色或棕红色，生晒者断面粉性，类白色；内皮层环明显，中柱色较深，维管束点清晰可见。气芳香特异，味微苦。

2. 优品质量　本品均以个大、质坚实、红棕色、香气浓者为佳。

【炮制与临床】

1. 炮制分类

（1）生香附　取原药材，除去杂质，碾成碎粒，簸去细毛及细末。

（2）醋香附　取净香附粒，加米醋拌匀，闷润 1～2 小时，至醋被吸尽，置热锅内，用文火炒至表面棕褐色，取出，晾凉。每 100kg 香附粒，用米醋 20kg。

2. 临床功效　用于肝郁气滞，胸、胁、脘腹胀痛，消化不良，胸脘痞闷，寒疝腹痛，乳房胀痛，月经不调，经闭痛经。

【处方应付】

正名	处方用名	应付规格
香附	香附	香附
	醋香附	醋香附

【临床药学服务】

1. 性味归经　辛、微苦、微甘，平。归肝、三焦经。

2. 功能主治　理气解郁，调经止痛。

3. 用量　煎服，6~12g。

4. 用法　内服入汤剂或入丸、散。外用研末撒或调敷；煎水外洗可疗疣。亦可做饼热熨局部，疗寒疝。

5. 煎服方法　常规煎煮。饭后服用。

6. 药学监护

（1）用药告知　与其他行气药同用时，注意减量。

（2）用药监护重点　应监测血压、心率、心律的变化。

7. 药物警戒

（1）使用注意　顾护脾胃。注意生品与炮制品的药效差异。

（2）使用禁忌

①病证禁忌：血虚、阴虚、血热者慎用。低血压患者慎用。

②饮食禁忌：忌食生冷、刺激性及油腻的食物。

（3）不良反应　尚未见此方面的报道。

8. 贮藏养护　置阴凉干燥处，防蛀。

沉　香

【来源】　本品为瑞香科常绿乔木白木香 *Aquilaria sinensis* （Lour.）Gilg 含有树脂的木材。

【产地】　主产于海南、广西、福建及印度尼西亚、马来西亚、越南等地。

【性状鉴别】

1. 形色嗅味　本品呈不规则块、片状或盔帽状，有的为小碎块。表面凹凸不平，有刀痕，偶有孔洞，可见黑褐色树脂与黄白色木部相间的斑纹，孔洞及凹窝表面多呈朽木状。质较坚实，断面刺状。气芳香，味苦。

2. 优品质量　本品均以质坚沉重、香浓油足、色紫黑者为佳。

【炮制与临床】

1. 炮制分类 临床调剂常用的沉香炮制品为取原药材，除去枯朽白木，刷净，再加工成小碎段。

2. 临床功效 用于治气逆喘息，呕吐呃逆，脘腹胀痛，腰膝虚冷，大肠虚秘，小便气淋，男子精冷。

【处方应付】

正名	处方用名	应付规格
沉香	沉香、沉香木	沉香

【临床药学服务】

1. 性味归经 辛、苦，温。归脾、胃、肾、肺经。

2. 功能主治 降气温中，暖肾纳气。

3. 用量 煎服，1~1.5g。

4. 用法 入汤剂或入丸散。或磨汁冲服。

5. 煎服方法 不宜久煎。饭后服用。

6. 药学监护

（1）用药告知 与其他行气药同用时，注意减量。

（2）用药监护重点 应监测血压、食欲、二便的变化。

7. 药物警戒

（1）使用注意 气虚下陷，阴虚火旺者忌用。

（2）使用禁忌

①病证禁忌：实热证及阴虚火旺者、气虚下陷者忌用。脏器下垂忌用。遗尿者不宜久服。低血压患者慎用。

②特殊人群用药禁忌：孕妇慎用。

③饮食禁忌：忌食生冷、油腻的食物。

（3）不良反应 可出现的过敏反应有恶心、肠鸣和腹泻。接触其粉尘后可出现皮肤黏膜水肿、红痒、有灼热感，还可出现红色皮疹，并伴有鼻黏膜干涩、灼热感、胀痛、耳道发痒、上呼吸道不适等。

8. 贮藏养护   置阴凉干燥处。

川 楝 子

【来源】 本品为楝科落叶乔木川楝 *Melia toosendan* Sieb. et Zucc. 的干燥成熟果实。

【产地】 主产于甘肃、湖北、四川、贵州和云南等省，其他省区广泛栽培；生于土壤湿润、肥沃的杂木林和疏林内。以四川产者为最佳。

【性状鉴别】

1. 形色嗅味   本品呈类球形，直径 2～3.2cm。表面金黄色至棕黄色，微有光泽，少数凹陷或皱缩，具深棕色小点。顶端有花柱残痕，基部凹陷，有果梗痕。外果皮革质，与果肉间常成空隙，果肉松软，淡黄色，遇水润湿显黏性。果核球形或卵圆形，质坚硬，两端平截，有6～8条纵棱，内分6～8室，每室含黑棕色长圆形的种子1粒。气特异，味酸、苦。

2. 优品质量   本品均以表面金黄色、肉黄白色、厚而松软者为佳。

【炮制与临床】

1. 炮制分类   临床调剂常用的川楝子炮制品为取原药材，除去杂质，加工成碎块，筛去碎屑。

2. 临床功效   用于胸胁、脘腹胀痛，疝痛，虫积腹痛。

【处方应付】

正名	处方用名	应付规格
川楝子	苦楝子、川楝树子、川楝子	川楝子

【临床药学服务】

1. 性味归经   苦，寒；有小毒。归肝、胃、小肠、膀胱经。

2. 功能主治   疏肝行气止痛，驱虫。

3. 用量 煎服，3～10g。外用适量。炒用寒性降低。

4. 用法 内服用生品或炮制品，入汤剂或入丸、散。外用研末敷患处，治疗体癣。

5. 煎服方法 常规煎煮。饭后服用。外用适时。

6. 药学监护

（1）用药告知 与其他破气药或寒凉药同用时，注意减量。有小毒，不可自行延长用药时间。

（2）用药监护重点 应监测肝肾功能、食欲、大便等的变化。

7. 药物警戒

（1）使用注意 内服不宜过量、久服。

（2）使用禁忌

①病证禁忌：脾胃虚寒者忌用。

②配伍与合用禁忌：不宜与神经肌肉传递阻断剂类药同用。

③特殊人群用药禁忌：孕妇慎用或忌用。肝肾功能不全者、老人慎用。婴幼儿忌用。

④饮食禁忌：忌坚硬、难消化的食物。

（3）不良反应 可能出现的不良反应有头晕、头痛、嗜睡、恶心、呕吐、腹痛等。

8. 贮藏养护 置通风干燥处，防蛀。

薤 白

【来源】本品为百合科植物小根蒜 *Allium macrostemon* Bge. 或薤 *Allium chinensis* G. Don 的干燥鳞茎。

【产地】主产于东北、河北、江苏、湖北等地。

【性状鉴别】

1. 形色嗅味

（1）小根蒜 呈不规则卵圆形，高 0.5～1.5cm，直径 0.5～

1.8cm。表面黄白色或淡黄棕色，皱缩，半透明，有类白色膜质鳞片包被，底部有突起的鳞茎盘。质硬，角质样。有蒜臭，味微辣。

（2）薤　呈略扁的长卵形，高 1~3cm，直径 0.3~1.2cm。表面淡黄棕色或棕褐色，具浅纵皱纹。质较软，断面可见鳞叶 2~3 层，嚼之黏牙。

2. 优品质量　本品均以个大、饱满、质坚、黄白色、半透明者为佳。

【炮制与临床】

1. 炮制分类　临床调剂常用的薤白炮制品为取原药材，除去杂质及须根、皮膜，簸筛去须毛。

2. 临床功效　用于胸痹心痛彻背，胸脘痞闷，咳喘痰多，脘腹疼痛，泻痢后重，白带，疮疖痈肿。

【处方应付】

正名	处方用名	应付规格
薤白	薤根、野蒜、小独蒜、薤白	薤白

【临床药学服务】

1. 性味归经　辛、苦，温。归肺、心、胃、大肠经。

2. 功能主治　通阳散结，行气导滞。

3. 用量　煎服，5~10g。

4. 用法　内服用生品或炮制品，入汤剂或入丸、散。外用捣敷或捣汁涂。

5. 煎服方法　常规煎煮。饭后服用。

6. 药学监护

（1）用药告知　与其他行气药同用时，注意减量。不宜大量长期服用。

（2）用药监护重点　注意监测血压、心率、血脂、大便等的变化。

7. 药物警戒

（1）使用注意　注意顾护脾胃。

（2）使用禁忌

①病证禁忌：气虚无滞者及胃弱纳呆、不耐蒜味者不宜用。

②配伍与合用禁忌：不宜与对胃黏膜有刺激作用的药物同用。

③特殊人群用药禁忌：孕妇慎用。

④饮食禁忌：忌生冷、油腻、对胃黏膜有刺激的食物。

（3）不良反应　可能出现腹泻的不良反应。久服对胃黏膜有刺激。

8. 贮藏养护　置干燥处，防蛀。

第九节　消食药

凡能健脾开胃以促进饮食积滞消化的药物，称为消食药。

消食药具有健运脾胃，消食除胀和中的功效。所以，凡由宿食不消所引起的脘腹胀闷、嗳气吞酸、恶心呕吐、大便失常，以及脾胃虚弱、消化不良等症，均宜使用本类药物治疗。临证用药，尚须根据不同病情而与其他药物配合应用。如食积停滞，因脾胃失健所致，当以健脾调胃为主，不宜单纯依靠本类药物取效；若兼脾胃虚寒者，当配伍温中暖胃药；胃有湿浊者，可配伍芳香化湿药；食积气滞者，可配伍理气宽中药；积滞化热者，宜配伍苦寒清热药；若兼大便秘结者，则又当配伍通便药同用。

山　　楂

【来源】本品为蔷薇科植物山里红 *Crataegus pinnatifida* Bge. var. *major* N. E. Br. 或山楂 *Crataegus pinnatifida* Bge. 的干燥成熟果实。

【产地】 主产于山东、河南、山西、河北、辽宁等地。

【性状鉴别】

1. 形色嗅味 本品为圆形片，皱缩不平，直径 1~2.5cm，厚 0.2~0.4cm。外皮红色，具皱纹，有灰白色小斑点。果肉深黄色至浅棕色。中部横切片具 5 粒浅黄色果核，但核多脱落而中空。有的片上可见短而细的果梗或花萼残迹。气微清香，味酸、微甜。

2. 优品质量 本品均以果大、肉厚、核少、皮红者为佳。

【炮制与临床】

1. 炮制分类

（1）山楂 取原药材，除去杂质及脱落的核。

（2）炒山楂 取净山楂，置热锅内，用文火炒至颜色加深，取出，晾凉。

（3）焦山楂 取净山楂，置热锅内，用中火炒至外表焦褐色，内部焦黄色，喷淋清水少许，熄灭火星，取出，晾凉。

2. 临床功效 用于肉积痰饮、痞满吞酸、泻痢肠风、腰痛疝气、产后瘀阻、恶露不尽、小儿乳食停滞等。

【处方应付】

正名	处方用名	应付规格
山楂	山楂、山查、山楂片	山楂
	炒山楂、山楂片、北山楂	炒山楂
	焦山楂	焦山楂

【临床药学服务】

1. 性味归经 酸、甘，微温。入脾、胃、肝经。

2. 功能主治 消食化积，行气散瘀。

3. 用量 煎服，9~12g。大剂量可用至 30g。生山楂用于消食散瘀；焦山楂用于止泻止痢。

4. 用法　内服生用或炒用，入汤剂或入丸、散。外用捣敷或煎水洗。

5. 煎服方法　常规煎煮。饭后服用。

6. 药学监护

（1）用药告知　与其他消食药同用时，注意减量。顾护脾胃。

（2）用药监护重点　注意有无反酸、胃痛、烧心等。

7. 药物警戒

（1）使用注意　区别证候轻重选择药量。不可用量过大，以免引起胃脘不适等情况。

（2）使用禁忌

①病证禁忌：脾胃虚弱而无积滞者或胃酸分泌过多者均慎用。

②配伍与合用禁忌：忌与氨基糖苷类、大环内酯类抗生素、磺胺类药物及乙酰化物配伍。

③饮食禁忌：忌生冷、油腻、不易消化的食物。忌与藻类、鱼虾同食。不宜与葱蒜等同食。

（3）不良反应　偶见因过量食用而导致胃石症和小肠梗阻。还可能引起胃酸过多，出现反酸、胃痛、烧心等情况。

8. 贮藏养护　置通风干燥处，防蛀。

第十节　止血药

凡以制止人体内外出血为主要作用的药物，统称止血药。

本类药物虽然分别具有收涩止血、化瘀止血、凉血止血、温经止血等不同作用，然而均可加速血凝，或消除导致血不循经的原因，从而达到迅速止血，以免血液耗损，以及失血过多引起肌体衰竭的共同目的。本类药物主要用于血热妄行、阴虚阳亢、瘀血阻滞、血不归经及气不摄血等引起的咯血、吐血、衄血、便血、尿血、崩漏下血及创伤出血等多种出血症。

　　前人经验认为，止血药经炮制成炭剂后，能增强止血效果。因此有"烧灰诸黑药，皆能止血"及"红见黑则止"的说法。实际上这里强调了经煅炭后可以增强吸附、收敛止血的作用。然而实践证明，有些药物如侧柏叶、小蓟、地榆、蒲黄等制成炭剂后，反而降低了止血效果。前人也有强调止血药要生用的说法，如《妇人良方》治疗血热吐衄的四生丸，就认为鲜用为好。因此止血药是否需要煅炭，不拘泥于一说，应根据药性不同来选择，以提高疗效为标准。在应用止血药时，应根据出血的不同原因和不同症状，准确选药，适当配伍，才能收到较好的效果。如血热妄行的，当选用凉血止血药，或配合清热凉血药同用；如阴虚阳亢，虚火上炎者，还应当配合滋阴潜阳降火药同用；如因瘀血阻滞者，当首选化瘀止血药，并可配合行气活血药同用；如因气不摄血或脾不统血引起的出血症，又当配合益气健脾药同用；若属虚寒性出血症，还应配伍温经止血药同用。

　　在使用止血药时，除一时大量出血应急救止血外，一般还须注意有无瘀血的证候。若有瘀血未尽，应当加活血去瘀药，不能单纯止血，以免有留瘀之弊；又出血症初期，也不应过早投入收敛性较强的止血药，也是防止瘀血阻滞；寒凉性止血药也易致血瘀气滞，故热证出血而有明显瘀滞者，不宜单用大剂量寒凉止血药，也可酌配活血行气药。总之，止血而不留瘀，是我们使用止血药必须始终要注意的。再如出血过多，或暴溢而出，虚极欲脱时，单用止血药往往缓不济急，须用补益药以补气固脱，所谓"有形之血，不能速生，无形之气，所当急固"。

（一）凉血止血药

小　蓟

【来源】本品为菊科植物刺儿菜 *Cephalanoplos segetum*

（Willd.） MB. 的地上部分。

【产地】主产于我国大部分地区，中欧、东欧、俄罗斯东部、日本、朝鲜等地区亦有分布。

【性状鉴别】

1. 形色嗅味　本品茎呈圆柱形，有的上部分枝，长 5～30cm，直径 0.2～0.5cm；表面灰绿色或带紫色，具纵棱及白色柔毛；质脆，易折断，断面中空。叶互生，无柄或有短柄；叶片皱缩或破碎，完整者展平后呈长椭圆形或长圆状披针形，长 3～12cm，宽 0.5～3cm；全缘或微齿裂至羽状深裂，齿尖具针刺；上表面绿褐色，下表面灰绿色，两面均具白色柔毛。头状花序单个或数个顶生；总苞钟状，苞片 5～8 层，黄绿色；花紫红色。气微，味微苦。

2. 优品质量　本品均以色绿、叶多者为佳。

【炮制与临床】

1. 炮制分类

（1）小蓟　取原药材，除去杂质，喷淋清水，闷润 1～2 小时，至内外湿度一致，切中段，干燥，筛去碎屑。

（2）小蓟炭　取净小蓟，置热锅内，用武火 150℃～180℃炒至表面黑褐色，喷淋清水少许，熄灭火星，取出，晾干。

2. 临床功效　用于衄血，吐血，尿血，便血，崩漏下血，外伤出血，痈肿疮毒。

【处方应付】

正名	处方用名	应付规格
小蓟	刺蓟菜、刺儿菜、小蓟	小蓟
	小蓟炭	小蓟炭

【临床药学服务】

1. 性味归经　甘、苦，凉。归心、肝经。

2. 功能主治　凉血止血，祛瘀消肿。

3. 用量　煎服，5～12g。外用适量，捣烂敷患处。

4. 用法　内服用生品或炮制品，入汤剂；鲜品捣汁服用凉血之功尤佳，用于血热妄行诸证。研末，撒或调敷外用。亦可用鲜品捣敷或煎汤外洗。

5. 煎服方法　常规煎煮。煎水随时外洗患处。内服凉血、解毒，宜饭后服用。降血压可适量煎水代茶饮。

6. 药学监护

（1）用药告知　顾护脾胃。

（2）用药监护重点　注意体温、食欲、二便的变化。

7. 药物警戒

（1）使用注意　与其他寒凉药同用时，注意减量。区别证候轻重选择药量。

（2）使用禁忌

①病证禁忌：血虚、脾胃虚寒、不思饮食、便溏泄泻者忌服。低血压患者不宜大量久服。

②饮食禁忌：忌生冷、油腻食物。

（3）不良反应　偶有身热、头昏、倦怠、呕吐、腹痛或失眠、尿频、尿多、荨麻疹等。一般停药后症状消失。

8. 贮藏养护　置通风干燥处。

地　榆

【来源】本品为蔷薇科植物地榆 *Sanguisorba officinalis* L. 或长叶地榆 *Sanguisorba officinalis* L. var. *longifolia*（Bert.）Yü et Li 的干燥根。

【产地】主产于黑龙江、吉林、辽宁、内蒙古、河北、山西、陕西、甘肃、青海、新疆、山东、河南、江西、江苏、浙江、安徽、湖南、湖北、广西、四川、贵州、云南、西藏等地。

【性状鉴别】

1. 形色嗅味

（1）地榆 根圆柱形，略扭曲状弯曲，长 18～22cm，直径 0.5～2cm。有时可见侧生支根或支根痕。表面棕褐色，具明显纵皱。顶端有圆柱状根茎或其残基。质坚，稍脆，折断面平整，略具粉质。横断面形成层环明显，皮部淡黄色，木部棕黄色或带粉红色，呈显著放射状排列。气微，味微苦涩。

（2）长叶地榆 根圆柱形，常弯曲，长 15～26cm，直径 0.5～2cm。有时支根较多，表面棕褐色，质较坚韧，不易折断。折断面细毛状，可见众多纤维。横断面形成层环不明显，皮部黄色，木部淡黄色。不呈放射状排列。气弱，味微苦、涩。

2. 优品质量 本品均以条粗、质坚、断面粉红色者为佳。

【炮制与临床】

1. 炮制分类

（1）地榆 取原药材，除去杂质及残茎，大小分开，洗净，浸泡 3～6 小时，至约六成透时，取出，闷润 10～16 小时，至内外湿度一致，切厚片，干燥，筛去碎屑。若为产地片，除去杂质。

（2）地榆炭 取地榆片置锅内，用武火 150℃～180℃炒至表面呈焦黑色，内部棕褐色，喷淋清水少许，熄灭火星，取出，晾干。

2. 临床功效 用于吐血，咯血，衄血，尿血，便血，痔血，血痢，崩漏，赤白带下，疮痈肿痛，湿疹，阴痒，水火烫伤，蛇虫咬伤。

【处方应付】

正名	处方用名	应付规格
地榆	地榆、山地瓜、猪人参、血箭草	地榆
	地榆炭	地榆炭

【临床药学服务】

1. 性味归经　苦、酸，微寒。归肝、胃、大肠经。

2. 功能主治　凉血止血，解毒敛疮。

3. 用量　煎服，9～15g。外用适量，研末涂敷患处。

4. 用法　内服用生品或炮制品，入汤剂或入丸、散；鲜品捣汁饮，外用可水煎为洗渍药及湿敷药；研末为掺药及涂敷药料；鲜品可捣汁外敷。

5. 煎服方法　常规煎煮。饭后服用于凉血止血。水煎外洗及湿敷，治皮肤湿疹溃烂。

6. 药学监护

（1）用药告知　与其他寒凉药同用时，注意减量。顾护脾胃。

（2）用药监护重点　注意有无体温、食欲、二便、肝肾功能等变化。

7. 药物警戒

（1）使用注意　大面积烧伤，不宜外涂，以防鞣质被大量吸收而引起中毒性肝炎。

（2）使用禁忌

①病证禁忌：热痢初起不宜单独使用。虚寒性便血、下痢、崩漏、出血有瘀者慎用。脾胃虚寒者忌服。

②配伍与合用禁忌：不宜与抗生素、异烟肼、维生素 B_1 及 B_6、含金属离子的药物、生物碱、洋地黄、酶类药物等同用。

③特殊人群用药禁忌：孕妇、产妇忌用。

（3）不良反应　可引起中毒性肝炎。

8. 贮藏养护　置通风干燥处，防霉。

白　茅　根

【来源】本品为禾本科植物白茅 *Imperata cylindrical*（L.）Beauv. var. *major*（Nees）C. E. Hubb. 的干燥根茎。

【产地】 主产于河南、辽宁、河北、山西、山东、陕西、新疆等北方地区。

【性状鉴别】

1. 形色嗅味 本品呈长圆柱形，长 30～60cm，直径 0.2～0.4cm。表面黄白色或淡黄色，微有光泽，具纵皱纹，节明显，稍突起，节间长短不等，通常长 1.5～3cm。体轻，质略脆，断面皮部白色，多有裂隙，放射状排列，中柱淡黄色，易与皮部剥离。气微，味微甜。

2. 优品质量 本品均以条粗、色白、味甜者为佳。

【炮制与临床】

1. 炮制分类

（1）白茅根 取原药材，除去杂质，洗净，闷润 4～8 小时，至内外湿度一致，切中段，干燥，筛去碎屑。

（2）鲜茅根 取鲜白茅根，洗净，除去须根及膜质叶鞘。用时切成段。

（3）茅根炭 取白茅根段，置热锅内，用武火 150℃～180℃炒至表面焦褐色，喷淋清水少许，熄灭火星，取出，晾干。

2. 临床功效 用于吐血，尿血，热淋，水肿，黄疸，小便不利，热病烦渴，胃热呕哕，咳嗽。

【处方应付】

正名	处方用名	应付规格
白茅根	白茅根、茅根、兰根、茹根	白茅根
	茅根炭	茅根炭

【临床药学服务】

1. 性味归经 甘、寒。归肺、胃、膀胱经。

2. 功能主治 凉血止血，清热利尿。

3. 用量 煎服，9～30g；鲜品 30～60g，以鲜品为佳。亦可用鲜品捣汁服。

4. 用法　内服用生品或炮制品，入汤剂；鲜品亦可捣汁饮。

5. 煎服方法　常规煎煮。饭后服用。

6. 药学监护

（1）用药告知　与其他寒凉药同用时，注意减量。顾护脾胃。

（2）用药监护重点　注意有无体温、食欲、二便等变化。

7. 药物警戒

（1）使用注意　区别证候轻重选择药量。

（2）使用禁忌

病证禁忌：脾胃虚寒者慎用。寒性出血者忌用。

（3）不良反应　偶见头晕、恶心、大便次数略增等现象。

8. 贮藏养护　置通风干燥处。

侧　柏　叶

【来源】　本品为柏科植物侧柏 *Platycladus orientalis*（L.）Franco 的干燥枝梢及叶。

【产地】　主产于内蒙古南部、吉林、辽宁、河北、山西、山东、江苏、浙江、福建、安徽、江西、河南、陕西、甘肃、四川、云南、贵州、湖北、湖南、广东北部及广西北部等地区。西藏德庆、达孜等地有栽培。

【性状鉴别】

1. 形色嗅味　本品多分枝，小枝扁平。叶细小鳞片状，交互对生，贴伏于枝上，深绿色或黄绿色。质脆，易折断。气清香，味苦、涩、微辛。

2. 优品质量　本品均以叶嫩、青绿色、无碎末者为佳。

【炮制与临床】

1. 炮制分类

（1）侧柏叶　取原药材，除去硬梗及杂质，筛净灰屑。

（2）侧柏炭　取净侧柏叶，置热锅内，不断翻动，用武火150℃~180℃炒至表面黑褐色，喷淋清水少许，熄灭火星，取出，晾干。

2. 临床功效　用于咯血，吐血，衄血，尿血，血痢，肠风下血，崩漏不止，咳嗽痰多，风湿痹痛，丹毒，痄腮，烫伤。

【处方应付】

正名	处方用名	应付规格
侧柏叶	侧柏叶	侧柏叶
	侧柏炭	侧柏炭

【临床药学服务】

1. 性味归经　苦、涩，微寒。归肺、肝、大肠经。

2. 功能主治　凉血止血，止咳祛痰。

3. 用量　煎服，6~12g。外用适量。止血多炒炭用；祛痰止咳生用。

4. 用法　内服用生品或炮制品，入汤剂或入丸、散。可煎汤水洗，鲜品捣敷或研末调敷，涂搽。

5. 煎服方法　常规煎煮。饭后服用。

6. 药学监护

（1）用药告知　与其他寒凉药同用时，注意减量。顾护脾胃。

（2）用药监护重点　注意有无体温、食欲、二便等变化。

7. 药物警戒

（1）使用注意　区别证候轻重选择药量。

（2）使用禁忌

①病证禁忌：出血有瘀血者慎用。脑血栓患者忌单独使用。虚寒出血证慎用。

②配伍与合用禁忌：不宜与氢氧化铝制剂、钙制剂、亚铁制

剂等配伍使用。

③特殊人群用药禁忌：婴幼儿、老年人不宜单独长期用。

（3）不良反应　大剂量或长期服用可致眩晕、恶心、呕吐等不良反应，对肾脏有损害。

8. 贮藏养护　置干燥处。

（二）化瘀止血药

三　七

【来源】本品为五加科植物三七 *Panax notoginseng*（Burk.）F. H. Chen 的干燥根。

【产地】主产于江西、湖北、广东、广西、四川、云南等地。野生者已少见，多为栽培。

【性状鉴别】

1. 形色嗅味　本品主根呈类圆锥形或圆柱形，长 1 ~ 6cm，直径 1 ~ 4cm。顶端有茎痕，周围有瘤状突起。表面灰褐色或灰黄色，有断续的纵皱纹、支根痕及微突起的横长皮孔。体重，质坚实，难折断，击碎后断面呈灰绿色、黄绿色或灰白色，微显蜡样光泽，皮部与木部易分离，皮部有细小的棕色斑点，木部微显放射状纹理。气微，味苦回甜，习称"铜皮铁骨狮子头"。筋条呈圆柱形，长 2 ~ 6cm，上端直径约 0.8cm，下端直径约 0.3cm。

剪口呈不规则的皱缩块状及条状，表面有数个明显的茎痕及环纹，断面中心灰白色，边缘灰色。

2. 优品质量　本品均以个大、肥壮、体重、质坚实、表面黄褐色、断面灰绿色者为佳。

【炮制与临床】

1. 炮制分类

（1）三七　取原药材，除去杂质。

（2）三七粉　取净三七，粉碎成细粉。

2. 临床功效　用于咯血，吐血，衄血，便血，崩漏，外伤出血，胸腹刺痛，跌仆肿痛。

【处方应付】

正名	处方用名	应付规格
三七	三七、参三七、田七	三七
	三七粉	三七粉

【临床药学服务】

1. 性味归经　甘、微苦，温。归肝、胃经。

2. 功能主治　化瘀止血，消肿定痛。

3. 用量　煎服，3~9g。研末吞服，每次 1~3g。或入丸、散。外用适量，研末外撒或调敷。

4. 用法　内服入汤剂或入丸、散，或研粉冲服。外用磨汁外涂，也可研末掺撒或调敷。

5. 煎服方法　常规煎煮。饭后服用。

6. 药学监护

（1）用药告知　与其他止血药或活血化瘀药同用时，注意减量。

（2）用药监护重点　注意体温、食欲、二便等变化。

7. 药物警戒

（1）使用注意　不可自行加大剂量或延长用药时间。

（2）使用禁忌

①病证禁忌：血热妄行，或出血而兼有阴虚口干者，不宜单独使用。

②配伍与合用禁忌：不宜与洛美沙星、尼美舒利、三七总苷合用。

③特殊人群用药禁忌：孕妇慎用。

（3）不良反应　偶有恶心、呕吐及出血倾向等不良反应。

8. 贮藏养护　置阴凉干燥处，防蛀。

蒲 黄

【来源】本品为香蒲科植物水烛香蒲 *Typha angustifolia* L.、东方香蒲 *Typha orientalis* Presl 或同属植物的干燥花粉。

【产地】主产于东北、华北、西北、华东及河南、湖北、广西、四川、贵州、云南等地。

【性状鉴别】

1. 形色嗅味　本品为黄色粉末。体轻，放水中则漂浮水面。手捻有滑腻感，易附着手指上。气微，味淡。

2. 优品质量　本品均以色鲜黄、润滑感强、纯净者为佳。

【炮制与临床】

1. 炮制分类

（1）蒲黄　取原药材，揉碎结块，过筛，除去花丝及杂质。

（2）炒蒲黄　取原药材，除去杂质，置热锅内，用中火炒至深黄色，取出，晾凉，筛去碎屑。

（3）蒲黄炭　取蒲黄，置热锅内，用中火炒至黑褐色，喷淋清水少许，熄灭火星，取出，晾干。

2. 临床功效　用于吐血，咯血，衄血，便血，崩漏，外伤出血，心腹疼痛，经闭腹痛，产后瘀痛，痛经，跌扑肿痛，血淋涩痛，阴下湿痒。

【处方应付】

正名	处方用名	应付规格
蒲黄	蒲花、蒲棒花粉、蒲草黄、蒲黄	蒲黄
	蒲黄炭	蒲黄炭
	炒蒲黄	炒蒲黄

【临床药学服务】

1. 性味归经　甘、微辛，平。归肝、心经。

2. 功能主治　止血，祛瘀，利尿。

3. 用量　煎服，5 ~ 10g。布包煎。外用适量，研末撒或调敷。止血多炒用，化瘀多生用。

4. 用法　内服用生品或炮制品，入汤剂或入丸、散；外用掺用或调敷。

5. 煎服方法　入汤剂，包煎。饭后服用。

6. 药学监护

（1）用药告知　与其他活血化瘀药同用时，注意减量。对花粉过敏者，应注意观察药后有无过敏反应。

（2）用药监护重点　注意体温、食欲、二便等。监测心功能、血压。注意电解质变化。

7. 药物警戒

（1）使用注意　不可自行延长用药时间。

（2）使用禁忌

①病证禁忌：无瘀滞者慎用。遗尿患者忌用。电解质紊乱者不宜长期使用。长期腹泻、低血压、心功能不全患者不宜大剂量长期服用。

②配伍与合用禁忌：不宜与乙酰胆碱等 M 胆碱受体激动剂合用；不宜与肾上腺素受体阻断药合用。

③特殊人群用药禁忌：孕妇忌用。月经期妇女慎用。

④饮食禁忌：忌辛辣刺激性食物。

（3）不良反应　偶有头晕、腹泻、荨麻疹、食欲减退、胃部不适等不良反应。

8. 贮藏养护　置通风干燥处，防潮，防蛀。

（三）收敛止血药

仙 鹤 草

【来源】本品为蔷薇科植物龙芽草 *Agrimonia pilosa* Ledeb. 的地上部分。

【产地】　主产于浙江、江苏、湖北等地。

【性状鉴别】

1. 形色嗅味　本品全体长 50~100cm，被白色柔毛。茎下部圆柱形，直径 0.4~0.6cm，红棕色，上部方柱形，四面略凹陷，绿褐毛，有纵沟及棱线，有节；体轻，质硬，易折断，断面中空。单数羽状复叶互生，暗绿色，皱缩卷曲；质脆，易碎；叶片有大小 2 种，相间生于叶轴上，顶端小叶较大，完整小叶片展开后呈卵形或长椭圆形，先端尖，基部楔形，边缘有锯齿；托叶 2，抱茎，斜卵形。总状花序细长；花直径 0.6~0.9cm，花萼下部呈筒状，萼筒上部有钩刺，先端 5 裂；花瓣黄色。果实长 0.7~0.8cm，直径 0.3~0.4cm。气微，味微苦。

2. 优品质量　本品均以枝嫩、色青黄、梗棕红、叶片完整而且多者佳。

【炮制与临床】

1. 炮制分类　临床调剂常用的仙鹤草炮制品为取原药材，除去杂质及残留的根，迅速洗净，闷润 1~2 小时，切中段，筛去碎屑

2. 临床功效　用于咯血、吐血、疟疾、脱力劳伤、痈肿。

【处方应付】

正名	处方用名	应付规格
仙鹤草	仙鹤草、龙牙草	仙鹤草

【临床药学服务】

1. 性味归经　苦、涩，平。归肺、肝、脾经。

2. 功能主治　收敛止血，补虚，止痢，杀虫。

3. 用量　煎服，6~12g。大剂量可用至 30~60g。外用适量。

4. 用法　内服用生品，入汤剂；外用鲜品或干品煎浓汁洗或熬膏调蜜外搽。

5. 煎服方法　常规煎煮。饭后服用。

6. 药学监护

（1）用药告知　与其他寒凉药同用时，注意减量。顾护脾胃。

（2）用药监护重点　注意体温、食欲、二便等。有仙鹤草过敏者应严密观察。监测肾功能。

7. 药物警戒

（1）使用注意　剂量与疗程需遵医嘱。

（2）使用禁忌

①病证禁忌：出血初期邪实者慎用。

②饮食禁忌：忌生冷、油腻食物。

（3）不良反应　可能引起视神经炎导致失明、呼吸困难、头昏、面红、恶心、呕吐、虚脱甚至大汗、皮疹、肾功能衰竭等不良反应。

8. 贮藏养护　置通风干燥处。

白　　及

【来源】本品为兰科植物白及 *Bletilla striata*（Thunb.）Reichb. f. 的干燥块茎。

【产地】主产于连云港、南通、南京、句容、宜兴、溧阳、上海等地，生于林下阴湿处或山坡草丛中。分布于华东、中南、西南及甘肃、陕西等地。

【性状鉴别】

1. 形色嗅味　本品呈不规则扁圆形，多有 2～3 个爪状分枝，长 1.5～5cm，厚 0.5～1.5cm。表面灰白色或黄白色，有数圈同心环节和棕色点状须根痕，上面有突起的茎痕，下面有连接另一块茎的痕迹。茎粗壮，直立，高 30～60cm。叶 3～6 枚，披针形或广披针形，先端渐尖，基部鞘状抱茎。总状花序顶生，稀疏，有花 3～8 朵，花大而美丽，紫红色。花瓣 3，唇瓣倒卵长圆形，深 3 裂，中裂片边缘有波状齿，侧裂片部分包覆蕊柱；萼片 3，花瓣状。蒴果，圆柱状，上面，6 纵棱突出。种子细小如尘埃。

花期 4 月下旬至 5 月下旬，果熟期 11 月中、下旬。质坚硬，不易折断，断面类白色，角质样。无臭，味苦，嚼之有黏性。

2. 优品质量　本品均以根茎肥厚、色白明亮、个大坚实、无须根者为佳。

【炮制与临床】

1. 炮制分类

（1）白及　取原药材，除去杂质，大小分开，洗净，浸泡 4 ~ 8 小时，取出，闷润 12 ~ 24 小时，至内外湿度一致，切薄片，晒干或低温干燥，筛去碎屑。

（2）白及粉　取净白及，粉碎成细粉。

2. 临床功效　用于咯血，吐血，外伤出血，疮疡肿毒，皮肤皲裂，肺结核咯血，溃疡病出血。

【处方应付】

正名	处方用名	应付规格
白及	白芨、明白芨、紫兰根、白及	白及
	白及粉	白及粉

【临床药学服务】

1. 性味归经　苦、甘、涩，微寒。归肺、肝、胃经。

2. 功能主治　收敛止血，消肿生肌。

3. 用量　煎服，6 ~ 15g。研末吞服，每次 3 ~ 6g。外用适量。

4. 用法　内服用生品，入汤剂或入丸、散，也可研末吞服，或用凉开水或凉米汁调服。外用可研末撒或调涂。

5. 煎服方法　常规煎煮。研粉末用水调服，其止血效果较入汤剂好。

6. 药学监护

（1）用药告知　顾护脾胃。

（2）用药监护重点　注意体温、食欲、二便等。

7. 药物警戒

（1）使用注意　外感咯血、肺痈初起及肺胃有实热者慎服。

（2）使用禁忌

①病证禁忌：凡外感咯血、肺痈初起、肺胃出血而实热火甚者、瘀血等引起的出血症，忌单味服用。

②配伍与合用禁忌：反乌头。恶理石。畏李核、杏仁。

③饮食禁忌：忌生冷、油腻食物。

（3）不良反应　可能引起恶心、呕吐等不良反应。

8. 贮藏养护　置通风干燥处。

（四）温经止血药

艾　叶

【来源】本品为菊科植物艾 *Artemisia argyi* Lévl. et Vant. 的干燥叶。

【产地】主产于黑龙江、吉林、辽宁、河北、河南、山东、安徽、江苏、浙江、广东、广西、江西、湖南、湖北、四川、贵州、云南、陕西、甘肃等地。

【性状鉴别】

1. 形色嗅味　本品多皱缩、破碎，有短柄。完整叶片展平后呈卵状椭圆形，羽状深裂，裂片椭圆状披针形，边缘有不规则的粗锯齿，上表面灰绿色或深黄绿色，有稀疏的柔毛及腺点；下表面密生灰白色绒毛。质柔软。气清香，味苦。

2. 优品质量　本品均以叶背面灰白色、绒毛多、香气浓郁者为佳。

【炮制与临床】

1. 炮制分类

（1）艾叶　取原药材，除去杂质及梗，筛去灰屑。

（2）醋艾叶炭　取净艾叶，置热锅内，用中火炒至表面焦褐色，喷淋米醋，炒干，取出，晾凉。每100kg净艾叶，用米醋15kg。

2. 临床功效　用于少腹冷痛，经寒不调，宫冷不孕，吐血，衄血，崩漏经多，妊娠下血；外治皮肤瘙痒，脱皮。醋艾炭温经止血，用于虚寒性出血。

【处方应付】

正名	处方用名	应付规格
艾叶	艾叶	艾叶
	醋艾叶炭	醋艾叶炭

【临床药学服务】

1. 性味归经　辛、苦，温。归肝、脾、肾经。

2. 功能主治　散寒止痛，温经止血，调经安胎，祛湿止痒。

3. 用法用量　煎服，3~9g。外用适量，煎水熏洗、捣敷或捣绒作艾条、艾柱熏灸。

4. 用法　内服用生品或炮制品，入煎汤。外用煎水熏洗或炒热温熨，或捣绒供温灸用。

5. 煎服方法　常规煎煮。饭后服用。

6. 药学监护

（1）用药告知　与其他温热药同用时，注意减量。顾护脾胃。

（2）用药监护重点　食欲、二便、体温、心功能等。

7. 药物警戒

（1）使用注意　区分不同炮制品药效差异。

（2）使用禁忌

①病证禁忌：凡外感风热、实热内炽、阴虚火旺、血虚血热者不宜用。出血证属血热妄行者忌用，昏迷者忌用。心功能不全等心脏病患者不宜长期使用。

②配伍与合用禁忌：与镇静药、麻醉药同用时，不宜剂量过大。

③特殊人群用药禁忌：孕妇及先兆流产者属热证者慎用。婴

幼儿、老年人不宜长期使用。肝功能不全者忌用。

（3）不良反应　主要有过敏反应和消化系统反应。

8. 贮藏养护　置阴凉干燥处。

第十一节　活血化瘀药

凡以疏通血脉，促进血行，消散瘀血为主要作用的药物均称为活血化瘀药。

本类药物性味多辛温，辛能散瘀化滞，温可通行血脉，促进血行。除了具有通行血脉、消散瘀血的作用外，还有通经止痛、散瘀消肿的作用。活血化瘀药主要适用于血行障碍、瘀血阻滞所引起的多种疾病。如血瘀经闭、产后瘀阻、癥瘕痞块、跌打损伤、瘀血肿痛，以及关节痹痛、疮疡肿痛、瘀血阻滞所引起的出血等症。

使用本类药物，要根据气行则血行，气滞则血凝的道理，多配伍行气药同用，以增强活血化瘀药的作用。并须根据不同病因，适当配伍其他药应用：如寒凝气滞血瘀者，当配合温里药同用；如关节痹痛，当配合祛风湿药同用；痈疽肿痛者，当配合清热解毒药同用；癥瘕积聚者，当配合软坚散结药同用。本类药物大多能活血通经，有的还可以堕胎催产，故妇女月经过多，或血虚无滞的经闭及孕妇，均当慎用或忌用。

（一）活血止痛药

川　芎

【来源】本品为伞形科植物川芎 *Ligusticum chuanxiong* Hort. 的干燥根茎。

【产地】主产于四川、云南、贵州、广西、湖北等地，湖南、江西、浙江、江苏、陕西、甘肃等地均有引种栽培。

【性状鉴别】

1. 形色嗅味　本品为不规则结节状拳形团块，直径1.5～7cm。表面黄褐色至黄棕色，粗糙皱缩，有多数平行隆起的轮节；顶端有类圆形凹窝状茎痕，下侧及轮节上有多数细小的瘤状根痕。质坚实，不易折断，断面黄白色或灰黄，具波状环纹形成层，全体散有黄棕色油点。香气浓郁，味苦、辛，微回甜，有麻舌感。

2. 优品质量　本品均以个大饱满、质坚实、断面色黄白、油性大、香气浓者为佳。

【炮制与临床】

1. 炮制分类

（1）川芎　取原药材，除去杂质，洗净，大小分开，浸泡6～12小时，至约七成透时，取出，闷润12～24小时，至内外湿度一致，切厚片，干燥，筛去碎屑。

（2）酒川芎　取川芎片，用黄酒喷洒均匀，闷润1～2小时，至黄酒被吸尽，置热锅内，文火炒干，取出，晾凉。每100kg川芎片，用黄酒15kg。

2. 临床功效　用于治疗头痛之首选药物。月经不调，经闭痛经，产后瘀滞腥痛，症瘕肿块，胸胁疼痛，头痛眩晕，风寒湿痹，跌打损伤，痈疽疮疡。

【处方应付】

正名	处方用名	应付规格
川芎	川芎	川芎
	制川芎	酒川芎

【临床药学服务】

1. 性味归经　辛，温。归肝、胆、心包经。

2. 功能主治　活血行气，祛风止痛。

3. 用量　煎服，3～10g。研末吞服，每次1～1.5g。

4. 用法　内服入煎汤或入丸、散。外用研末麻油调敷，用于疮痈肿痛。

5. 煎服方法　不宜久煎。浸泡和煎煮时，应盖好煎药罐，避免药性散失。用于活血化瘀、通络止痛时，亦可酌情兑入黄酒煎煮药液。治疗疼痛、瘀血等病证，宜饭后温服。

6. 药学监护

（1）用药告知　本品刺激口腔黏膜及咽喉，宜饭后服用。脾胃虚弱者，饮食宜清淡。

（2）用药监护重点　注意疼痛症状、口唇与舌质瘀斑、皮肤黏膜；监测呼吸、脉搏、血压、凝血功能、肝肾功能、心电图、腹部B超等。

7. 药物警戒

（1）使用注意　不宜单味久服。酒精过敏不宜用酒剂。

（2）使用禁忌

①病证禁忌：凡阴虚火旺、多汗、热盛及各种出血性疾病急性期或有出血倾向者，皆不宜用。

②配伍与合用禁忌：恶黄连、黄芪、山茱萸、狼毒；畏硝石、滑石、黄连；反藜芦。不宜与阿司匹林、肝素钠、链激酶等抗凝血、溶栓药物合用；不宜与利血平合用。

③特殊人群用药禁忌：孕妇慎用。月经期及月经过多者慎用。

④饮食禁忌：服药期间，不可食肥猪犬肉及油腻、腥臊陈臭诸物；不可多食诸果、诸滑带之物。不宜过食辛辣、葱、姜、蒜等辛燥食品，避免辛燥伤阴。

（3）不良反应　可能出现嘴唇变厚、肿胀、流滋腻黄水等不良反应。

8. 贮藏养护　置阴凉干燥处，防蛀，防潮，防泛油。

延 胡 索

【来源】本品为延胡索 *Corydalis yanhusuo* W. T. Wang 的干燥块茎。

【产地】主产于河北、山东、江苏、浙江等地。

【性状鉴别】

1. 形色嗅味 本品呈不规则的扁球形，直径 0.5～1.5cm。表面黄色或黄褐色，有不规则网状皱纹。顶端有略凹陷的茎痕，底部常有疙瘩状突起。质硬而脆，断面黄色，角质样，有蜡样光泽。气微，味苦。

2. 优品质量 本品均以个大、饱满、质坚、色黄、内色黄亮者为佳。个小、色灰黄、中心有白色者质次。

【炮制与临床】

1. 炮制分类

（1）延胡索 拣去杂质，用水浸泡，洗净，晒晾，润至内外湿度均匀，切片或打碎。

（2）醋延胡索 取净延胡索，切片或段，置锅内，加米醋和适量水，煮约 2 小时，至透心，米醋被吸尽，取出，稍晾，至内外湿度一致，切厚片，干燥。每 100kg 延胡索，用米醋 25kg。

2. 临床功效 用于血瘀气滞诸证，头痛，风湿痹痛，肢体麻木。

【处方应付】

正名	处方用名	应付规格
延胡索	延胡索	延胡索
	醋延胡索	醋延胡索

【临床药学服务】

1. 性味归经 苦、辛，温。归肝、心、脾经。

2. 功能主治 活血通络，行气止痛。

3. 用量　煎服，3～10g。研末服 1.5～3g。醋制后可加强止痛之力。

4. 用法　内服入煎汤或入丸、散或研末。外用捣碎，醋调敷。

5. 煎服方法　煎煮前宜先将本品捣碎，煎煮时间可适当延长。治疗疼痛、瘀血等病症宜饭后温服。治疗因疼痛失眠者宜睡前服。

6. 药学监护

（1）用药告知　顾护脾胃，饮食宜清淡。

（2）用药监护重点　定期监测心电图、血常规、血压、凝血功能、肝功能、腹部 B 超；胃脘疼痛应监测钡餐、胃镜等。

7. 药物警戒

（1）使用注意　根据适应证与病情确定剂量与疗程。

（2）使用禁忌

①病证禁忌：本品辛温走散，凡经血枯少、月经先期、虚证崩漏、产后腹痛等属血热、血虚、气虚证者均慎用。有延胡索过敏史者忌用。

②配伍与合用禁忌：本品研末冲服时，不宜与制酸药如 H_2 受体阻滞剂、铝碳酸镁、碳酸氢钠等同时服用。

③特殊人群用药禁忌：孕妇慎用。

④饮食禁忌：服药期间，不可食肥猪犬肉及油腻、腥臊陈臭诸物；不可多食诸果、诸滑带之物。不宜过食辛辣、葱、姜、蒜等辛燥食品，避免辛燥伤阴；不宜过食咸性食物。

（3）不良反应　可能出现恶心、呕吐、乏力、食欲不振、腹胀、嗜睡、心率减慢等不良反应。

8. 贮藏养护　置通风干燥处，防霉，防蛀。

乳　香

【来源】本品为橄榄科植物乳香树 *Boswellia carterii* Birdw.、鲍达乳香树 *Boswellia bhawdajiana* Birdw.、野乳香树 *Boswellia neglecta* M. Moore 等皮部渗出的油胶树脂。

【产地】主产于北埃塞俄比亚、索马里及南阿拉伯半岛。

【性状鉴别】

1. 形色嗅味　本品呈长卵形滴乳状、类圆形颗粒或黏合成大小不等的不规则块状物。大者长达 2cm（乳香珠）或 5cm（原乳香）。表面黄白色，半透明，被有黄白色粉末，久存则颜色加深。质脆，遇热软化。破碎面有玻璃样或蜡样光泽。具特异香气，味微苦。

2. 优品质量　本品均以淡黄色、颗粒状、半透明、无砂石或树皮杂质、粉末黏手、气芳香者为佳。

【炮制与临床】

1. 炮制分类

（1）乳香　取原药材，拣净杂质，即可。

（2）醋制乳香　取原药材，除去杂质，置热锅内，用文火加热，炒至表面微熔化时，喷淋米醋，迅速翻炒至表面呈油亮光泽时，取出，晾凉。每 100kg 净乳香，用米醋 5kg。

（3）乳香粉　取醋乳香，粉碎成细粉。

2. 临床功效　用于血瘀诸痛症，疮疡痈肿。

【处方应付】

正名	处方用名	应付规格
乳香	熏陆香、马尾香、乳头香	乳香
	醋乳香	醋乳香

【临床药学服务】

1. 性味归经　辛、苦，温。归心、肝、脾经。

2. 功能主治　活血止痛，消肿生肌。

3. 用量　煎汤或入丸、散，3~5g；外用适量，研末调敷。

4. 用法　生乳香入煎剂易致呕吐，宜研末吞服，可以药汁冲服，亦可单独用白酒或黄酒冲服。外用以生品研末外撒或调敷为佳。

5. 煎服方法　入汤剂常致汤液混浊，宜用纱布过滤。胃弱者可少量频服，或者餐后、餐中服用，避免空腹服用。若用于治疗瘀血胃脘痛，宜饭后温服。

6. 药学监护

（1）用药告知　注意服用剂量及疗程，中病即止。

（2）用药监护重点　疼痛症状的改善情况；严密观察皮肤、血压、心率等；定期监测血常规、风湿免疫指标等。

7. 药物警戒

（1）使用注意　本品气浊味苦，对胃有刺激性，易致呕吐，胃弱者慎用。与活血或破血类药同用需减量。顾护脾胃。

（2）使用禁忌

①病证禁忌：凡无气血瘀滞者慎用。有消化系统疾病的患者慎用。乳香过敏者忌用。

②特殊人群用药禁忌：孕妇忌用。月经期妇女慎用。

③饮食禁忌：服药期间，忌食油腻、辛辣刺激性、寒冷、难消化的食物。不宜服用鱼、虾、蟹等发物。

（3）不良反应　可引起胃肠道的不良反应，还可引起乏力、发热、皮肤瘙痒、烦躁不安等过敏反应。

8. 贮藏养护　置阴凉干燥处。

郁　　金

【来源】本品为姜科植物温郁金 *Curcuma wenyujin* Y. H. Chen et C. Ling、姜黄 *Curcuma longa* L.、广西莪术 *Curcuma kwangsiensis* S. G. Lee et C. F. Liang 或蓬莪术 *Curcuma phaeocaulis* Val. 的干燥块根。前两者分别习称"温郁金"和"黄丝郁金"，其余按性状不同习称"桂郁金"或"绿丝郁金"。

【产地】主产于江苏、浙江、福建、广东、广西、江西、四川、云南等地。

【性状鉴别】

1. 形色嗅味

（1）温郁金　呈长圆形或卵圆形，稍扁，有的微弯曲，两端渐尖，长 3.5～7cm，直径 1.2～2.5cm。表面灰褐色或灰棕色，具不规则的纵皱纹，纵纹隆起处色较浅。质坚实，断面灰棕色，角质样；内皮层环明显。气微香，味微苦。

（2）黄丝郁金　呈纺锤形，有的一端细长，长 2.5～4.5cm，直径 1～1.5cm。表面棕灰色或灰黄色，具细皱纹。断面橙黄色，外周棕黄色至棕红色。气芳香，味辛辣。

（3）桂郁金　呈长圆锥形或长圆形，长 2～6.5cm，直径 1～1.8cm。表面具疏浅纵纹或较粗糙网状皱纹。气微，味微辛、苦。

（4）绿丝郁金　呈长椭圆形，较粗壮，长 1.5～3.5cm，直径 1～1.2cm。气微，味淡。

2. 优品质量　本品均以质坚实、外皮皱纹细、断面黄色者为佳。

【炮制与临床】

1. 炮制分类　临床调剂常用的郁金炮制品为取原药材，除去杂质，洗净，浸泡 4～8 小时，至约七成透时，取出，闷润 12～24 小时，至内外湿度一致，切薄片，干燥，筛去碎屑。

2. 临床功效　用于经闭痛经，胸腹胀痛、刺痛，热病神昏，癫痫发狂，黄疸尿赤。

【处方应付】

正名	处方用名	应付规格
郁金	马莲、五帝足、黄郁、郁金	郁金

【临床药学服务】

1. 性味归经　辛、苦，寒。归肝、心、胆经。

2. 功能主治　活血止痛，行气解郁，清心凉血，利胆退黄。

3. 用量　煎服，3～10g。研末服，2～5g。

4. 用法　入煎汤，研末，入丸、散或磨汁服。亦可研末调涂外敷。

5. 煎服方法　煎煮时间可适当延长。宜饭后服用。

6. 药学监护

（1）用药告知 顾护脾胃，饮食宜清淡。

（2）用药监护重点 胸、肋、脘腹诸痛；观测有无巩膜黄染、皮肤黄染，大小便颜色，肝区、肾区叩痛等；定期监测尿常规、肝肾功能、B超等。

7. 药物警戒

（1）使用注意 根据适应证与病情确定剂量与疗程。

（2）使用禁忌

①病证禁忌：血虚无瘀滞者忌用；阴虚火旺、破血妄行之吐血禁用；失血严重、气虚滞胀者禁用。凡气滞血瘀兼有气虚、血虚、阴虚者慎用；脾胃虚寒者慎用。

②配伍与合用禁忌：本品不宜与丁香同用。

③特殊人群用药禁忌：孕妇、月经期妇女慎用。

④饮食禁忌：服药期间，忌食肥猪犬肉及油腻、腥膜陈臭诸物；不可多食诸果、诸滑带之物。不宜过食辛辣、葱、姜、蒜等辛燥食品，避免辛燥伤阴。

（3）不良反应 尚未见此方面的报道。

8. 贮藏养护 置干燥处，防蛀。

莪 术

【来源】本品为姜科植物蓬莪术 *Curcuma phaeocaulis* Val.、广西莪术 *Curcuma kwangsiensis* S. G. Lee et C. F. Liang 或温郁金 *Curcuma wenyujin* Y. H. Chen et C. Ling 的干燥根茎。后者习称"温莪术"。

【产地】主产于我国台湾、福建、江西、广东、广西、四川、云南等地；印度至马来西亚亦有分布。

【性状鉴别】

1. 形色嗅味

（1）蓬莪术 呈卵圆形、长卵形、圆锥形或长纺锤形，顶端多钝尖，基部钝圆，长2~8cm，直径1.5~4cm。表面灰黄色至灰棕色，上部环节突起，有圆形微凹的须根痕或残留的须根，有的两侧各有 1 列下陷的芽痕和类圆形的侧生根茎痕，有的可见刀削痕。体重，质坚实，断面灰褐色至蓝褐色，蜡样，常附有灰棕色粉末，皮层与中柱易分离，内皮层环纹棕褐色。气微香，味微苦而辛。

（2）广西莪术　环节稍突起，断面黄棕色至棕色，常附有淡黄色粉末，内皮层环纹黄白色。

（3）温莪术　断面黄棕色至棕褐色，常附有淡黄色至黄棕色粉末。气香或微香。

2. 优品质量　本品均以质坚实、气香者为佳。

【炮制与临床】

1. 炮制分类

（1）莪术　取原药材，除去杂质，略泡，洗净，蒸软，切厚片，干燥。

（2）醋莪术　①取原药材，除去杂质，洗净，大小分开，置锅内，加米醋和水适量，煮 3～4 小时，至米醋被吸尽、内无干心，取出，晾凉。切厚片，晒干或低温干燥，筛去碎屑。②取莪术片，置锅内，加米醋和水适量，煮 1～2 小时，至米醋被吸尽，取出，晒干或低温干燥。

每 100kg 净莪术片，用米醋 20kg。

2. 临床功效　用于癥瘕痞块，瘀血经闭，胸痹心痛，食积胀痛。

【处方应付】

正名	处方用名	应付规格
莪术	蓬莪茂、蓬莪、蓬术、莪术	莪术
	醋莪术	醋莪术

【临床药学服务】

1. 性味归经　辛、苦，温。归肝、脾经。

2. 功能主治　行气破血，消积止痛。

3. 用量　煎服，6~9g。

4. 用法　内服入煎汤或入丸、散。现代用来治疗各种肿瘤，可制成滴丸、栓剂、注射剂等。

5. 煎服方法　常规煎煮。宜饭后服用。治疗急性疼痛时，宜加醋煎煮或用酒磨服。

6. 药学监护

（1）用药告知　对酒精过敏者，不宜用酒煎煮。顾护脾胃。

（2）用药监护重点　所治病证改善情况；定期监测尿常规、肝肾功能、凝血六项等。

7. 药物警戒

（1）使用注意　对莪术过敏者慎用。

（2）使用禁忌

①病证禁忌：气血两虚、脾胃虚弱无积滞者慎服。对莪术过敏者忌用。有出血倾向者慎用。

②特殊人群用药禁忌：孕妇、月经过多者忌用。

③饮食禁忌：服药期间，忌食肥猪犬肉及油腻、腥臊陈臭诸物；不可多食诸果、诸滑带之物。不宜过食辛辣、葱、姜、蒜等辛燥食品，避免辛燥伤阴。

（3）不良反应　可能出现胸闷、心慌、面部潮红、呼吸困难、头晕、恶心、发热、过敏性休克等不良反应。

8. 贮藏养护　置干燥处，防蛀。

（二）活血调经药

丹　参

【来源】本品为唇形科丹参 *Salvia miltiorrhiza* Bge. 的干燥根及根茎。

【产地】主产于安徽、河南、陕西、江苏、四川、河北、山东、浙江等省。

【性状鉴别】

1. 形色嗅味　本品根茎短粗，顶端有时残留茎基。根数条，长圆柱形，略弯曲，有的分枝并具须状细根，长10~20cm，直径0.3~1cm。表面棕红色或暗棕红色，粗糙，具纵皱纹。老根外皮疏松，多显紫棕色，常呈鳞片状剥落。质硬而脆，断面疏松，有裂隙或略平整而致密，皮部棕红色，木部灰黄色或紫褐色，导管束黄白色，呈放射状排列。气微，味微苦涩。

栽培品较粗壮，直径0.5~1.5cm。表面红棕色，具纵皱纹，外皮紧贴不易剥落。质坚实，断面较平整，略呈角质样。

2. 优品质量　本品均以根条粗壮、干燥、色紫红、无芦头及须根者为佳。

【炮制与临床】

1. 炮制分类　临床调剂常用的丹参炮制品为取原药材，除去杂质及残茎，迅速洗净，闷润2~4小时，至内外湿度一致，切厚片或5~10mm段，干燥，筛去碎屑。

2. 临床功效　用于月经不调，经闭痛经，癥瘕积聚，胸腹刺痛，热痹疼痛，疮疡肿痛，心烦不眠，肝脾肿大，心绞痛。

【处方应付】

正名	处方用名	应付规格
丹参	紫丹参、红根、血参根、丹参	丹参

【临床药学服务】

1. 性味归经　苦，微寒。归心、肝经。

2. 功能主治　活血调经，祛瘀止痛，凉血消痈，清心安神。

3. 用量　煎服，10~15g。活血化瘀宜酒炙用。

4. 用法　煎汤或入丸、散或膏剂；外用熬膏涂或煎汤熏洗。

5. 煎服方法　常规煎煮。宜饭后服用。

6. 药学监护

（1）用药告知 水煎剂用于活血时宜温服。

（2）用药监护重点 监测腹部 B 超、肝功能、血常规。长期大量使用者，应该监测肝肾功能。

7. 药物警戒

（1）使用注意 丹参与其他寒性活血化瘀中药联用时，适当减量。

（2）使用禁忌

①病证禁忌：血寒、血虚无瘀者禁用。

②配伍与合用禁忌：反藜芦。

③特殊人群用药禁忌：孕妇慎用。

④饮食禁忌：服药期间，忌食肥猪犬肉及油腻、腥臊陈臭诸物；不可多食诸果、诸滑带之物。不宜过食辛辣、葱、姜、蒜等刺激性食品，避免辛燥伤阴。

（3）不良反应 可能出现口干、头晕、乏力、气短、胸闷、恶心、呕吐等不良反应，但可自行缓解。

8. 贮藏养护 置通风干燥处，防霉。

益 母 草

【来源】本品为唇形科植物益母草 *Leonurus japonicus* Houtt. 的新鲜或干燥地上部分。

【产地】主产于内蒙古、河北北部、山西、陕西西北部、甘肃等地。

【性状鉴别】

1. 形色嗅味

（1）鲜益母草 幼苗期无茎，基生叶圆心形，边缘 5～9 浅裂，每裂片有 2～3 钝齿。花前期茎呈方柱形，上部多分枝，四面凹下成纵沟，长 30～60cm，直径 0.2～0.5cm；表面青绿色；质鲜嫩，断面中部有髓。叶交互对生，有柄；叶片青绿色，质鲜嫩，揉之有汁；下部茎生叶掌状 3 裂，上部叶羽状深裂或浅裂成 3 片，裂片全缘或具少数锯齿。气微，味微苦。

（2）干益母草　本品呈不规则的段。茎方形，四面凹下成纵沟，灰绿色或黄绿色。切面中部有白髓。叶片灰绿色，多皱缩、破碎。轮伞花序腋生，花黄棕色，花萼筒状，花冠二唇形。气微，味微苦。

2. 优品质量　本品均以枝嫩、叶多、色灰绿者为佳。

【炮制与临床】

1. 炮制分类

（1）鲜益母草　取原药材，除去杂质，迅速洗净。

（2）干益母草　取原药材，拣净杂质，迅速洗净，略润，切段，干燥。

2. 临床功效　用于妇女月经不调，胎漏难产，胞衣不下，产后血晕，瘀血腹痛，崩中漏下，尿血、泻血，痈肿疮疡。

【处方应付】

正名	处方用名	应付规格
益母草	益母蒿、益母艾、益母草	益母草

【临床药学服务】

1. 性味归经　辛、苦，微寒。归肝、心、膀胱经。

2. 功能主治　活血祛瘀，利水消肿，清热解毒。

3. 用量　9～30g；鲜品 12～40g。

4. 用法　煎汤或入丸、散或膏剂；治痈疔肿毒、皮肤痒疹取鲜品捣烂外敷或煎汤外洗。

5. 煎服方法　常规煎煮。慢性妇科疾病或跌打损伤之伤久作痛，宜熬膏，用温酒烊化服。服用时间较长者熬膏做丸服。

6. 药学监护

（1）用药告知　汤药宜温服，外洗液温度宜控制在 40℃～

50℃，适时应用。

（2）用药监护重点 观察所治病证改善情况；定期监测血常规、尿常规、凝血六项等。

7. 药物警戒

（1）使用注意 服用汤药不便者，可选用中成药益母草膏、益母草颗粒、益母草软胶囊，亦可达到同样的效果。

（2）使用禁忌

①病证禁忌：血虚无瘀者不宜使用，阴虚血少者忌服。

②特殊人群用药禁忌：滑胎及孕妇虚证无瘀者忌用。

③饮食禁忌：服药期间，忌食油腻、辛辣刺激性食物。

（3）不良反应 偶见乏力、疼痛酸麻；重者伴有大汗、血压下降，甚或虚脱。此外，尚有腰痛、血尿、变态反应、腹泻等不良反应。

8. 贮藏养护 置通风干燥处。

红　花

【来源】本品为菊科红花 *Carthamus tinctorius* L. 的干燥花。

【产地】主产于河南、浙江、四川等地。

【性状鉴别】

1. 形色嗅味 本品为不带子房的管状花，长 1~2cm。表面红黄色或红色。花冠筒细长，先端 5 裂，裂片呈狭条形，长 5~8mm；雄蕊 5，花药聚合成筒状，黄白色；柱头长圆柱形，顶端微分叉。质柔软。气微香，味微苦。

2. 优品质量 本品均以花片长、色鲜红、质柔软者为佳。

【炮制与临床】

1. 炮制分类 临床调剂常用的红花炮制品为取原药材，除去杂质，筛去碎屑。

2. 临床功效 用于经闭，痛经，恶露不行，癥瘕痞块，跌打损伤。

【处方应付】

正名	处方用名	应付规格
红花	草红、刺红花、杜红花、红花	红花

【临床药学服务】

1. 性味归经　辛，温。归心、肝经。

2. 功能主治　活血通经，祛瘀止痛。

3. 用量　煎服，3~10g。

4. 用法　内服水或酒煎，或入丸、散剂。治疗妇产科诸疾、跌打损伤、胸痹心痛酒煎服或入丸剂，治喉痹可用红花浸酒绞汁服。外用研末撒或调敷；或制成酊剂、油剂外搽。治褥疮、鸡眼、扁平疣可局部用药。

5. 煎服方法　煎煮火候不宜过大，以微沸为佳。宜饭后服。

6. 药学监护

（1）用药告知　宜温服。服用后有排粉红色尿液的现象，不必惊慌。

（2）用药监护重点　局部红肿压痛、腹部包块、肝脾肿大等；定期监测血常规、心电图等。

7. 药物警戒

（1）使用注意　本品活血力强，应从小剂量开始，逐渐递增。与其他活血化瘀中药联用时，可适当减量，避免活血过度，破血耗气。

（2）使用禁忌

①病证禁忌：素体阳热亢盛、血热妄行者及血虚无滞者不宜服用。有溃疡病、各种出血证急性期及有出血倾向者慎用。

②配伍与合用禁忌：不宜与阿司匹林等抗血小板聚集药及非甾体类抗炎药同用；红花与尿激酶、链激酶等溶栓药物合用时，

应该谨慎。

③特殊人群用药禁忌：孕妇忌用。月经期妇女慎用。肝功能不全者慎用。儿童、老年人、体弱者应酌情减轻用药剂量。

④饮食禁忌：服药期间，忌食油腻、辛辣刺激性食物。

（3）不良反应　可引起腹部不适、腹痛、腹泻；内服可出现过敏反应，轻者出现皮疹作痒，重者可见浮肿、腹痛、呼吸不畅、吞咽困难、尿少等不良反应。

8. 贮藏养护　置阴凉干燥处，防潮，防蛀。

牛　膝

【来源】本品为苋科植物牛膝 *Achyranthes bidentata* Bl. 的干燥根。

【产地】怀牛膝主产于河南焦作地区；川牛膝主产于四川、贵州及云南等地。

【性状鉴别】

1. 形色嗅味　本品呈细长圆柱形，挺直或稍弯曲，长 15～70cm，直径 0.4～1cm。表面灰黄色或淡棕色，有微扭曲的细纵皱纹、排列稀疏的侧根痕和横长皮孔样的突起。质硬脆，易折断，受潮后变软，断面平坦，淡棕色，略呈角质样而油润，中心维管束木质部较大，黄白色，其外周散有多数黄白色点状维管束，断续排列成 2～4 轮。气微，味微甜而稍苦涩。

2. 优品质量　本品均以条长、皮细肉肥、色黄白者为佳。

【炮制与临床】

1. 炮制分类

（1）牛膝　取原药材，除去杂质，洗净，闷润 5～6 小时，至内外湿度一致，除去残留芦头，切中段，干燥或低温干燥。

（2）酒牛膝　取牛膝段，用黄酒拌匀，闷润 2～4 小时，至黄酒被吸尽，置热锅内，用文火炒干，取出，晾凉。每 100kg 牛膝段，用黄酒 10kg。

2. 临床功效　用于经闭，痛经，腰膝酸痛，筋骨无力，淋证，水肿，头痛，眩晕，牙痛，口疮，吐血，衄血。

【处方应付】

正名	处方用名	应付规格
牛膝	牛膝	牛膝
	酒牛膝	酒牛膝

【临床药学服务】

1. 性味归经　苦、甘、酸，平。归肝、肾经。

2. 功能主治　逐瘀通经，补肝肾，强筋骨，利尿通淋，引血下行。

3. 用量　煎服，5~12g。补肝肾强筋骨酒制用；活血通经等生用。

4. 用法　入煎剂或入丸、散；或浸酒、熬膏。

5. 煎服方法　煎服时需要水成分浸泡。宜饭后服。

6. 药学监护

（1）用药告知　与其他活血化瘀药配伍时，注意剂量。

（2）用药监护重点　观察所致病证改善情况；定期监测血常规、尿常规、肝肾功能、凝血六项等。

7. 药物警戒

（1）使用注意　顾护脾胃。

（2）使用禁忌

①病证禁忌：梦遗失精者、脾虚中气下陷、久泄、脱肛、阴挺及脾虚下陷之腿膝肿痛者禁用。

②特殊人群用药禁忌：孕妇忌用。月经过多者忌单用。

③饮食禁忌：服药期间，忌食油腻、辛辣刺激性食物。

（3）不良反应　尚未见此方面报道。

8. 贮藏养护　置阴凉干燥处，防霉。

（三）活血疗伤药

马 钱 子

【来源】本品为马钱科植物马钱 *Strychnos nux-vomica* L. 的干燥成熟种子。

【产地】主产于印度、越南、泰国等国。

【性状鉴别】

1. 形色嗅味　本品呈纽扣状圆板形，常一面隆起，一面稍凹下，直径 1.5~3cm，厚 0.3~0.6cm。表面密被灰棕或灰绿色绢状茸毛，自中间向四周呈辐射状排列，有丝样光泽。边缘稍隆起，较厚，有突起的珠孔，底面中心有突起的圆点状种脐。质坚硬，平行剖面可见淡黄白色胚乳，角质状，子叶心形，叶脉 5~7 条。气微，味极苦。

2. 优品质量　本品以个大、饱满、灰棕微带绿色、有细密毛茸者为佳。

【炮制与临床】

1. 炮制分类

（1）马钱子　取原药材，除去杂质。

（2）砂炒马钱子　将砂置热锅内，用武火加热至灵活状态时，投入大小一致的马钱子，不断翻动，烫至鼓起并显棕褐色或深棕色，取出，筛去砂，放凉，除去绒毛。

2. 临床功效　用于跌打损伤，骨折肿痛，风湿顽痹，麻木瘫痪，痈疽疮毒，咽喉肿痛。此外，近年以其试治各种癌症，取得一定疗效。

【处方应付】

正名	处方用名	应付规格
马钱子	番木鳖、马钱子	马钱子
	炒马钱子	炒马钱子

【临床药学服务】

1. 性味归经　苦，温。归肝、脾经。

2. 功能主治　通络止痛，散结消肿。

3. 用量　入丸、散服，0.3～0.6g。外用适量，研末调涂。

4. 用法　不入汤剂，炮制后入丸、散服。研末吹喉或调敷，或醋磨涂，或煎油涂敷，或煎膏摊贴。

5. 煎服方法　一般不入煎剂。饭后服用。

6. 药学监护

（1）用药告知　用法用量遵医嘱，不可自行使用。

（2）用药监护重点　注意观察症状缓解情况。定期监测血常规、凝血六项、肝肾功能、风湿三项等。

7. 药物警戒

（1）使用注意　本品辛温燥烈毒大，服用过量可引起肢体颤动、惊厥、呼吸困难，甚至昏迷等中毒症状。故内服须严格控制用量与炮制方法。

（2）使用禁忌

①病证禁忌：体质虚弱者禁用。神经系统疾病、高血压病和心脏病等慎用。

②配伍与合用禁忌：与汉防己、罂粟壳、麝香、延胡索等药物一起使用应慎。不宜与巴比妥类等药物合用。

③特殊人群用药禁忌：孕妇忌服。肝肾功能不全者忌用。运动员慎用。儿童及老年人慎用。

④饮食禁忌：忌食油腻、生冷食物；少食生蒜、胡荽、生葱。忌饮酒、饮浓茶及酸性饮料。

（3）不良反应　强直性脊柱炎、血压升高、心率加速、头痛、头晕、烦躁不安，甚则昏迷、呼吸困难、多脏器损害等。

8. 贮藏养护　置干燥处。

土 鳖 虫

【来源】本品为鳖蠊科昆虫地鳖 *Eupolyphaga Sinesis* Walker 或冀地鳖 *Steleophaga plancyi*（Boleny）的雌虫干燥体。

【产地】主产于河北、河南、陕西、甘肃、青海及湖南等地。

【性状鉴别】

1. 形色嗅味

（1）地鳖　呈扁平卵形，长 1.3 ~ 3cm，宽 1.2 ~ 2.4cm。前端较窄，后端较宽，背部紫褐色，具光泽，无翅。前胸背板较发达，盖住头部；腹背板 9 节，呈覆瓦状排列。腹面红棕色，头部较小，有丝状触角 1 对，常脱落，胸部有足 3 对，具细毛和刺。腹部有横环节。质松脆，易碎。气腥臭，味微咸。

（2）冀地鳖　长 2.2 ~ 3.7cm，宽 1.4 ~ 2.5cm。背部黑棕色，通常在边缘带有淡黄褐色斑块及黑色小点。

2. 优品质量　本品均以身干、个整齐、黑褐色、无泥土者为佳。

【炮制与临床】

1. 炮制分类　临床调剂常用的土鳖虫炮制品为取原药材，除去杂质，筛去碎屑。

2. 临床功效　用于跌打损伤，筋伤骨折，血瘀经闭，产后瘀阻腹痛，癥瘕痞块。

【处方应付】

正名	处方用名	应付规格
土鳖虫	地鳖虫、土元、土鳖虫	土鳖虫

【临床药学服务】

1. 性味归经　咸，寒；有小毒。归肝经。

2. 功能主治　破血逐瘀，续筋接骨。

3. 用量　煎服，3 ~ 10g。研末服 1 ~ 1.5g，以黄酒送服为佳。

4. 用法　煎汤或入丸、散；研末以黄酒送服。研末调敷或用鲜品捣敷。

5. 煎服方法 常规煎煮。宜饭后服。炒制品研末吞服，用黄酒送服。

6. 药学监护

（1）**用药告知** 顾护脾胃。药液气腥臭，建议饭后服用以减少胃肠道反应；汤药宜温服。

（2）**用药监护重点** 观察所致病证改善情况；定期监测血压、心率、血常规、尿常规、凝血六项等。

7. 药物警戒

（1）**使用注意** 掌握适应证，注意剂量及患者体质。过敏体质慎用。服药恶心者，可以捣生姜浓汁喝，已经呕吐者，可喝粥养胃气。

（2）**使用禁忌**

①病证禁忌：经闭属于肾虚血枯者忌用。脾胃虚弱者慎用。

②配伍与合用禁忌：不宜与 β - 受体阻滞剂、钙通道阻滞剂等西药合用。

③特殊人群用药禁忌：孕妇忌服。

④饮食禁忌：服药期间，忌食油腻、生冷及对胃肠道有刺激的食物。

（3）**不良反应** 大剂量使用会出现消化系统不良反应，如恶心、呕吐、胃脘不适等；外敷可能出现皮肤过敏反应。

8. 贮藏养护 置通风干燥处，防蛀。

第十二节　化痰止咳平喘药

凡能够消除痰涎的药物，叫作化痰药；能够减轻或制止咳嗽、气喘的药物，叫作止咳平喘药。

咳嗽、气喘与痰涎在病机上常有密切的关系。一般咳喘常挟痰，而痰多每致咳喘。所以在治疗上，化痰药与止咳平喘药常相互配用。化痰药主要用于痰多咳嗽、咯痰困难、痰饮喘息，以及由痰所致的癫痫、惊厥、瘿瘤、瘰疬、阴疽、流注等病证。止咳平喘药主要用治症见咳嗽、气喘的多种疾患。

凡内伤、外感均能引起痰多与咳喘。因而治疗时，除应针对病情选择合宜的化痰止咳平喘药外，还应根据各种致病原因，综合观察其表里、虚实、寒热而做必要的配伍。如外感咳喘，当配伍解表药；虚劳咳喘，需合补益药；热痰、燥痰，宜清、宜润；寒痰、湿痰，可温、可燥；癫痫、惊厥，当配安神药和息风药；瘿瘤、瘰疬，宜用软坚散结药；阴疽、流注，需配温阳、通滞药。此外，许多医家认为，痰是津液停聚而成，指出治痰之要在于调气。如刘河间称："治咳嗽者，治痰为先；治痰者，下气为上。"庞安时亦谓："善治痰者，不治痰而治气，气顺则一身之津亦随气而顺矣。"所以调气又为治痰的一个重要方法。咳嗽兼咯血者，不宜用强烈而有刺激的化痰药，否则有促进出血的弊病。麻疹初期的咳嗽，忌用温性而带收湿作用的化痰药，以免影响麻疹的透发。根据化痰止咳平喘药的主要性能，又把它分为温化寒痰药、清化热痰药、止咳平喘药三类。

（一）温化寒痰药

半　夏

【来源】本品为天南星科植物半夏 *Pinellia ternata*（Thunb.）Breit. 的干燥块茎。

【产地】主产于江西、四川、甘肃、湖北、安徽、江苏、河南、浙江等地；以甘肃陇南的质量最好。

【性状鉴别】

1. 形色嗅味　本品呈类球形，有的稍偏斜，直径 1～1.5cm。表面白色或浅黄色，顶端有凹陷的茎痕，周围密布麻点状根痕；

下面钝圆，较光滑。质坚实，断面洁白，富粉性。气微，味辛辣、麻舌而刺喉。

2. 优品质量　本品均以个大、皮净、色白、质坚实、粉性足者为佳。

【炮制与临床】

1. 炮制分类

（1）生半夏　取原药材，除去杂质，筛去灰屑，晒干。

（2）清半夏　取净半夏，大小分开，用8%白矾溶液浸泡至内无干心，口尝微有麻舌感，取出，洗净，切厚片，干燥。

每100kg净半夏，用白矾20kg。

（3）姜半夏　取净半夏，大小分开，用水浸泡至内无干心时，取出；另取生姜切片煎汤，加白矾与半夏共煮透，取出，晾干，或晾至半干，干燥；或切薄片，干燥。

每100kg净半夏，用生姜25kg、白矾12.5kg。

（4）法半夏　取半夏，大小分开，用水浸泡至内无干心，取出；另取甘草适量，加水煎煮2次，合并煎液，倒入用适量水制成的石灰液中，搅匀，加入上述已浸透的半夏，浸泡，每日搅拌1~2次，并保持浸液pH值12以上，至剖面黄色均匀，口尝微有麻舌感时，取出，洗净，阴干或烘干，即得。

每100kg净半夏，用甘草15kg、生石灰10kg。

2. 临床功效　用于湿痰寒痰，咳喘痰多，痰饮眩悸，风痰眩晕，痰厥头痛，呕吐反胃，胸脘痞闷，梅核气；外治痈肿痰核。

【处方应付】

正名	处方用名	应付规格
半夏	半夏、地文、守田	半夏
	法半夏	法半夏
	清半夏	清半夏
	姜半夏	姜半夏

【临床药学服务】

1. 性味归经 辛、温；有毒。归脾、胃、肺经。

2. 功能主治 燥湿化痰，降逆止呕，消痞散结。

3. 用量 内服一般炮制后使用，3～9g。外用适量，磨汁涂或研末以酒调敷患处。

4. 用法 制品入煎汤或入丸、散；生品外用研末撒。鲜品捣敷或研汁涂，用于发背疔疮肿毒、毒蛇咬伤。

5. 煎服方法 常规煎煮。煎剂用于化痰宜饭后服，和胃降逆饭前服，和胃安神晚饭后服。

6. 药学监护

（1）用药告知 本品有毒，注意剂量及疗程。饮食宜清淡、易消化食物。

（2）用药监护重点 注意呼吸、皮肤变化；定期监测尿常规、肝功能。

7. 药物警戒

（1）使用注意 内服不可用生品。

（2）使用禁忌

①病证禁忌：阴虚燥咳、血证、热痰、燥痰应慎用。萎缩性胃炎与支气管扩张咯血者不宜单味过量久服。

②配伍与合用禁忌：不宜与川乌、制川乌、草乌、制草乌、附子同用。

③特殊人群用药禁忌：妊娠期妇女忌服。肝功能异常者慎用。

④饮食禁忌：服药期间，忌食辛辣食物。

（3）不良反应 可能导致失音、呕吐、水泻等副反应。

8. 贮藏养护 置通风干燥处，防蛀。

天 南 星

【来源】本品为天南星科植物天南星 *Arisaema erubescens* (Wall.) Schott、异叶天南星 *Arisaema heterophyllum* Bl. 或东北天

南星 *Arisaema amurense* Maxim. 的干燥块茎。

【产地】

1. 天南星　分布于河北、河南、广西、陕西、湖北、四川、贵州、云南、山西等地。

2. 东北天南星　分布于黑龙江、吉林、辽宁、河北、江西、湖北、四川等地。

3. 异叶天南星　分布于黑龙江、吉林、辽宁、浙江、江苏、江西、湖北、四川、陕西等地，同属入药植物。

4. 象天南星　分布于陕西。药材主产于四川、河南、贵州、云南、广西等地。此外，山东、河北、江苏、浙江、安徽、陕西、甘肃、辽宁、吉林等地亦产。

【性状鉴别】

1. 形色嗅味　本品呈扁球形，高 1~2cm，直径 1.5~6.5cm。表面类白色或淡棕色，较光滑，顶端有凹陷的茎痕，周围有麻点状根痕，有的块茎周边有小扁球状侧芽。质坚硬，不易破碎，断面不平坦，白色，粉性。气微辛，味麻辣。

2. 优品质量　本品均以个大、匀整、无外皮、色白、粉性足者为佳。

【炮制与临床】

1. 炮制分类

（1）天南星　取原药材，除去杂质，洗净，干燥。

（2）制天南星（姜南星）　取净天南星，大小分开，浸漂，每日换水 2~3 次，至起白沫时（约 7 天），换水后加白矾（每100kg 天南星，加白矾 2kg），泡 1 日后，再进行换水，至切开口尝微有麻舌感时取出。或将生姜片、白矾置锅内，加适量水煮沸后，加入天南星共煮至无干心时取出，除去姜片，晾至四至六成干，切薄片，干燥。每 100kg 净天南星，用生姜、白矾各 12.5kg。

2. 临床功效 用于湿痰、寒痰证，眩晕，中风，破伤风，瘰疬痰核。生用外治痈肿，蛇虫咬伤。

【处方应付】

正名	处方用名	应付规格
天南星	南星、白南星、天南星	天南星
	制天南星	制天南星

【临床药学服务】

1. 性味归经 苦、辛，温；有毒。归肺、肝、脾经。

2. 功能主治 燥湿化痰，祛风解痉；外用治痈肿，蛇虫咬伤。

3. 用量 煎服，3~9g，多制用。外用生品适量，研末以醋或酒调敷患处。

4. 用法 内服煎汤或入丸、散；外用研末撒或鲜品捣敷患处，可消肿散结止痛，治疗毒蛇咬伤、瘰疬痰核。

5. 煎服方法 常规煎煮。治疗风痰重病可不拘时服用。通络止痛，宜饭后服用。

6. 药学监护

（1）用药告知 本品有毒，注意剂量及疗程。

（2）用药监护重点 注意呼吸、皮肤变化；注意肝肾功能。

7. 药物警戒

（1）使用注意 生品内服宜慎。

（2）使用禁忌

①病证禁忌：阴虚燥痰证忌用，血热出血者、干咳少痰者慎用。

②配伍与合用禁忌：与镇静药有协同作用，联用时需减量。

③特殊人群用药禁忌：孕妇忌服。哺乳期妇女慎用。

④饮食禁忌：服药期间，忌食辛辣、油腻、生冷、黏腻之品。

（3）不良反应　可能导致头晕心慌、四肢麻木等副反应。皮肤接触可致瘙痒肿胀。

8. 贮藏养护　置通风干燥处，防霉，防蛀。

旋　覆　花

【来源】本品为菊科植物旋覆花 *Inula japonica* Thunb. 或欧亚旋覆花 *Inula britannica* L. 的干燥头状花序。

【产地】主产于河南、河北、江苏、浙江、安徽等地。

【性状鉴别】

1. 形色嗅味　本品呈扁球形或类球形，直径 1～2cm。总苞由多数苞片组成，呈覆瓦状排列，苞片披针形或条形，灰黄色，长 4～11mm；总苞基部有时残留花梗，苞片及花梗表面被白色茸毛，舌状花 1 列，黄色，长约 1cm，多卷曲，常脱落，先端 3 齿裂；管状花多数，棕黄色，长约 5mm，先端 5 齿裂；子房顶端有多数白色冠毛，长 5～6mm。有的可见椭圆形小瘦果。体轻，易散碎。气微，味微苦。

2. 优品质量　本品均以花头完整、色黄绿者为佳。

【炮制与临床】

1. 炮制分类

（1）旋覆花　取原药材，除去梗、叶及杂质。

（2）蜜旋覆花　取炼蜜，加适量沸水稀释，淋入净旋覆花中，拌匀，闷润 2～4 小时，置热锅内，用文火炒至不黏手时，取出，晾凉。

2. 临床功效　用于风寒咳嗽，痰饮蓄结，胸膈痞闷，喘咳痰多，呕吐噫气，心下痞硬。

【处方应付】

正名	处方用名	应付规格
旋覆花	金钱花、满天星、旋覆花	旋覆花

【临床药学服务】

1. 性味归经　苦、辛、咸，微温。归肺、脾、胃、大肠经。

2. 功能主治　降气，消痰，行水，止呕。

3. 用量　煎服，3～9g；宜布包煎。

4. 用法　内服煎汤或入丸、散。

5. 煎服方法　包煎，宜饭后服用。

6. 药学监护

（1）用药告知　用药剂量不宜太大，饮食以清淡、易消化为佳。

（2）用药监护重点　注意监测咳嗽、痰液变化，注意是否有心慌等不适。

7. 药物警戒

（1）使用注意　本品有绒毛，易刺激咽喉作痒而致呛咳呕吐，需布包煎。

（2）使用禁忌

①病证禁忌：阴虚劳嗽，津伤燥咳者忌用。

②配伍与合用禁忌：不宜与白芷、桑螵蛸配伍。

③特殊人群用药禁忌：孕妇慎用。

④饮食禁忌：服药期间，忌食黏腻生冷、不消化的食物。

（3）不良反应　偶有过敏反应；可出现头晕、胸闷、心慌、恶心、呕吐等症状，停药后症状消失。

8. 贮藏养护　置通风干燥处，防虫，防霉。

（二）清化热痰药

川　贝　母

【来源】本品为百合科植物川贝母 *Fritillaria cirrhosa* D. Don、暗紫贝母 *Fritillaria unibracteata* Hsiao et K. C. Hsia、甘肃贝母 *Fritillaria przewalskii* Maxim.、梭砂贝母 *Fritillar delavayi* Franch.、太白贝母 *Fritillaria taipaiensis* P. Y. Li 或瓦布贝母 *Fritillaria unibracte-*

ata Hsiao et K. C. Hsia var. *wabuensis*（S. Y. Tang et S. C. Yue）
Z. D. Liu，S. Wang et S. C. chen 的干燥鳞茎。按性状不同分别习
称"松贝""青贝""炉贝"和"栽培品"。

【产地】暗紫贝母为商品松贝的主要来源，因以四川省松潘
为集散地而得名，主产于四川省，销华东、华南，并出口。甘肃
省贝母又称岷贝，产于青海的称青贝；主产于甘肃省、青海省、
四川省。卷叶贝母为商品青贝的主要来源，主产于西藏自治区、
云南省、四川省，主销华东、华南，并出口。梭砂贝母因四川省
产品多集散在康定（旧名打箭炉）而名炉贝，主产于四川省、云
南省，销华北。

【性状鉴别】

1. 形色嗅味

（1）松贝　呈类圆锥形或近球形，高 0.3～0.8cm，直径
0.3～0.9cm。表面类白色。外层鳞叶 2 瓣，大小悬殊，大瓣紧抱
小瓣，未抱部分呈新月形，习称"怀中抱月"；顶部闭合，内有
类圆柱形、顶端稍尖的心芽和小鳞叶 1～2 枚；先端钝圆或稍尖，
底部平，微凹入，中心有 1 灰褐色的鳞茎盘，偶有残存须根。质
硬而脆，断面白色，富粉性。气微，味微苦。

（2）青贝　呈类扁球形，高 0.4～1.4cm，直径 0.4～1.6cm。
外层鳞叶 2 瓣，大小相近，相对抱合，顶部开裂，内有心芽和小
鳞叶 2～3 枚及细圆柱形的残茎。

（3）炉贝　呈长圆锥形，高 0.7～2.5cm，直径 0.5～2.5cm。
表面类白色或浅棕黄色，有的具棕色斑点。外层鳞叶 2 瓣，大小
相近，顶部开裂而略尖，基部稍尖或较钝。

（4）栽培品　呈类扁球形或短圆柱形，高 0.5～2cm，直径
1～2.5cm。表面类白色或浅棕黄色，稍粗糙，有的具浅黄色斑
点。外层鳞叶 2 瓣，大小相近，顶部多开裂而较平。

2. 优品质量　本品均以质坚实、粉性足、色白者为佳。

【炮制与临床】

1. 炮制分类　临床调剂常用的川贝母炮制品为取原药材，除去杂质，用时捣碎，或研末。

2. 临床功效　用于肺热燥咳，干咳少痰，阴虚劳嗽，痰中带血，瘰疬，乳痈，肺痈。

【处方应付】

正名	处方用名	应付规格
川贝母	贝母、空草、川贝母	川贝母

【临床药学服务】

1. 性味归经　苦、甘，微寒。归肺、心经。

2. 功能主治　清热润肺，化痰止咳，散结消痈。

3. 用量　煎服，3～10g；研粉冲服，1次1～2g。

4. 用法　内服煎汤或入丸、散或研末。

5. 煎服方法　常规煎煮。治疗咳嗽有痰或少痰宜饭后服用。

6. 药学监护

（1）用药告知　用药剂量不宜太大，饮食以清淡易消化为佳。

（2）用药监护重点　注意痰量及痰色的变化。

7. 药物警戒

（1）使用注意　中病即止。

（2）使用禁忌

①病证禁忌：脾胃虚寒及有湿痰者不宜用。低血压、糖尿病、青光眼患者慎用。

②配伍与合用禁忌：不宜与川乌、制川乌、草乌、制草乌、附子同用。

③特殊人群用药禁忌：孕妇慎用。

④饮食禁忌：服药期间，忌食辛辣刺激性食物。

（3）不良反应　偶有引起哮喘发作的不良反应。

8. 贮藏养护　置通风干燥处。

浙 贝 母

【来源】本品为百合科植物浙贝母 *Fritillaria thunbergii* Miq. 的干燥鳞茎。

【产地】主产于江苏（南部）、浙江（北部）和湖南等地。

【性状鉴别】

1. 形色嗅味

（1）大贝　为鳞茎外层的单瓣鳞叶，略呈新月形，高 1～2cm，直径 2～3.5cm。外表面类白色至淡黄色，内表面白色或淡棕色，被有白色粉末。质硬而脆，易折断，断面白色至黄白色，富粉性。气微，味微苦。

（2）珠贝　为完整的鳞茎，呈扁圆形，高 1～1.5cm，直径 1～2.5cm。表面类白色，外层鳞叶 2 瓣，肥厚，略似肾形，互相抱合，内有小鳞叶 2～3 枚和干缩的残茎。

（3）浙贝片　为鳞茎外层的单瓣鳞叶切成的片。椭圆形或类圆形，直径 1～2cm，边缘表面淡黄色，切面平坦，粉白色。质脆，易折断，断面粉白色，富粉性。

2. 优品质量　本品均以鳞叶肥厚、质坚实、粉性足、断面色白者为佳。

【炮制与临床】

1. 炮制分类　临床调剂常用的浙贝母炮制品为取原药材，除去杂质，洗净，润透，切厚片，干燥；或打成碎块。

2. 临床功效　用于风热咳嗽，痰火咳嗽，肺痈，乳痈，瘰疬，疮毒。

【处方应付】

正名	处方用名	应付规格
浙贝母	浙贝、大贝、象贝、珠贝	浙贝母

【临床药学服务】

1. 性味归经　苦，寒。归肺、心经。

2. 功能主治　清热化痰止咳，解毒散结消痈。

3. 用量　煎服，5～10g。

4. 用法　内服煎汤或入丸、散；外用研末撒或调敷。

5. 煎服方法　常规煎煮。饭后服用。

6. 药学监护

（1）用药告知　用药剂量不宜太大，饮食以清淡、易消化为佳。

（2）用药监护重点　注意痰量及痰色的变化。

7. 药物警戒

（1）使用注意　中病即止。

（2）使用禁忌

①病证禁忌：脾胃虚寒、大便溏者忌用。湿痰、痰质轻稀者不宜单独使用。低血压、糖尿病、青光眼患者慎用。

②配伍与合用禁忌：不宜与川乌、制川乌、草乌、制草乌、附子同用。

③特殊人群用药禁忌：孕妇慎用。

④饮食禁忌：服药期间，忌食生冷、油腻食物。

（3）不良反应　偶有引起哮喘发作的不良反应。

8. 贮藏养护　置通风干燥处。

瓜　蒌

【来源】本品为葫芦科植物栝楼 *Trichosanthes kirilowii* Maxim. 或双边栝楼 *Trichosanthes rosthornii* Harms 的干燥成熟果实。

【产地】主产于安徽、山东、河南、四川、江苏，浙江、河北、山西、陕西、福建、广东、广西等地亦产。

【性状鉴别】

1. 形色嗅味　本品呈类球形或宽椭圆形，长7～15cm，直径

6～10cm。表面橙红色或橙黄色，皱缩或较光滑，顶端有圆形的花柱残基，基部略尖，具残存的果梗。轻重不一。质脆，易破开，内表面黄白色，有红黄色丝络，果瓤橙黄色，黏稠，与多数种子黏结成团。具焦糖气，味微酸、甜。

2. 优品质量　本品均以完整不破、果皮厚、皱缩有筋、体重、糖粉足者为佳。

【炮制与临床】

1. 炮制分类　临床调剂常用的瓜蒌炮制品为取原药材，除去杂质及果柄，洗净，置适宜容器内，蒸（70℃～80℃）10～15分钟，取出，压扁，切宽丝，晒干或低温干燥，筛去碎屑。

2. 临床功效　用于肺热咳嗽，痰浊黄稠，胸痹心痛，结胸痞满，乳痈，肺痈，肠痈，大便秘结。

【处方应付】

正名	处方用名	应付规格
瓜蒌	瓜蒌、药瓜、栝楼蛋	瓜蒌

【临床药学服务】

1. 性味归经　甘、微苦，寒。归肺、胃、大肠经。

2. 功能主治　清热涤痰，宽胸散结，润燥滑肠。

3. 用量　煎服，9～15g。

4. 用法　内服煎汤或入丸、散；外用捣烂敷。

5. 煎服方法　全瓜蒌及瓜蒌皮常规煎煮。瓜蒌仁打碎入煎。饭后服用。

6. 药学监护

（1）用药告知　根据病情及个体差异掌握剂量，饮食以清淡、易消化为佳。

（2）用药监护重点　注意痰量及痰色的变化。注意观察大便的质地。

7. 药物警戒

（1）使用注意 区别证候轻重选择药量。

（2）使用禁忌

①病证禁忌：脾虚便溏者及寒痰、湿痰者忌用。

②配伍与合用禁忌：反乌头。恶干姜、牛膝。

③特殊人群用药禁忌：孕妇慎用。

（3）不良反应 可能引起胃部不适及轻度腹泻的不良反应。

8. 贮藏养护 置干燥处，防霉，防蛀。

竹 茹

【来源】本品为禾本科植物青秆竹 *Bambusa tuldoides* Munro、大头典竹 *Sinocalamus beecheyanus*（Munro）McClure var. *pubescens* P. F. Li 或淡竹 *Phyllostachys nigra*（Lodd.）Munro var. *henonis*（Mitf.）Stapf ex Rendle 的茎秆的干燥中间层。

【产地】主产于广东、海南。

【性状鉴别】

1. 形色嗅味 本品为卷曲成团的不规则丝条或呈长条形薄片状。宽窄厚薄不等，浅绿色、黄绿色或黄白色。纤维性，体轻松，质柔韧，有弹性。气微，味淡。

2. 优品质量 本品均以丝细均匀、干燥、色绿、质柔软、有弹性者为佳。

【炮制与临床】

1. 炮制分类

（1）竹茹 取原药材，除去杂质，切段或揉成小团。

（2）姜竹茹 取净竹茹小团，加姜汁拌匀，闷润至姜汁被吸尽后，置锅内用文火加热拌炒至黄色，取出，放凉。

2. 临床功效 用于痰热咳嗽，胆火挟痰，惊悸不宁，心烦失眠，中风痰迷，舌强不语，胃热呕吐，妊娠恶阻，胎动不安。

【处方应付】

正名	处方用名	应付规格
竹茹	竹茹	竹茹
	鲜竹茹	鲜竹茹

【临床药学服务】

1. 性味归经　甘，微寒。归肺、胃、心、胆经。

2. 功能主治　清热化痰，除烦，止呕。

3. 用量　煎服，5~10g。

4. 用法　内服煎汤或入丸、散。

5. 煎服方法　常规煎煮。饭后服用。

6. 药学监护

（1）用药告知　根据病情及个体差异掌握剂量，饮食以清淡、易消化为佳。

（2）用药监护重点　注意痰量及痰色的变化。

7. 药物警戒

（1）使用注意　区别证候轻重选择药量。

（2）使用禁忌

①病证禁忌：寒痰咳喘、胃寒呕逆及脾虚泄泻者忌用。感寒挟湿作呕者慎用。肺寒咳嗽者慎用。

②饮食禁忌：忌食生冷油腻食物。

（3）不良反应　尚未见此方面的报道。

8. 贮藏养护　置通风阴凉干燥处。

桔　梗

【来源】　本品为桔梗科植物桔梗 *Platycodon grandiflorum* (Jacq.) A. DC. 的干燥根。

【产地】　主产于安徽太和李兴镇、亳州，内蒙古赤峰牛营子；山东淄博池上镇、沂源县三岔乡和陕西商洛、商州沙河子、掖村、张村为传统产区。

【性状鉴别】

1. 形色嗅味　本品呈圆柱形或略呈纺锤形，下部渐细，有的有分枝，略扭曲，长 7～20cm，直径 0.7～2cm。表面白色或淡黄白色，不去外皮者表面黄棕色至灰棕色，具纵扭皱沟，并有横长的皮孔样斑痕及支根痕，上部有横纹。有的顶端有较短的根茎或不明显，其上有数个半月形茎痕。质脆，断面不平坦，形成层环棕色，皮部类白色，有裂隙，木部淡黄白色。气微，味微甜后苦。

2. 优品质量　本品均以根肥大、色白、质坚实、味苦者为佳。

【炮制与临床】

1. 炮制分类　临床调剂常用的桔梗炮制品为取原药材，除去杂质，洗净，稍浸，取出，闷润 8～12 小时，至内外湿度一致，切厚片，干燥，筛去碎屑。

2. 临床功效　用于咳嗽痰多，胸闷不畅，咽痛音哑，肺痈吐脓。

【处方应付】

正名	处方用名	应付规格
桔梗	包袱花、铃铛花、僧帽花、桔梗	桔梗

【临床药学服务】

1. 性味归经　苦、辛，平。归肺经。

2. 功能主治　宣肺，利咽，祛痰，排脓。

3. 用量　煎服，3～10g。

4. 用法　内服煎汤或入丸、散。

5. 煎服方法　常规煎煮。饭后服用。

6. 药学监护

（1）用药告知　若与其他药物同用，注意用量。饮食宜清淡。

（2）用药监护重点　观察食欲及有无咯血等。

7. 药物警戒

（1）使用注意　注意用量及疗程。顾护脾胃。

（2）使用禁忌

①病证禁忌：呕吐、呛咳、眩晕、阴虚火旺、咯血等忌用。胃溃疡、消化道出血者慎用。肺结核、支气管扩张者忌用。

②配伍与合用禁忌：不宜与山茱萸合用。

③特殊人群用药禁忌：孕妇慎用。

④饮食禁忌：忌猪肉、油腻、生冷食物。

（3）不良反应　可能引起恶心、呕吐的不良反应。

8. 贮藏养护　置通风干燥处，防蛀。

（三）止咳平喘药

苦 杏 仁

【来源】本品为蔷薇科植物山杏 *Prunus armeniaca* L. var. *ansu* Maxim. 、西伯利亚杏 *Prunus sibirica* L. 、东北杏 *Prunus mandshurica*（Maxim.）Koehne 或杏 *Prunus armeniaca* L. 的干燥成熟种子。

【产地】主产于三北地区（华北、东北、西北），以内蒙古、吉林、辽宁、河北、山西、陕西为多。

【性状鉴别】

1. 形色嗅味　本品呈扁心形，长 1～1.9cm，宽 0.8～1.5cm，厚 0.5～0.8cm。表面黄棕色至深棕色，一端尖，另端钝圆，肥厚，左右不对称，尖端一侧有短线形种脐，圆端合点处向上具多数深棕色的脉纹。种皮薄，子叶 2，乳白色，富油性。气微，味苦。

2. 优品质量　本品均以颗粒饱满、完整、味苦者为佳。

【炮制与临床】

1. 炮制分类

（1）苦杏仁　取原材料，筛去皮屑杂质，拣净残留的核壳及褐色油粒。用时捣碎。

（2）燀杏仁　取净杏仁，置沸水中烫至种皮微胀时，取出，放入冷水中，取出，除去种皮，晒干后簸净，收集种仁。

（3）炒杏仁　取燀杏仁，置热锅内，用文火炒至表面黄色，略带焦斑时，取出，晾凉。

2. 临床功效　用于咳嗽气喘，胸满痰多，肠燥便秘。

【处方应付】

正名	处方用名	应付规格
苦杏仁	苦杏仁、北杏、光北杏	苦杏仁、北杏、光北杏
	燀杏仁	燀杏仁
	炒杏仁	炒杏仁

【临床药学服务】

1. 性味归经　苦，微温；有小毒。归肺、大肠经。

2. 功能主治　降气止咳平喘，润肠通便。

3. 用量　煎服，5~10g，生品入煎剂后下。

4. 用法　内服煎汤或入丸、散。

5. 煎服方法　打碎入煎剂后下。饭后服用。

6. 药学监护

（1）用药告知　若与止咳平喘药同用，注意用量。饮食宜清淡。

（2）用药监护重点　观察呼吸、痰质及食欲、二便、血压等。

7. 药物警戒

（1）使用注意　内服不宜过量，以免中毒。

（2）使用禁忌

①病证禁忌：虚咳、阴虚咳嗽及大便溏泻者慎用。

②配伍与合用禁忌：不宜与可待因、吗啡、杜冷丁、苯巴比妥等具有中枢神经抑制作用的药物同用，不宜与酸性药物同用。

③特殊人群用药禁忌：婴幼儿、孕妇慎用。

④饮食禁忌：忌大蒜、狗肉、粟米。

（3）不良反应　可能引起眩晕、心悸、恶心、呕吐等不良反应。

8. 贮藏养护　置阴凉干燥处，防蛀。

紫　苏　子

【来源】本品为唇形科植物紫苏 *Perilla frutescens*（L.）Britt. 的干燥成熟果实。

【产地】主产于江苏、安徽、河南等地。

【性状鉴别】

1. 形色嗅味　本品呈卵圆形或类球形，直径约1.5mm。表面灰棕色或灰褐色，有微隆起的暗紫色网纹，基部稍尖，有灰白色点状果梗痕。果皮薄而脆，易压碎。种子黄白色，种皮膜质，子叶2，类白色，有油性。压碎有香气，味微辛。

2. 优品质量　本品均以色黄白、油性足者为佳。

【炮制与临床】

1. 炮制分类

（1）苏子　取原药材，除去杂质，筛去碎屑。

（2）炒苏子　取净苏子，置热锅内，用文火炒至有爆裂声，并有香气逸出时，取出，晾凉。

2. 临床功效　用于痰壅气逆，咳嗽气喘，肠燥便秘。

【处方应付】

正名	处方用名	应付规格
紫苏子	紫苏子、黑苏子、蓝苏子	紫苏子
	炒紫苏子	炒紫苏子

【临床药学服务】

1. 性味归经　辛，温。归肺经。

2. 功能主治　降气化痰，止咳平喘，润肠通便。

3. 用量　煎服，3～10g。

4. 用法　内服煎汤或入丸、散。

5. 煎服方法　打碎入煎剂。饭后服用。

6. 药学监护

（1）用药告知　饮食宜清淡。

（2）用药监护重点　观察呼吸、痰质及食欲、大便等。

7. 药物警戒

（1）使用注意　区别证候轻重选择药量。

（2）使用禁忌

①病证禁忌：阴虚咳喘及脾虚便溏者慎用。

②饮食禁忌：忌食鲤鱼。忌油腻生冷食物。

（3）不良反应　偶见腹泻。

8. 贮藏养护　置通风干燥处，防蛀。

百　　部

【来源】本品为百部科植物直立百部 *Stemona sessilifolia* （Miq.）Miq.、蔓生百部 *Stemona japonica* （Bl.）Miq. 或对叶百部 *Stemona tuberosa* Lour. 的干燥块根。

【产地】主产于湖北、广西、云南、四川、湖南等地。

【性状鉴别】

1. 形色嗅味

（1）直立百部　呈纺锤形，上端较细长，皱缩弯曲，长5～12cm，直径0.5～1cm。表面黄白色或淡棕黄色，有不规则深纵沟，间或有横皱纹。质脆，易折断，断面平坦，角质样，淡黄棕色或黄白色，皮部较宽，中柱扁缩。气微，味甘、苦。

（2）蔓生百部　两端稍狭细，表面多不规则皱褶和横皱纹。

（3）对叶百部　呈长纺锤形或长条形，长8～24cm，直径0.8～2cm。表面浅黄棕色至灰棕色，具浅纵皱纹或不规则纵槽。

质坚实，断面黄白色至暗棕色，中柱较大，髓部类白色。

2. 优品质量　本品均以粗壮、肥润、坚实、色白者为佳。

【炮制与临床】

1. 炮制分类

（1）百部　取原药材，拣净杂质及残茎，洗净，闷润 6 ~ 12 小时，至内外湿度一致，切厚片，干燥，筛去碎屑。

（2）蜜百部　取炼蜜，加适量沸水稀释，淋入百部片中，拌匀，闷润 2 ~ 4 小时，置热锅内，用火炒至表面棕黄色，不黏手时，取出，晾凉。每 100kg 百部片，用炼蜜 12.5kg。

2. 临床功效　用于新久咳嗽，肺痨咳嗽，顿咳；外用于头虱，体虱，蛲虫病，阴痒。蜜百部用于阴虚劳嗽。

【处方应付】

正名	处方用名	应付规格
百部	百条根、百部草、百部	百部
	蜜百部	蜜百部

【临床药学服务】

1. 性味归经　甘、苦，微温。归肺经。

2. 功能主治　润肺下气止咳，杀虫灭虱。

3. 用量　煎服，3 ~ 9g。外用适量，水煎或酒浸。

4. 用法　内服煎汤治疗新旧咳嗽。外用煎水洗或以医用酒精适量浸渍，治疗体虱、阴虱；水煎液保留灌肠治蛲虫病。

5. 煎服方法　常规煎煮。治疗咳喘宜饭后服用。

6. 药学监护

（1）用药告知　饮食宜清淡。

（2）用药监护重点　观察呼吸、痰质及食欲、二便等。

7. 药物警戒

（1）使用注意　区别证候轻重选择药量。

（2）使用禁忌

①病证禁忌：脾虚便溏者不宜用。慢性肠炎、慢性胃炎者忌大量久服。

②配伍与合用禁忌：不宜与酶制剂同用，不宜与碱性较强的西药同用，不宜与阿托品、氨茶碱同用，不宜与咖啡因同用。

③饮食禁忌：不宜饮茶，忌食辛辣刺激性食物。

（3）不良反应　可能出现口、鼻、咽喉发干及头晕、胸闷、厌食等不良反应。

8. 贮藏养护　置通风干燥处，防蛀，防霉。

葶 苈 子

【来源】本品为十字花科植物播娘蒿 *Descurainia sophia*（L.）Webb. ex Prantl. 或独行菜 *Lepidium apetalum* Willd. 的干燥成熟种子。前者习称"南葶苈子"，后者习称"北葶苈子"。

【产地】

1. 葶苈　分布于东北、华北、西北、华东、西南等地。

2. 琴叶葶苈　原产美洲；中国分布于山东、江苏、安徽、浙江、江西、福建、台湾、河南、湖北、广西等地。

3. 播娘蒿　分布于东北、华北、西北、华东、西南等地。

【性状鉴别】

1. 形色嗅味

（1）南葶苈子　呈长圆形略扁，长 0.8 ~ 1.2mm，宽约0.5mm。表面棕色或红棕色，微有光泽，具纵沟 2 条，其中 1 条较明显。一端钝圆，另端微凹或较平截，种脐类白色，位于凹入端或平截处。气微，味微辛、苦，略带黏性。

（2）北葶苈子　呈扁卵形，长 1 ~ 1.5mm，宽 0.5 ~ 1mm。一端钝圆，另端尖而微凹，种脐位于凹入端。味微辛辣，黏性较强。

2. 优品质量　本品均以身干、籽粒饱满、纯净者为佳。

【炮制与临床】

1. 炮制分类

（1）葶苈子　取原药材，除去杂质，筛去灰屑。

（2）炒葶苈子　取净葶苈子，用中火炒至有爆声，取出，放凉。

（3）蜜炙葶苈子　取炼蜜，加适量沸水稀释，淋入净葶苈子中，拌匀，闷润2～4小时，置热锅内，用文火炒至鼓起，不黏手时，取出，晾凉。

2. 临床功效　用于痰涎壅肺，喘咳痰多，胸胁胀满，不得平卧，胸腹水肿，小便不利。利水消肿宜生用；治痰饮喘咳宜炒用；肺虚痰饮喘咳宜蜜炙用。

【处方应付】

正名	处方用名	应付规格
葶苈子	丁历、大适、大室、葶苈子	葶苈子

【临床药学服务】

1. 性味归经　辛、苦，大寒。归肺、膀胱经。

2. 功能主治　泻肺平喘，行水消肿。

3. 用量　煎服，3～9g。外用适量，水煎或酒浸。

4. 用法　入丸、散剂或入煎剂。

5. 煎服方法　常规煎煮。煎剂宜饭后服用。

6. 药学监护

（1）用药告知　与其他苦寒止咳平喘药同用时，注意减量。顾护脾胃。

（2）用药监护重点　观察呼吸、痰质及食欲。注意尿量变化，监测电解质。

7. 药物警戒

（1）使用注意　区别证候轻重选择药量。

（2）使用禁忌

①病证禁忌：肺虚喘咳、脾虚肿满者忌服。

②配伍与合用禁忌：与降压药、利尿药、强心苷类药合用时剂量不宜过大。

③特殊人群用药禁忌：孕妇禁用。

（3）不良反应　可能出现全身皮肤丘疹伴瘙痒、胸闷憋气、恶心呕吐、心慌等不良反应。

8. 贮藏养护　置干燥处。

第十三节　安神药

凡以安神定志为主要功效的药物，称为安神药。

安神药分为两类：一类属于质重的金石药及介类药，取其重则能镇，重可去怯的作用，为重镇安神药；另一类属于植物药，取其养心滋肝的作用，为养心安神药。重镇安神药，多用于阳气躁动，心神不安的实证，有镇定安神之功。养心安神药，多用于心肝血虚，神志不宁的虚证，有补益安神之效。虽然重镇安神药大多用于实证，养心安神药大多用于虚证，但若虚实相兼，亦常配合应用，以提高疗效。

（一）重镇安神药

朱　砂

【来源】本品为硫化物类矿物辰砂族辰砂，主含硫化汞（HgS）。

【产地】主产于湖南、贵州、四川、云南等地。

【性状鉴别】

1. 形色嗅味　本品为粒状或块状集合体，呈颗粒状或块片状。鲜红色或暗红色，条痕红色至褐红色，具光泽。体重，质脆，片状者易破碎，粉末状者有闪烁的光泽。气微，味淡。

2. 优品质量　本品均以色鲜红、有光泽、质脆体重、无杂质为佳。

【炮制与临床】

1. 炮制分类　临床调剂常用的朱砂炮制品为取原药材，用磁铁吸去铁屑，置乳钵或球磨机中，加适量水共研细，再加多量水，搅拌，待粗细粉粒下沉，倾出混悬液，下沉部分再按上法反复操作多次，除去杂质，合并混悬液，静置，分取沉淀，干燥，研散。

2. 临床功效　用于心悸易惊，失眠多梦，癫痫发狂，小儿惊风，视物昏花，口疮，喉痹，疮疡肿毒。

【处方应付】

处方名	给付
朱砂、辰砂、丹砂	朱砂粉

【临床药学服务】

1. 性味归经　甘，微寒；有毒。归心经。

2. 功能主治　清心镇惊，安神，明目，解毒。

3. 用量　0.1~0.5g，多入丸、散服，不宜入煎剂。外用适量。

4. 用法　多入丸、散服，用于安神清心。外用撒敷患处，疗疮解毒。

5. 煎服方法　不宜入煎剂。用于安神宜睡前服；治疗温热病之热入心包或痰热内闭、高热烦躁适时服。

6. 药学监护

（1）用药告知　避免高脂饮食或饮酒，以防产生不良反应。

（2）用药监护重点　观察尿量，定期检测肝肾功能，观察口腔有无异常味觉及流涎增多、皮肤有无浮肿等。

7. 药物警戒

（1）使用注意　区别证候轻重选择药量。中病即止。入药只宜生用，忌火。外用时不宜大面积用药。

（2）使用禁忌

①病证禁忌：本品性寒，非实热者不宜。

②配伍与合用禁忌：避免与茶碱、心得安及含溴、碘的物质同用。

③特殊人群用药禁忌：孕妇及肝肾功能不全者禁用。

（3）不良反应　用量过大或过久容易造成急性或慢性中毒。

8. 贮藏养护　密闭，置干燥处。

磁　石

【来源】本品为氧化物类矿物尖晶石族磁铁矿，主含四氧化三铁（Fe_3O_4）。

【产地】主产于山东、河北、河南、辽宁、黑龙江、内蒙古、湖北、云南、广东、四川、山西、江苏、安徽。

【性状鉴别】

1. 形色嗅味　本品为块状集合体，呈不规则块状，或略带方形，多具棱角。灰黑色或棕褐色，条痕黑色，具金属光泽。体重，质坚硬，断面不整齐。具磁性。有土腥气，无味。

2. 优品质量　本品均以铁黑色、有光泽、吸铁能力强、杂质少者为佳。

【炮制与临床】

1. 炮制分类

（1）磁石　取原药材，拣去杂质，加工成碎块。

（2）煅磁石　取刷净的磁石块，置煅炉或适宜的容器内，煅至红透，立即倒入醋中浸淬，煅淬两次，冷却后，取出，研成细末。每100kg磁石，用米醋30kg。

2. 临床功效　用于惊悸失眠，头晕目眩，视物昏花，耳鸣耳聋，肾虚气喘。

【处方应付】

正名	处方用名	应付规格
磁石	玄石、生磁石、磁君	磁石
	煅磁石	煅磁石

【临床药学服务】

1. 性味归经　咸，寒。归肝、心、肾经。

2. 功能主治　镇惊安神，平肝潜阳，聪耳明目，纳气平喘。

3. 用量　9～30g，先煎。入丸、散，每次1～3g。

4. 用法　内服入汤剂或入丸、散。

5. 煎服方法　入汤剂宜打碎先煎。镇摄浮阳、安定神志宜睡前服；益肾纳气平喘宜饭后服。

6. 药学监护

（1）用药告知　因服后不易消化，故入丸、散不可多服。

（2）用药监护重点　观察尿量、血压变化，定期检测肝肾功能，观察有无恶心、眩晕出现，以及口唇红紫变化。

7. 药物警戒

（1）使用注意　区别证候轻重选择药量。中病即止。

（2）使用禁忌

①病证禁忌：脾胃虚弱者慎服。

②配伍与合用禁忌：恶牡丹、莽草。畏黄石脂。

③特殊人群用药禁忌：孕妇慎用。

（3）不良反应　用量过大或过久容易造成中毒。

8. 贮藏养护　置干燥处。

（二）养心安神药

酸　枣　仁

【来源】本品为鼠李科植物酸枣 *Ziziphus jujuba* Mill. var. *spinosa*（Bunge）Hu ex H. F. Chou 的干燥成熟种子。

【产地】主产于辽宁、内蒙古、河北、河南、山东、山西、陕西、甘肃、安徽、江苏等地。

【性状鉴别】

1. 形色嗅味　本品呈扁圆形或扁椭圆形，长5～9mm，宽5～7mm，厚约3mm。表面紫红色或紫褐色，平滑有光泽，有的有裂纹。有的两面均呈圆隆状突起；有的一面较平坦，中间有1条隆起的纵线纹，另一面稍突起。一端凹陷，可见线形种脐；另端有细小突起的合点。种皮较脆，胚乳白色，子叶两片，浅黄色，富油性。气微，味淡。

2. 优品质量　本品均以粒大、饱满、有光泽、外皮红棕色、种仁色黄白者为佳。

【炮制与临床】

1. 炮制分类

（1）酸枣仁　取原药材，除去杂质及残留核壳。

（2）炒酸枣仁　取净的酸枣仁，置热锅内，用文火炒至外皮鼓起，表面颜色变深，并有香气逸出时，取出，晾凉。

（3）焦酸枣仁　取洁净的酸枣仁，置热锅内，用武火150℃～180℃炒至鼓起，表面焦褐色，并有种皮部分破裂时，取出，晾凉。

2. 临床功效　用于虚烦不眠，惊悸多梦，体虚多汗，津伤口渴。

【处方应付】

正名	处方用名	应付规格
酸枣仁	枣仁、山枣、酸枣仁	酸枣仁
	炒酸枣仁	炒酸枣仁
	焦酸枣仁	焦酸枣仁

【临床药学服务】

1. 性味归经　甘、酸，平。归肝、胆、心经。

2. 功能主治　养心补肝，宁心安神，敛汗，生津。

3. 用量　煎服，10～15g。研末吞服，每次1.5～3g。

4. 用法　煎服或研末吞服。

5. 煎服方法　常规煎煮，饭后服用。

6. 药学监护

（1）用药告知　顾护脾胃。

（2）用药监护重点　观察有无恶心、眩晕等变化。

7. 药物警戒

（1）使用注意　区别证候轻重选择药量。

（2）使用禁忌

①病证禁忌：外感发热患者忌服。

②特殊人群用药禁忌：孕妇及糖尿病患者慎用。

（3）不良反应　用量过大或过久容易造成恶心、呕吐等不良反应。

8. 贮藏养护　置阴凉通风干燥处，防蛀。

远　志

【来源】本品为远志科植物远志 *Polygala tenuifolia* Willd. 或卵叶远志 *Polygala sibirica* L. 的干燥根。

【产地】主产于山西、陕西、河南、吉林等省。山西产量最大，陕西质量最好。

【性状鉴别】

1. 形色嗅味　本品呈圆柱形，略弯曲，长3～15cm。直径0.3～0.8cm。表面灰黄色至灰棕色，有较密并深陷的横皱纹、纵皱纹及裂纹，老根的横皱纹较密更深陷，略呈结节状。质硬而脆，易折断，断面皮部棕黄色，木部黄白色，皮部易与木部剥离。气微，味苦、微辛，嚼之有刺喉感。

2. 优品质量　本品均以色黄、内厚、干燥者为佳。

【炮制与临床】

1. 炮制分类

（1）远志 取原药材，除去杂质及木心，洗净，闷润约 1 小时，至内外湿度一致，切长段，干燥，筛去碎屑。

（2）制远志 取远志段，与甘草煎液同置锅内，不时翻搅，煮至煎液被吸尽，取出，干燥。每 100kg 净远志，用甘草 6kg。

2. 临床功效 用于心肾不交引起的失眠多梦、健忘惊悸、神志恍惚，咳痰不爽，疮疡肿毒，乳房肿痛。

【处方应付】

正名	处方用名	应付规格
远志	蕀菟、棘菟、细草、远志	远志
	制远志	制远志

【临床药学服务】

1. 性味归经 苦、辛，温。归心、肾、肺经。

2. 功能主治 安神益智，交通心肾，祛痰，消肿。

3. 用量 煎服，3～10g。

4. 用法 内服煎汤、浸酒或入丸、散。以甘草水制后，能减去燥性、缓和药性。蜜炙后，能增强其化痰止咳作用并可缓和药性，减少对胃的刺激。

5. 煎服方法 常规煎煮，饭后服用。

6. 药学监护

（1）用药告知 顾护脾胃。

（2）用药监护重点 观察有无二便、血压等变化。

7. 药物警戒

（1）使用注意 区别证候轻重选择药量。

（2）使用禁忌

①病证禁忌：有胃炎及胃溃疡者慎用。阴虚阳亢者忌服。

②配伍与合用禁忌：畏珍珠、藜芦、蛴螬。

（3）不良反应　用量过大或过久可能会出现伤及阴液等不良反应。

8. 贮藏养护　置阴凉通风干燥处。

第十四节　平肝息风药

凡以平肝阳、息肝风为主要作用的药物，称为平肝息风药。

平肝息风药，适用于肝阳上亢，头目眩晕，及肝风内动，惊痫抽搐等病症。在使用平肝息风药时，当根据病因选择配伍。如因热引起的，当配伍清热药；因风痰引起的，当配伍化痰药；因阴虚引起的，当配伍补阴药；因血虚引起的，当配伍养血药。肝阳上亢，或肝风内动，又往往兼有心悸、失眠等症，所以平肝息风药也常与安神药同用。本类药物性能各有不同，应区别使用。如药性寒凉者，不宜用于脾虚慢惊风等无热之证；药性温燥者，对阴亏血虚之证又当慎用。

（一）平抑肝阳药

石　决　明

【来源】本品为鲍科动物杂色鲍 *Haliotis Diversicolor* Reeve、皱纹盘鲍 *Haliotis discus hannai* Ino、羊鲍 *Haliotis ovina* Gmelin、澳洲鲍 *Haliotis ruber*（Leach）、耳鲍 *Haliotis asinina* Linnaeus 或白鲍 *Haliotis laevigata*（Donovan）的贝壳。

【产地】主产于福建平潭、厦门，广东捷胜、平海、宝安、上川岛、卤洲岛、涠洲岛及海南崖县（三亚）、保平港等地。

【性状鉴别】

1. 形色嗅味

（1）杂色鲍　呈长卵圆形，内面观略呈耳形，长 7～9cm，宽 5~6cm, 高约 2cm。表面暗红色, 有多数不规则的螺肋和细密生长线, 螺旋部小, 体螺部大, 从螺旋部顶处开始向右排列有 20 余个疣状突起, 末端 6~9 个开孔, 孔口与壳面平。内面光滑, 具珍珠样彩色光泽。壳较厚, 质坚硬, 不易破碎。气微, 味微咸。

(2) 皱纹盘鲍 呈长椭圆形, 长 8~12cm, 宽 6~8cm, 高 2~3cm。表面灰棕色, 有多数粗糙而不规则的皱纹, 生长线明显, 常有苔藓类或石灰虫等附着物, 末端 4~5 个开孔, 孔口突出壳面, 壳较薄。

(3) 羊鲍 近圆形, 长 4~8cm, 宽 2.5~6cm, 高 0.8~2cm。壳顶位于近中部而高于壳面, 螺旋部与体螺部各占 1/2, 从螺旋部边缘有 2 行整齐的突起, 尤以上部较为明显, 末端 4~5 个开孔, 呈管状。

(4) 澳洲鲍 呈扁平卵圆形, 长 13~17cm, 宽 11~14cm, 高 3.5~6cm。表面砖红色, 螺旋部约为壳面的 1/2, 螺肋和生长线呈波状隆起, 疣状突起 30 余个, 末端 7~9 个开孔, 孔口突出壳面。

(5) 耳鲍 狭长, 略扭曲, 呈耳状, 长 5~8cm, 宽 2.5~3.5cm, 高约 1cm。表面光滑, 具翠绿色、紫色及褐色等多种颜色形成的斑纹, 螺旋部小, 体螺部大, 末端 5~7 个开孔, 孔口与壳平, 多为椭圆形, 壳薄, 质较脆。

(6) 白鲍 呈卵圆形, 长 11~14cm, 宽 8.5~11cm, 高 3~6.5cm。表面砖红色, 光滑, 壳顶高于壳面, 生长线颇为明显, 螺旋部约为壳面的 1/3, 疣状突起 30 余个, 末端 9 个开孔, 孔口与壳平。

2. 优品质量 本品均以个大、壳厚、外皮洁净、内有彩色光泽者为佳。

【炮制与临床】

1. 炮制分类

（1）石决明　取原药材，除去杂质，加工成碎块。

（2）煅石决明　取净石决明，置煅炉或适宜容器内，煅（500℃，50分钟）至酥脆，取出，晾凉，打碎。

2. 临床功效　用于头痛眩晕，目赤翳障，视物昏花，青盲雀目。

【处方应付】

正名	处方用名	应付规格
石决明	九孔螺、千里光、石决明	石决明
	煅石决明	煅石决明

【临床药学服务】

1. 性味归经　咸，寒。归肝经。

2. 功能主治　平肝潜阳，清肝明目。

3. 用量　煎服6～20g。外用适量。

4. 用法　内服多用生品，入汤剂或入丸、散。外用点眼宜煅用、水飞。

5. 煎服方法　入汤剂宜打碎先煎。平肝潜阳饭后服，治泛酸、烧心宜饭前服用。

6. 药学监护

（1）用药告知　与其他寒凉药或食物同用时，注意减量。用药中顾护脾胃，宜食熟软易消化食物。

（2）用药监护重点　观察胃肠道反应、血压等。

7. 药物警戒

（1）使用注意　区分生、熟制品药效差异。石决明咸寒易伤脾胃，需掌握用药剂量，并配伍健脾和胃药。

（2）使用禁忌

①病证禁忌：脾胃虚寒、食少便溏者慎用。慢性萎缩性胃炎

不宜大量长期服用。

②配伍与合用禁忌：石决明畏旋覆花，反云母。据报道，石决明不宜与四环素类、异烟肼、利福平、维生素 C、洋地黄类药同用。

③特殊人群用药禁忌：肾炎、肾功能不全等肾病患者不宜大量长期服用。

（3）不良反应　临床如大剂量食用，会出现消化道不良反应，如胃脘不适、食欲不振等。

8. 贮藏养护　置干燥处。

牡　蛎

【来源】本品为牡蛎科动物长牡蛎 *Ostrea gigas* Thunberg、大连湾牡蛎 *Ostrea talienwhanensis* Crosse 或近江牡蛎 *Ostrea rivularis* Gould 的贝壳。

【产地】我国沿海均有分布，山东、福建、广东沿海已人工养殖。

【性状鉴别】

1. 形色嗅味

（1）长牡蛎　呈长片状，背腹缘几平行，长 10～50cm，高 4～15cm。右壳较小，鳞片坚厚，层状或层纹状排列。壳外面平坦或具数个凹陷，淡紫色、灰白色或黄褐色；内面瓷白色，壳顶两侧无小齿。左壳凹陷深，鳞片较右壳粗大，壳顶附着面小。质硬，断面层状，洁白。气微，味微咸。

（2）大连湾牡蛎　呈类三角形，背腹缘呈八字形。右壳外面淡黄色，具疏松的同心鳞片，鳞片起伏成波浪状，内面白色。左壳同心鳞片坚厚，自壳顶部放射肋数个，明显，内面凹下呈盒状，铰合面小。

（3）近江牡蛎　呈圆形、卵圆形或三角形等。右壳外面稍不平，有灰、紫、棕、黄等色，环生同心鳞片，幼体者鳞片薄而脆，多年生长后鳞片层层相叠，内面白色，边缘有的淡紫色。

2. 优品质量　本品均以个大、整齐、质坚、内面光洁、色白者为佳。

【炮制与临床】

1. 炮制分类

（1）生牡蛎　取原药材，除去杂质，洗净，干燥，加工成碎块。

（2）煅牡蛎　取净牡蛎，置锻炉或适宜的容器内，煅（500℃，1小时）至酥脆，取出，晾凉。

2. 临床功效　用于惊悸失眠，眩晕耳鸣，瘰疬痰核，癥瘕痞块。煅牡蛎收敛固涩，制酸止痛。用于自汗盗汗，遗精滑精，崩漏带下，胃痛吞酸。

【处方应付】

正名	处方用名	应付规格
牡蛎	牡蛎、蛎蛤、牡蛤	生牡蛎
	煅牡蛎	煅牡蛎

【临床药学服务】

1. 性味归经　咸，微寒。归肝、胆、肾经。

2. 功能主治　重镇安神，潜阳补阴，软坚散结。

3. 用量　煎服9~30g。外用适量。

4. 用法　入汤剂或入丸、散。外用研末干撒，调敷或做扑粉，用于皮肤湿疹、湿疮。

5. 煎服方法　入汤剂宜打碎先煎。用于重镇安神睡前服；用作平肝潜阳、软坚散结、收敛固涩宜饭后服；用于制酸止痛宜饭前服。

6. 药学监护

（1）用药告知　与其他寒凉药物同用时，注意减量。用药中顾护脾胃，饮食宜熟软、易消化。

（2）用药监护重点　胃肠功能、肝肾功能、心率、血压等。

7. 药物警戒

（1）使用注意　区别生、制品药效差异。区别证候轻重选择药量，不宜长期大剂量服用。

（2）使用禁忌

①病证禁忌：体虚而多寒者忌服。肾阳虚、外感表证、便秘者忌用。脾胃虚寒、食少便溏者慎用。萎缩性胃炎不宜大量长期服用。对海产品过敏者忌用。

②配伍与合用禁忌：不宜与麻黄、细辛、吴茱萸、辛夷同用。有研究认为，不宜与四环素类、异烟肼等同用，不宜与洋地黄、维生素 C 同用

③特殊人群用药禁忌：孕妇慎用；肾炎、肾功能不全等肾病患者不宜大量长期服用。

（3）不良反应　据报道，部分患者用药后会出现呕吐、腹泻等胃肠道不良反应；程度较轻者，停药后可自行消失。

8. 贮藏养护　置干燥处。

赭　石

【来源】本品为氧化物类矿物刚玉族赤铁矿，主含三氧化二铁（Fe_2O_3）。

【产地】主产于山西、河北、河南、山东等地。

【性状鉴别】

1. 形色嗅味　本品为鲕状、豆状、肾状集合体，多呈不规则的扁平块状。暗棕红色或灰黑色，条痕樱红色或红棕色，有的有金属光泽。一面多有圆形的突起，习称"钉头"；另一面与突起相对应处有同样大小的凹窝。体重，质硬，砸碎后断面显层叠状。气微，味淡。

2. 优品质量　本品均以色棕红、有钉头、断面层叠状者为佳。

【炮制与临床】

1. 炮制分类

（1）赭石　取原药材，除去杂质，加工成碎块。

（2）煅赭石　取净赭石，置锻炉或适宜的容器内，煅（约700℃，20分钟）至红透，取出，立即投入米醋中浸淬，捞出，晾干，未煅透者再反复烧煅和浸淬，直至酥脆。每100kg净赭石，用醋30~60kg。

2. 临床功效　用于眩晕耳鸣，呕吐，噫气，呃逆，喘息，吐血，衄血，崩漏下血。

【处方应付】

正名	处方用名	应付规格
赭石	赭石	赭石
	煅赭石	煅赭石

【临床药学服务】

1. 性味归经　苦，寒。归肝、心、肺、胃经。

2. 功能主治　平肝潜阳，重镇降逆，凉血止血。

3. 用量　煎服10~30g，入丸、散1~3g。外用适量。

4. 用法　内服用生品或火煅醋淬研粉用，入汤剂或研末入丸、散剂。

5. 煎服方法　入汤剂宜打碎先煎。用于平肝潜阳、凉血止血饭后服；用于重镇降逆宜少量多次不定时服。

6. 药学监护

（1）用药告知　与其他寒凉药同用时，注意减量。用药中顾护脾胃，饮食宜熟软、易消化。

（2）用药监护重点　精神状态、肝肾功能、心功能、大便、血压等。

7. 药物警戒

（1）使用注意　本品苦寒重镇、药性沉降，不宜长期服用。

（2）使用禁忌

①病证禁忌：凡外感风寒、内伤生冷、脾胃虚寒、肾阳虚衰者均不宜单独服用。肠炎、腹泻者忌单味长期服用。脱肛、子宫下垂等中气下陷者忌用。

②配伍与合用禁忌：不宜与附子、天雄同用。有报道认为，不宜与四环素族、异烟肼、利福平、强的松龙片、维生素 C 等同用。

③特殊人群用药禁忌：孕妇慎用。老年人、婴幼儿及肝肾功能不全者不宜长期服用。

（3）不良反应　据报道，赭石超量服用可致中毒反应，可出现头痛头晕、恶心呕吐、腹痛腹泻、呕吐物及大便带血、心悸、眩晕、呼吸困难、血压降低、尿闭、抽搐、黄疸、肝脏损害等症状。

8. 贮藏养护　瓦缸装，置干燥处。

（二）息风止痉药

羚　羊　角

【来源】本品为牛科动物赛加羚羊 *Saiga tatarica* Linnaeus 的角。

【产地】主产于新疆博乐、温泉、塔城、裕民等地；此外在俄罗斯、蒙古等国也产。

【性状鉴别】

1. 形色嗅味　本品呈长圆锥形，略呈弓形弯曲，长 15～33 cm；类白色或黄白色，基部稍呈青灰色。嫩枝对光透视有"血丝"或紫黑色斑纹，光润如玉，无裂纹，老枝则有细纵裂纹。除尖端部分外，有 10～16 个隆起环脊，间距约 2cm，用手握之，四指正好嵌入凹处。角的基部横截面圆形，直径3~4cm，内有坚硬质重的角柱，习称"骨塞"，骨塞长约占全角的1/2或1/3，表面有突起的纵棱与其外面角鞘内的凹沟紧密嵌合，从横断面观，其结合部呈锯齿状。除去"骨塞"后，角的下半段成空洞，全角呈半透明，对光透视，上半段中央有一条隐约可辨的细孔道直通角尖，习称"通天眼"。质坚硬。气微，味淡。

2. 优品质量　本品均以角肉丰满、色润、有光泽、质嫩、无裂纹、显有鲜红血斑（称全活羚羊）者为佳。

【炮制与临床】

1. 炮制分类

（1）羚羊角镑片　取羚羊角，大小分开，温水洗净，去塞，加工成极薄片，干燥。

（2）羚羊角粉　取原药材，洗净，去塞，干燥，打成碎块，粉碎成细粉。

2. 临床功效　用于肝风内动，惊痫抽搐，妊娠子痫，高热痉厥，癫痫发狂，头痛眩晕，目赤翳障，温毒发斑，痈肿疮毒。

【处方应付】

正名	处方用名	应付规格
羚羊角	羚羊角	羚羊角片
	羚羊角粉	羚羊角粉

【临床药学服务】

1. 性味归经　咸，寒。归肝、心经。

2. 功能主治　平肝息风，清肝明目，散血解毒。

3. 用量　煎服，1~3g。磨汁或研粉服，每次0.3~0.6g。

4. 用法　内服入汤剂；磨汁或研粉服；或入丸、散剂服。

5. 煎服方法　水煎时宜镑成薄片单煎2小时以上。亦可磨汁或研粉服。治疗高热随时服；凉血解毒饭后服。

6. 药学监护

（1）用药告知　与其他寒凉药同用时，注意减量。用药中顾护脾胃，饮食宜熟软、易消化。

（2）用药监护重点　精神状态、过敏反应、血压、心功能等。

7. 药物警戒

（1）使用注意　本品不宜大剂量使用，日用量累计不宜超过3g。

（2）使用禁忌

①病证禁忌：本品性寒，脾虚慢惊者忌用；阴虚动风者慎用。

②配伍与合用禁忌：不宜与川乌、草乌、附子同用；不宜与小檗碱同用。羚羊角与镇静药、麻醉药同用时剂量不宜过大。

③特殊人群用药禁忌：孕妇慎用。

（3）不良反应　有临床报道，羚羊角粉可引起过敏性紫癜。亦有临床报道羚羊角注射液可致过敏性休克。

8. 贮藏养护　置阴凉干燥处。

牛　黄

【来源】本品为牛科动物牛 *Bostaurus domesticus* Gmelin 的干燥胆结石。

【产地】主产于华北、东北、西北地区。河南、湖北、四川、云南、贵州、江苏、浙江等地亦产。

【性状鉴别】

1. 形色嗅味　本品多呈卵形、类球形、三角形或四方形，大小不一，直径0.6~3（4.5）cm，少数呈管状或碎片。表面黄红色至棕黄色，有的表面挂有一层黑色光亮的薄膜，习称"乌金衣"，有的粗糙，具疣状突起，有的具龟裂纹。体轻，质酥脆，易分层剥落，断面金黄色，可见细密的同心层纹，有的夹有白心。气清香，味苦而后甘，有清凉感，嚼之易碎，不黏牙。

2. 优品质量　本品均以个整齐、色泽鲜艳、棕黄色、质细腻、气味清香者为佳。

【炮制与临床】

1. 炮制分类　临床调剂常用的牛黄炮制品为取原药材，除去杂质，研成细粉即成。

2. 临床功效　用于热病神昏，中风痰迷，惊痫抽搐，癫痫发狂，咽喉肿痛，口舌生疮，痈肿疔疮。

【处方应付】

正名	处方用名	应付规格
牛黄	牛黄粉	牛黄粉

【临床药学服务】

1. 性味归经　甘，凉。归心、肝经。

2. 功能主治　清心，豁痰，开窍，凉肝，息风，解毒。

3. 用量　内服0.15~0.35g。外用适量。

4. 用法　内服入丸、散。外用研末敷患处。

5. 煎服方法　一般不入煎剂。

6. 药学监护

（1）用药告知　与其他寒凉药物同用时，注意减量。用药中顾护脾胃，饮食宜熟软、易消化。

（2）用药监护重点　精神状态、血压变化、胃肠功能、心功能、过敏反应等。

7. 药物警戒

（1）使用注意　易伤脾胃，注意疗程及用量并适当配伍。

（2）使用禁忌

①病证禁忌：非实热证，脾胃虚寒、寒痰内停证等不宜服

用。患有慢性肠炎等消化系统疾病者不宜长期服用。低血压患者不宜长期服用。

②配伍与合用禁忌：牛黄不宜与龙骨、龙胆草、牛膝、地黄同用。有报道认为，不宜与水合氯醛、苯巴比妥等镇静药同用，不宜与肾上腺素、阿托品同用。

③特殊人群用药禁忌：孕妇忌用。婴幼儿及老年人慎用。

（3）不良反应　据报道，服用牛黄解毒片可出现血小板减少、消化道出血、荨麻疹型药疹、过敏性休克、膀胱炎、支气管哮喘等。牛黄过量内服可引起中毒，出现血压下降、心率减慢、呼吸和循环衰竭等。

8. 贮藏养护　遮光，密闭，置阴凉干燥处，防潮，防压。

钩　藤

【来源】　本品为茜草科植物钩藤 Uncaria rhynchophylla (Miq.) Miq. ex Havil.、大叶钩藤 Uncaria macrophylla Wall.、毛钩藤 Uncaria hirsuta Havil.、华钩藤 Uncaria sinensis (Oliv.) Havil. 或无柄果钩藤 Uncaria sessilifructus Roxb. 的干燥带钩茎枝。

【产地】　主产于陕西、安徽、浙江、江西、福建、湖北、湖南、广东、广西、四川、贵州、云南等地。

【性状鉴别】

1. 形色嗅味

（1）钩藤　茎枝圆柱形或类方柱形，直径 2 ~ 6mm。表面红棕色至紫棕色或棕褐色，上有细纵纹，无毛。茎上具略突起的环节，对生两个向下弯曲的钩或仅一侧有钩，钩长 1 ~ 2cm，形如船铺，先端渐尖，基部稍圆。钩基部的枝上可见叶柄脱落后凹点及环状的托叶痕。体轻，质硬。横断面外层棕红色，髓部淡棕色或淡黄色。气微，味淡。

（2）华钩藤　茎枝方柱形，四角有棱，直径 2 ~ 5mm。表面黄绿色或黄棕色。钩长 1.3 ~ 2.8cm，弯曲成长钩状。钩基部枝上常留有半圆形反转或不反转的托叶，基部扁阔。体轻，质松。断面髓部白色。

（3）大叶钩藤　茎枝方柱形，两侧有较深的纵沟，直径2～5mm。表面灰棕色至浅棕色，被褐色毛，尤以节部及钩端明显。钩长1.7～3.5cm，向内深弯几成半圆形，末端膨大成小球。断面髓部通常中空，偶有髓。

2. 优品质量　本品均以质坚、色红褐或棕褐、有钩者为佳。

【炮制与临床】

1. 炮制分类　临床调剂常用的钩藤炮制品为取原药材，除去杂质。

2. 临床功效　用于肝风内动，惊痫抽搐，高热惊厥，感冒夹惊，小儿惊啼，妊娠子痫，头痛眩晕。

【处方应付】

正名	处方用名	应付规格
钩藤	钩藤、大钩丁、双钩藤	钩藤

【临床药学服务】

1. 性味归经　甘，凉。归肝、心包经。

2. 功能主治　息风定惊，清热平肝。

3. 用量　煎服，3～12g。

4. 用法　内服入煎剂或散剂。

5. 煎服方法　入煎剂宜后下，不宜久煎。治热极生风随时服；治肝阳头痛、眩晕饭后服。

6. 药学监护

（1）用药告知　与其他寒凉药同用时，注意减量。用药中顾护脾胃，饮食宜熟软、易消化。

（2）用药监护重点　精神状态、血压变化、心率、胃肠功能等。

7. 药物警戒

（1）使用注意　根据证候轻重选择药量和疗程。久用注意寒凉伤胃。

（2）使用禁忌

①病证禁忌：脾胃虚寒、肾阳虚及外感风寒、内伤生冷等症不宜长期服用。昏迷、心动过缓、低血压患者不宜大量长期服用。

②配伍与合用禁忌：不宜与肾上腺素及去甲肾上腺素同用。

③特殊人群用药禁忌：先兆流产者慎用。老年人和婴幼儿不宜长期大量服用。

（3）不良反应　有报道，高血压患者服用钩藤总碱治疗量时，个别可出现心动过缓、头晕、皮疹、月经量减少等症状，但停药后可自行消除。

8. 贮藏养护　置干燥处。

天　　麻

【来源】本品为兰科植物天麻 *Gastrodia elata* B1. 的干燥块茎。

【产地】主产于四川、云南、贵州、湖北、陕西等省，现多为栽培生产。

【性状鉴别】

1. 形色嗅味　本品呈椭圆形或长条形，略扁，皱缩而稍弯曲，长 3～15cm，宽 1.5～6cm，厚 0.5～2cm。表面黄白色至淡黄棕色，有纵皱纹及由潜伏芽排列而成的横环纹多轮，有时可见棕褐色菌索。顶端有红棕色至深棕色鹦嘴状的芽或残留茎基；另端有圆脐形疤痕。质坚硬，不易折断，断面较平坦，黄白色至淡棕色，角质样。气微，味甘。

2. 优品质量　本品均以质地坚实、体重、有鹦哥嘴、无空心者为佳。

【炮制与临床】

1. 炮制分类　临床调剂常用的天麻炮制品为取原药材，除去杂质，大小分开，洗净，浸泡6~10小时，取出，闷润18~24小时，至内外湿度一致，切薄片，干燥，筛去碎屑。

2. 临床功效　用于小儿惊风，癫痫抽搐，破伤风，头痛眩晕，手足不遂，肢体麻木，风湿痹痛。

【处方应付】

正名	处方用名	应付规格
天麻	天麻	天麻

【临床药学服务】

1. 性味归经　甘，平。归肝经。

2. 功能主治　息风止痉，平抑肝阳，祛风通络。

3. 用量　煎服3~10g；研末冲服1~1.5g。

4. 用法　内服入煎剂，或丸、散剂或冲服。亦可制成注射剂。

5. 煎服方法　常规煎煮。用于平抑肝阳、祛风通络多饭后服，用于息风止痉可不拘时服。

6. 药学监护

（1）用药告知　饮食宜清淡、易消化。

（2）用药监护重点　精神状态、血压变化、心率、肾功能、过敏反应等。

7. 药物警戒

（1）使用注意　若与镇静药、麻醉药同用，应注意减量。

（2）使用禁忌

①病证禁忌：阴虚火旺、血虚血燥、实热内炽而致肝风内动或肝阳上亢者不宜单味服用。气血两虚者不宜单味服用。心动过缓、低血压患者不宜大量长期服用。

②配伍与合用禁忌：天麻与镇静药、麻醉药、抗心律失常药、降血压药配合应用时用量不宜过大，不宜与免疫抑制药合用。

③特殊人群用药禁忌：孕妇慎用。老年人和婴幼儿不宜长期服用。

（3）不良反应　据报道，天麻及天麻制剂偶有过敏反应及中毒发生。如口服天麻粉可引起荨麻疹、药疹。口服天麻丸可引起过敏性紫癜。天麻注射液可致过敏性休克。大剂量炖服天麻可致急性肾功能衰竭及昏迷等。使用天麻还可引起面部灼热、乏力自汗、头晕眼花、头痛、恶心呕吐、胸闷心慌、呼吸加快、小便失禁及神志不清等毒性反应。

8. 贮藏养护　置阴凉通风干燥处，防蛀，防霉。

全　蝎

【来源】　本品为钳蝎科动物东亚钳蝎 *Buthus martensii* Karsch 的干燥体。

【产地】　主产于山东、河北、河南、陕西、湖北、山西等省。

【性状鉴别】

1. 形色嗅味　本品头胸部与前腹部呈扁平长椭圆形，后腹部呈尾状，皱缩弯曲，完整者体长约 6cm。头胸部呈绿褐色，前面有 1 对短小的螯肢和 1 对较长大的钳状脚须，形似蟹螯，背面覆有梯形背甲，腹面有足 4 对，均为 7 节，末端各具 2 爪钩；前腹部由 7 节组成，第 7 节色深，背甲上有 5 条隆脊线。背面绿褐色，后腹部棕黄色，6 节，节上均有纵沟，末节有锐钩状毒刺，毒刺下方无距。气微腥，味咸。

2. 优品质量　本品均以色完整、色青褐或黄褐、干净、身挺、腹硬、脊背抽沟、无盐霜者为佳。

【炮制与临床】

1. 炮制分类　临床调剂常用的全蝎炮制品为取原药材，除去杂质；或洗净，干燥。

2. 临床功效 用于肝风内动，痉挛抽搐，小儿惊风，中风口
喝，半身不遂，破伤风，风湿顽痹，偏正头痛，疮疡，瘰疬。

【处方应付】

正名	处方用名	应付规格
全蝎	全蝎、钳蝎、全虫	全蝎

【临床药学服务】

1. 性味归经 辛，平；有毒。归肝经。

2. 功能主治 息风镇痉，通络止痛，攻毒散结。

3. 用量 煎服 3~6g；研末服 0.6~1g。外用适量。

4. 用法 内服入煎剂或入丸、散剂。外用研末调敷。

5. 煎服方法 常规煎煮。用于息风止痉不拘时服；用于通络
止痛多饭后服。

6. 药学监护

（1）用药告知 用药中顾护脾胃，饮食宜熟软、易消化。过
敏体质者勿用。

（2）用药监护重点 观察精神状态，监测血压、血糖、肝功
能、凝血机制、过敏反应等。

7. 药物警戒

（1）使用注意 本品有毒，注意剂量及疗程，中病即止。

（2）使用禁忌

①病证禁忌：血虚生风者慎用。昏迷患者禁用。低血压者不
宜长期或大量服用。糖尿病者不宜长期或大量服用。肝炎患者忌
用。过敏体质者忌用。

②配伍与合用禁忌：有报道，不宜与胆固醇、降压药同用。

③特殊人群用药禁忌：孕妇忌用。老年人及婴幼儿不宜大剂
量服用。

④饮食禁忌：忌辛辣、刺激性食物。

（3）**不良反应**　据报道，用量过大可致头痛、头昏、血压升高、烦躁不安；严重者血压突然下降、呼吸困难、发绀、昏迷、呼吸麻痹。还可引起蛋白质、神经中毒，表现为面部咬肌强直性痉挛。过敏体质者还可出现过敏反应，表现为全身性红色皮疹及风团、发热、全身剥脱性皮炎等。

8. **贮藏养护**　置干燥处，防蛀。

地　龙

【来源】本品为钜蚓科动物参环毛蚓 *Pheretima aspergillum*（E. Perrier）、通俗环毛蚓 *Pheretima vulgaris* Chen、威廉环毛蚓 *Pheretima guillelmi*（Michaelsen）或栉盲环毛蚓 *Pheretima pectinifera* Michaelsen 的干燥体。前一种习称"广地龙"，后三种习称"沪地龙"。

【产地】

1. **广地龙**　主产于广东南海、茂名、阳江、灵山、龙门、高要、韶关、佛山、平远、钦县，广西容县、梧州、北流等近河边地方，以广东产品最优，销售全国和出口。

2. **土地龙**　主产于河南郑州、中牟，山东东平、微山、梁山，安徽蚌埠、安庆，福建宁化。此外内蒙古、新疆、青海、甘肃、陕西、湖北等地均产。一般均自产自销。

【性状鉴别】

1. **形色嗅味**

（1）**广地龙**　呈长条状薄片，弯曲，边缘略卷，长 15～20cm，宽 1～2cm。全体具环节，背部棕褐色至紫灰色，腹部浅黄棕色；第 14～16 环节为生殖带，习称"白颈"，较光亮。体前端稍尖，尾端钝圆，刚毛圈粗糙而硬，色稍浅。雄生殖孔在第 18 环节腹侧刚毛圈一小孔突上，外缘有数环绕的浅皮褶，内侧刚毛圈隆起，前面两边有横排（一排或二排）小乳突，每边 10～20 个不等。受精囊孔 2 对，位于 7/8 至 8/9 环节间一椭圆形突起上，约占节周 5/11。体轻，略呈革质，不易折断。气腥，味微咸。

（2）沪地龙　长 8~15cm，宽 0.5~1.5cm。全体具环节，背部棕褐色至黄褐色，腹部浅黄棕色；第 14~16 环节为生殖带，较光亮。第 18 环节有一对雄生殖孔。通俗环毛蚓的雄交配腔能全部翻出，呈花菜状或阴茎状；威廉环毛蚓的雄交配腔孔呈纵向裂缝状；栉盲环毛蚓的雄生殖孔内侧有 1 或多个小乳突。受精囊孔 3 对，在 6/7 至 8/9 环节间。

2. 优品质量　广地龙以干燥、条大、肥壮、不碎、无泥者为佳。土地龙以身干、条大、不碎者为佳。

【炮制与临床】

1. 炮制分类　临床调剂常用的地龙炮制品为取原药材，除去杂质，洗净，切长段，干燥，筛去碎屑。

2. 临床功效　用于高热神昏，惊痫抽搐，关节痹痛，肢体麻木，半身不遂，肺热喘咳，水肿尿少。

【处方应付】

正名	处方用名	应付规格
地龙	蚯蚓、曲蟮、土龙、地龙	地龙

【临床药学服务】

1. 性味归经　咸，寒。归肝、脾、膀胱经。

2. 功能主治　清热定惊，通络，平喘，利尿。

3. 用量　煎服 5~15g；鲜品 10~20g；研末吞服 1~2g。外用适量。

4. 用法　内服入煎剂或入丸、散剂及注射剂等，亦可用鲜品加食盐化水服治癫痫。外用捣烂，或研末调敷用于利水、疗痈、通痹。

5. 煎服方法　常规煎煮。用于平喘、通络多饭后服，用于清热息风不拘时服。

6. 药学监护

（1）用药告知　用药中顾护脾胃，饮食宜熟软、易消化。

（2）用药监护重点　精神状态、血压、心率、胃肠功能、凝血机制、过敏反应等。

7. 药物警戒

（1）使用注意　与其他寒凉药同用时，注意减量。

（2）使用禁忌

①病证禁忌：脾胃虚寒者慎用；慢性胃炎、肝炎、食少易呕者禁大量久服；心动过缓及低血压患者忌大量久服；有出血倾向者忌用；过敏体质忌用。

②配伍与合用禁忌：不宜与阿司匹林、消炎痛、左旋多巴等合用。

③特殊人群用药禁忌：孕妇及先兆流产者不宜大量服用，老年人及婴幼儿不宜大量长期服用。

④饮食禁忌：畏葱、盐。忌食生冷刺激性食物。

（3）不良反应　据报道，复方地龙注射液肌注可引起过敏性休克。地龙口服过量可致中毒，表现为头痛、头昏、血压先升高后突然降低、腹痛、胃肠道出血、心悸、呼吸困难等。

8. 贮藏养护　置通风干燥处，防霉，防蛀。

第十五节　开窍药

凡气味芳香，而以通关开窍、苏醒神识为其主要作用的药物，称为芳香开窍药。

心主神志，如邪气内扰，则神志昏迷。芳香开窍药均能入心以开窍，辟邪以开闭，可使神志昏迷恢复常态。故凡热病神昏、中风、昏厥、惊风癫痫等证，均可施用芳香开窍药以急救，待神识苏醒之后，再随证用药。神志昏迷证有虚实之分。实证即闭证，其症状为两手握固、牙关紧闭、脉象有力等，可用芳香开窍药。如闭证见面青身冷、苔白脉迟者，称为寒闭，宜温开宣窍，须配祛寒药同用；如闭证见身热面赤、苔黄脉数者，宜凉开宣窍，须配清热药同用。虚证即脱证，多由大汗、大吐、大下，或久病，或年高体弱、气血不足所引起的，症状为神识不清、冷汗淋漓、肢冷脉微等，当用人参、附子等回阳固脱，禁用芳香开窍药，以免耗散元气。

麝　香

【来源】　本品为鹿科动物林麝 *Moschus berezovskii* Flerov、马麝 *Moschus sifanicus* Przewalski 或原麝 *Moschus moschiferus* Linnaeus 成熟雄体香囊中的干燥分泌物。

【产地】　主产于西藏自治区的喜马拉雅山、大雪山脉、沙鲁里山脉、宁静山脉、雀儿山脉等地，此外四川甘孜藏族自治州、阿坝藏族自治州理县、松潘、茂汶羌族自治县，贵州、云南、广西之横断山脉、大瑶山、大苗山，甘肃、陕西之祁连山脉、岷山、秦岭山脉、贺兰山脉，安徽、湖北之大别山脉、潜山、霍山，内蒙古之阴山山脉，东北之大小兴安岭及长白山脉，河南伏牛山等山林地区都有生产。以康藏高原及四川阿坝草原为中国麝香之主要产地，销全国，并出口。现在四川已开始饲养，并且从活兽香囊中割取麝香。

【性状鉴别】

1. 形色嗅味

（1）毛壳麝香　为扁圆形或类椭圆形的囊状体，直径 3～7cm，厚 2～4cm。开口面的皮革质，棕褐色，略平，密生白色或灰棕色短毛，从两侧围绕中心排列，中间有 1 小囊孔。另一面为棕褐色略带紫色的皮膜，微皱缩，偶显肌肉纤维，略有弹性，剖开后可见中层皮膜呈棕褐色或灰褐色，半透明，内层皮膜呈棕色，内含颗粒状、粉末状的麝香仁和少量细毛及脱落的内层皮膜（习称"银皮"）。

（2）麝香仁 野生者质软，油润，疏松；其中不规则圆球形或颗粒状者习称"当门子"，表面多呈紫黑色，油润光亮，微有麻纹，断面深棕色或黄棕色；粉末状者多呈棕褐色或黄棕色，并有少量脱落的内层皮膜和细毛。饲养者呈颗粒状、短条形或不规则的团块；表面不平，紫黑色或深棕色，显油性，微有光泽，并有少量毛和脱落的内层皮膜。气香浓烈而特异，味微辣、微苦带咸。

2. 优品质量 整麝香（毛香）以身干、色黄、香浓者为佳。麝香仁以仁黑、粉末棕黄（俗称黑子黄香）、香气浓烈、富油性者为佳。

【炮制与临床】

1. 炮制分类 临床调剂常用的麝香炮制品为取原药材，除去囊壳，取出麝香仁，除去杂质，研细。

2. 临床功效 用于热病神昏，中风痰厥，气郁暴厥，中恶昏迷，经闭，癥瘕，难产死胎，胸痹心痛，心腹暴痛，跌扑伤痛，痹痛麻木，痈肿瘰疬，咽喉肿痛。

【处方应付】

正名	处方用名	应付规格
麝香	脐香、麝脐香、麝香	麝香

【临床药学服务】

1. 性味归经 辛，温。归心、脾经。

2. 功能主治 开窍醒神，活血通经，消肿止痛。

3. 用量 内服 0.03～0.1g。外用适量。

4. 用法 内服入丸、散剂。外用吹喉、吹鼻、点眼、调涂或入膏药中敷贴。

5. 煎服方法　只入丸、散剂，不宜入煎剂。开窍通闭适时服，活血散结、消肿止痛饭后服。

6. 药学监护

（1）用药告知　老年人不宜长期服用。儿童使用需遵医嘱。

（2）用药监护重点　监测尿常规、肾功能、血常规、凝血功能及有无过敏反应等。

7. 药物警戒

（1）使用注意　不可随意自行加大用量或延长用药时间。

（2）使用禁忌

①病证禁忌：实热内炽、阴虚火旺、血虚血热证忌用。本品辛散走窜，有耗气伤阴之弊，故气血亏虚的患者不宜长期服用。出血性疾病患者忌用。肾病患者慎用。昏迷属脱证者忌用。

②配伍与合用禁忌：据报道，不宜与马钱子同用；不宜与普罗帕酮、奎尼丁等西药同用。

③特殊人群用药禁忌：孕妇及围孕期妇女忌用。儿童慎用。运动员慎用。

④饮食禁忌：服药期间不宜食生冷瓜果或饮酒；忌蒜。

（3）不良反应　超量或使用不当可中毒，表现为中枢神经系统麻痹，呼吸、心跳抑制。麝香的毒性反应还表现在可致急性肾功能衰竭；对消化道黏膜有刺激作用，可出现口腔黏膜及咽部糜烂、口内异物感、牙齿脱落、恶心呕吐、腹痛腹泻；可引起鼻衄、齿衄、吐血、便血及全身广泛性出血点，严重者可致呼吸中枢麻痹、心力衰竭、昏迷、抽搐、无尿、瞳孔散大、内脏广泛出血。麝香膏外用时有致过敏反应的报道。

8. 贮藏养护　密闭，置阴凉干燥处，遮光，防潮，防蛀。

冰　　片

【来源】天然冰片（右旋龙脑）为樟科植物樟 *Cinnamomum camphora*（L.）Presl 的新鲜枝、叶经提取加工制成。艾片（左旋龙脑）为菊科植物艾纳香 *Blumea balsami* fera（L.）DC. 的新鲜叶经提取加工制成的结晶。

【产地】主产于广东、广西、云南、贵州等地。

【性状鉴别】

1. 形色嗅味　本品为白色结晶性粉末或片状结晶。气清香，味辛、凉。具挥发性，点燃时有浓烟，火焰呈黄色。

本品在乙醇、三氯甲烷或乙醚中易溶，在水中几乎不溶。

2. 优品质量　本品均以片大而薄、色洁白、质松、气清香纯正者为佳。

【炮制与临床】

1. 炮制分类　原品入药，不另加工。

2. 临床功效　用于热病神昏、惊厥，中风痰厥，气郁暴厥，中恶昏迷，胸痹心痛，目赤，口疮，咽喉肿痛，耳道流脓。

【处方应付】

正名	处方用名	应付规格
冰片	龙脑、龙脑香、冰片	冰片

【临床药学服务】

1. 性味归经　辛、苦，凉。归心、脾、肺经。

2. 功能主治　开窍醒神，清热止痛。

3. 用量　内服天然冰片 0.3～0.9g，机制冰片 0.15～0.3g。外用适量。

4. 用法　内服入丸、散剂。外用研末撒或调敷患处。

5. 煎服方法　只入丸、散剂，不宜入煎剂。治疗痰热闭窍适时服。

6. 药学监护

（1）用药告知　与其他寒凉药物同用时，注意减量。用药中顾护脾胃，饮食宜熟软、易消化。

（2）用药监护重点　精神状态、过敏反应等。

7. 药物警戒

（1）使用注意　不宜大剂量长期服用。外用注意皮肤过敏反应。

（2）使用禁忌

①病证禁忌：凡外感风寒、内伤生冷、脾胃阳虚、肾阳虚衰等证慎用。凡气血亏虚所致昏厥忌用。

②配伍与合用禁忌：冰片与镇静药、麻醉药等中枢神经抑制药同用时，用药剂量需减少，并遵循医嘱。

③特殊人群用药禁忌：孕妇忌用。老年人及婴幼儿慎用。

（3）不良反应　据报道，冰片外用可致皮肤潮红、灼热瘙痒，可出现水肿型红斑及散在性红色丘疹等过敏反应。口服除可致皮疹外，还可出现头晕、心慌等症。

8. 贮藏养护　置阴凉通风干燥处，密闭保存。

石　菖　蒲

【来源】本品为天南星科植物石菖蒲 *Acorus tatarinowii* Schott 的干燥根茎。

【产地】主产于四川、浙江、江苏、湖南等地。

【性状鉴别】

1. 形色嗅味　本品呈扁圆柱形，多弯曲，常有分枝，长 3 ~ 20cm，直径 0.3 ~ 1cm。表面棕褐色或灰棕色，粗糙，有疏密不匀的环节，节间长 0.2 ~ 0.8cm，具细纵纹，一面残留须根或圆点状根痕；叶痕呈三角形，左右交互排列，有的其上有毛鳞状的叶基残余。质硬，断面纤维性，类白色或微红色，内皮层环明显，可见多数维管束小点及棕色油细胞。气芳香，味苦、微辛。

2. 优品质量　本品均以条粗、断面色类白、香气浓者为佳。

【炮制与临床】

1. 炮制分类　临床调剂常用的石菖蒲炮制品为取原药材，除去杂质，大小分开，洗净，浸泡 1 ~ 2 小时，取出，闷润 8 ~ 12 小时，至内外湿度一致，切厚片，晒干或低温干燥，筛去碎屑。

2. 临床功效 用于神昏癫痫，健忘失眠，耳鸣耳聋，脘痞不饥，噤口下痢。

【处方应付】

正名	处方用名	应付规格
石菖蒲	香菖蒲、石菖蒲	石菖蒲

【临床药学服务】

1. 性味归经 辛、苦，温。归心、胃经。

2. 功能主治 开窍豁痰，醒神益智，化湿开胃。

3. 用量 煎服 3～10g。鲜品加倍。外用适量。

4. 用法 内服入汤剂或入丸、散。外用研末涂敷或煎汤淋洗疗皮肤痈、疖。

5. 煎服方法 常规煎煮。用于开窍醒神随时服用，用于化湿和胃饭后服用。

6. 药学监护

（1）用药告知 顾护脾胃，饮食宜清淡、熟软、易消化。

（2）用药监护重点 监护胃肠功能、舌苔变化、精神状态。

7. 药物警戒

（1）使用注意 用量不宜过大，如服药后感觉不适，应立即停药观察。从事精细工作者不宜大量、长期服用。

（2）使用禁忌

①病证禁忌：外感风寒或湿热、实热内炽，阴虚火旺及血虚血热证忌单味服用。阴血不足者禁用。胃溃疡者慎用。

②配伍与合用禁忌：据报道，不宜与麻黄同用，不宜与西药乙酰胆碱合用，不宜与硫酸亚铁等含铁制剂合用。

③特殊人群用药禁忌：老年人及婴幼儿不宜长期服用。

④饮食禁忌：服药期间不宜食动物肝脏、鱼、禽、蛋黄及海带、紫菜、黄豆、菠菜、番茄、茄子等。忌羊肉、羊血、饴

糖等。

（3）**不良反应**　个别患者服后会有发热等不适反应。大剂量服用偶可见皮肤潮红、血尿、血压增高等。其挥发油肌注可出现头昏、恶心、呕吐等。

8. **贮藏养护**　置通风干燥处，防霉。

第十六节　补虚药

凡能补充人体物质亏损或增强人体机能活动，以治疗各种虚证的药物，统称补虚药。

所谓虚证，概括起来为气虚证、阳虚证、血虚证、阴虚证四种。补虚药也可根据其作用和应用范围分为补气药、补阳药、补血药、补阴药四类。临床使用应当根据虚证的不同类型而予以不同的补虚药。如气虚证用补气药，阳虚证用补阳药，血虚证用补血药，阴虚证用养阴药等。但人体在生命活动过程中，气、血、阴、阳是互相依存的，所以在虚损不足的情况下，也常互相影响。气虚和阳虚表示机体活动能力的衰退，阳虚者多兼气虚，而气虚者也常易导致阳虚。阴虚和血虚表示机体精血津液的损耗，阴虚者多兼血虚，而血虚者也常易导致阴虚。因此，补气药和补阳药，补血药和养阴药，往往相须为用。更有气血两亏、阴阳俱虚的病证，则对补虚药的运用，又当根据病情，灵活掌握，采用气血两补或阴阳兼顾。

补虚药不适用于有实邪的病证，因能"闭门留寇"，而加重病情。但在实邪未除，正气已虚的情况下，在祛邪药中，可适当选用补虚药，以"扶正祛邪"，达到战胜疾病的目的。补虚药如使用不当，往往有害而无益。如阴虚有热而用补阳药，阳虚有寒而用养阴药，均能产生不良的后果。在服用补虚药时还应照顾脾胃，适当配伍健脾胃药同用，以免妨碍消化吸收，影响疗效。

(一) 补气药

人 参

【来源】本品为五加科植物人参 *Panax ginseng* C. A. Mey. 的干燥根和根茎。栽培的俗称"园参";播种在山林野生状态下自然生长的称"林下山参",习称"籽海"。

【产地】

1. 野山参 产量稀少,主要在长白山区及小兴安岭地区偶尔发现。朝鲜和俄罗斯远东地区少有发现。

2. 林下参、园参 中国吉林主产;辽宁的桓仁、新宾、凤城、铁岭、抚顺等地,黑龙江的铁力、伊春、东宁、牡丹江等地也产。

【性状鉴别】

1. 形色嗅味 主根呈纺锤形或圆柱形,长 3 ~ 15cm,直径1 ~ 2cm。表面灰黄色,上部或全体有疏浅断续的粗横纹及明显的纵皱,下部有支根 2 ~ 3 条,并着生多数细长的须根,须根上常有不明显的细小疣状突出。根茎(芦头)长 1 ~ 4cm,直径 0.3 ~ 1.5cm,多拘挛而弯曲,具不定根(芋)和稀疏的凹窝状茎痕(芦碗)。质较硬,断面淡黄白色,显粉性,形成层环纹棕黄色,皮部有黄棕色的点状树脂道及放射状裂隙。香气特异,味微苦、甘。

或主根多与根茎近等长或较短,呈圆柱形、菱角形或人字形,长 1 ~ 6cm。表面灰黄色,具纵皱纹,上部或中下部有环纹。支根多为 2 ~ 3 条,须根少而细长,清晰不乱,有较明显的疣状突起。根茎细长,少数粗短,中上部具稀疏或密集而深陷的茎痕。不定根较细,多下垂。

2. 优品质量 本品均以条粗、质硬、完整者为佳。

【炮制与临床】

1. 炮制分类

(1) 生晒参 取原药材,拣净杂质,润透,切薄片,干燥。

（2）红参　取原药材，洗净，经蒸制干燥后即为红参。用时蒸软或稍浸后烤软，切薄片，干燥。或用时粉碎、捣碎。

2. 临床功效　用于体虚欲脱，肢冷脉微，脾虚食少，肺虚喘咳，津伤口渴，内热消渴，气血亏虚，久病虚羸，惊悸失眠，阳痿宫冷。

【处方应付】

正名	处方用名	应付规格
人参	山参、园参、生晒参	人参、生晒参
	红参	红参

【临床药学服务】

1. 性味归经　甘、微苦，微温。归脾、肺、心、肾经。

2. 功能主治　大补元气，复脉固脱，补脾益肺，生津养血，安神益智。

3. 用量　煎服 3～9g，挽救虚脱可用至 15～30g；野山参研末吞服，每次2g，日服2次；补益应从小剂量开始，1～3薄片，煎汤服用，没有不适反应可缓慢增加剂量。

4. 用法　常入煎剂；慢性病需久服者亦可熬膏，入丸、散；补虚救急亦可用人参注射液、生脉注射液、参附注射液等。

5. 煎服方法　单用水煎服或隔水煎服；复方中宜文火另煎分次兑服或研末吞服。补益宜清晨或上午服，以免影响睡眠。其所含皂苷对胃有刺激，敏感者不宜空腹服用。救急者可频服。

6. 药学监护

（1）用药告知　人参虽为补虚扶弱佳品，但必须辩证有气虚、阳虚、气血两虚或阳气衰弱者才可使用，禁止滥用。服药期间，若出现头痛、心悸、失眠、血压升高等应及时停药。

（2）用药监护重点　食欲、睡眠、心率、血压等。

7. 药物警戒

（1）使用注意　有助火壅滞敛邪之弊，防其助火，可配生地黄、天冬等凉润之品；防其碍气作胀，可配砂仁、陈皮等理气除胀之品。自身免疫疾病患者需在医师指导下应用。

（2）使用禁忌

①病证禁忌：服用本品容易上火，有出血倾向、舌红者，以及辩证属湿阻、热证湿热内盛，症见胸闷不舒、苔腻者不宜用。感冒、急性感染、自身免疫性疾病、乳腺炎、肥胖、高血压、心律失常、失眠、甲亢、痛风患者不宜用。

②配伍与合用禁忌：人参反藜芦，畏五灵脂，恶皂荚，均忌同用。据报道，不宜与利多卡因、乙胺碘呋酮、心得安、吩噻嗪类、速尿等合用。不宜与维生素 C、烟酸、胃酶合剂等酸性强的药物合用。不宜与强心药物，如地高辛同用。不宜与硫酸亚铁等含金属离子的盐类药物合用。

③特殊人群用药禁忌：14 岁以下儿童不宜服用；孕妇及哺乳期妇女不宜大剂量使用。运动员慎用。

④饮食禁忌：服药期间忌食萝卜、绿豆、螃蟹及强碱性食物，如茶、葡萄、海带等。

（3）不良反应　据报道，长期大量服用人参或人参制剂，可产生"人参滥用综合征"，出现腹泻、皮疹、失眠、神经过敏、血压升高、忧郁、性欲亢进（或性功能减退）、头痛、心悸等不良反应；过大剂量使用，可引起中毒，出现恶心、呕吐、抽搐、神志昏迷、大小便失禁、发热、血压升高、双侧瞳孔不等大、呼吸急促、烦躁不安、全身玫瑰疹、眼底出血、体温升高、惊厥甚至死亡；有的可能出现过敏反应，表现为皮肤散在丘疹、瘙痒难耐、灼热等，严重者可出现全身水肿；亦有低血钾、男子女性型乳房、乳腺痛等。

8. 贮藏养护　置阴凉干燥处，密闭保存。防蛀。

党　参

【来源】本品为桔梗科植物党参 *Codonopsis pilosula*（Franch.）

Nannf.、素花党参 *Codonopsis pilosula* Nannf. var. *modesta* （Nannf.） L. T. Shen 或川党参 *Codonopsis tangshen* Oliv. 的干燥根。

【产地】主产于东北、华北及陕西、宁夏、甘肃、青海、河南、四川、云南、西藏等地。

【性状鉴别】

1. 形色嗅味

（1）党参　呈长圆柱形，稍弯曲，长 10～35cm，直径 0.4～2cm。表面黄棕色至灰棕色，根头部有多数疣状突起的茎痕及芽，每个茎痕的顶端呈凹下的圆点状；根头下有致密的环状横纹，向下渐稀疏，有的达全长的一半，栽培品环状横纹少或无；全体有纵皱纹和散在的横长皮孔样突起，支根断落处常有黑褐色胶状物。质稍硬或略带韧性，断面稍平坦，有裂隙或放射状纹理，皮部淡黄白色至淡棕色，木部淡黄色。有特殊香气，味微甜。

（2）素花党参（西党参）　长 10～35cm，直径 0.5～2.5cm。表面黄白色至灰黄色，根头下致密的环状横纹常达全长的一半以上。断面裂隙较多，皮部灰白色至淡棕色。

（3）川党参　长 10～45cm，直径 0.5～2cm。表面灰黄色至黄棕色，有明显不规则的纵沟。质较软而结实，断面裂隙较少，皮部黄白色。

2. 优品质量　本品均以根条肥大粗壮、肉质柔润、香气浓、甜味重、嚼之无渣者为佳。

【炮制与临床】

1. 炮制分类　临床调剂常用的党参炮制品为取原药材，除去杂质，根据干湿程度，洗净后直接切 8～10mm 段或闷润 6～16 小时或浸泡 1 小时，取出，闷润 6～14 小时，至软硬适宜，切 8～10mm 段，干燥，筛去碎屑。

2. 临床功效　用于脾肺气虚，食少倦怠，咳嗽虚喘，气血不足，面色萎黄，心悸气短，津伤口渴，内热消渴。

【处方应付】

正名	处方用名	应付规格
党参	黄参、防党参、党参	党参

【临床药学服务】

1. 性味归经　甘，平。归脾、肺经。

2. 功能主治　健脾益肺，养血生津。

3. 用量　煎服 9～30g。

4. 用法　内服入煎剂，亦可熬膏或入丸、散及其他中成药制剂。

5. 煎服方法　常规煎煮。宜饭前服。

6. 药学监护

（1）用药告知　宜清淡及易消化饮食。

（2）用药监护重点　精神状态、饮食等。

7. 药物警戒

（1）使用注意　剂量不宜过大。应从小剂量起始，逐渐增加药量。正虚邪实者不宜单独使用。

（2）使用禁忌

①病证禁忌：气虚、热盛者忌用。

②配伍与合用禁忌：反藜芦。据报道，不宜与硫酸亚铁、维生素 B、四环素、红霉素、林可霉素、利福平、洋地黄等同用。

③饮食禁忌：服药期间忌食萝卜、绿豆等强碱性食物，如葡萄、茶叶、海带等。

（3）不良反应　据报道，可引起咽痛、头晕、视物模糊；甚则两腿肌肉抽搐、步态不稳，继则出现精神失常、意识不清、失声失语；亦有用量过大引起心前区不适或脉律不齐的报道。

8. 贮藏养护　置通风干燥处。防蛀。

西　洋　参

【来源】本品为五加科植物西洋参 *Panax quinquefolium* L. 的干燥根。

【产地】原产于美国、加拿大及法国，我国东北、华北、西北等地区亦有栽培。

【性状鉴别】

1. 形色嗅味　本品呈纺锤形、圆柱形或圆锥形，长 3 ~ 12cm，直径 0.8 ~ 2cm。表面浅黄褐色或黄白色，可见横向环纹和线形皮孔状突起，并有细密浅纵皱纹和须根痕。主根中下部有一至数条侧根，多已折断。有的上端有根茎（芦头），环节明显，茎痕（芦碗）圆形或半圆形，具不定根（艼）或已折断。体重，质坚实，不易折断，断面平坦，浅黄白色，略显粉性，皮部可见黄棕色点状树脂道，形成层环纹棕黄色，木部略呈放射状纹理。气微而特异，味微苦、甘。

2. 优品质量　本品均以条匀、质硬、体轻、表面横纹紧密、气清香、味浓者为佳。

【炮制与临床】

1. 炮制分类　临床调剂常用的西洋参炮制品为原药材，拣净杂质，去芦，润透，切薄片，干燥或用时捣碎。

2. 临床功效　用于气虚阴亏，虚热烦倦，咳喘痰血，内热消渴，口燥咽干。

【处方应付】

正名	处方名	给付
西洋参	西洋参、花旗参	西洋参

【临床药学服务】

1. 性味归经　甘、微苦，凉。归心、肺、肾经。

2. 功能主治　补气养阴，清热生津。

3. 用量　煎服3～6g；宜从小剂量开始，逐渐增加到6g。

4. 用法　内服入煎剂，或入丸、散，或制成含片、口服液、胶囊、冲剂等。

5. 煎服方法　单味开水浸泡或水煎服。入复方需另煎兑服或研末吞服。

6. 药学监护

（1）用药告知　忌铁器。不宜自行增大药量。

（2）用药监护重点　食欲、大便、精神状态。

7. 药物警戒

（1）使用注意　作为保健用药也要考虑体质，切忌盲目进补。器官移植患者及自身免疫疾病患者需遵医嘱，不可自行用药。

（2）使用禁忌

①病证禁忌：中阳衰微、胃有寒湿者忌服。红斑狼疮等自身免疫性疾病慎用。

②配伍与合用禁忌：一般认为不宜与藜芦同用。据报道，不宜与维生素C、烟酸、胃酶合剂等酸性强的药物合用；不宜与可待因、吗啡、哌替啶、苯巴比妥同用。

③特殊人群用药禁忌：产后不宜服用。儿童慎用。

④饮食禁忌：有报道认为，服药期间忌食萝卜、绿豆等强碱性食物，如茶叶、葡萄、海带等。

（3）不良反应　据报道，偶见过敏性哮喘。大剂量长期服用可引起头痛、畏寒、体温下降、腹痛腹泻、精神萎靡等；女性可见经期延迟等；亦可引起皮肤瘙痒，出现粟粒样皮疹、荨麻疹、红斑或水泡等。

8. 贮藏养护　置阴凉干燥处，密闭，防蛀。

黄　芪

【来源】本品为豆科植物蒙古黄芪 *Astragalus membranaceus*（Fisch.）Bge. var. *mongholicus*（Bge.）Hsiao 或膜荚黄芪 *Astraga-*

lus membranaceus（Fisch.）Bge. 的干燥根。

【产地】　主产于山西、黑龙江、辽宁、河北等省。

【性状鉴别】

1. 形色嗅味　本品呈圆柱形，有的有分枝，上端较粗，长30~90cm，直径1~3.5cm。表面淡棕黄色或淡棕褐色，有不整齐的纵皱纹或纵沟。质硬而韧，不易折断，断面纤维性强，并显粉性，皮部黄白色，木部淡黄色，有放射状纹理和裂隙，老根中心偶呈枯朽状，黑褐色或呈空洞。气微，味微甜，嚼之微有豆腥味。

2. 优品质量　本品均以根条粗长、皱纹少、粉性足、坚实绵韧、味甘、无空心及黑心者为佳。

【炮制与临床】

1. 炮制分类

（1）黄芪　取原药材，除去杂质，大小分开，洗净，闷润12~14小时至柔韧；或投入浸润罐内，加水适量，浸润至可弯曲（约90°），取出，晾至内外软硬适宜，切2~3mm片，干燥，筛去碎屑。

（2）蜜黄芪　取炼蜜，加适量开水稀释后，淋入净黄芪片中，拌匀，闷润约2小时，置热锅内，用文火炒至表面深黄色，不黏手时，取出，晾凉。每100kg黄芪片，用炼蜜30~35kg。

2. 临床功效　用于气虚乏力，食少便溏，中气下陷，久泻脱肛，便血崩漏，表虚自汗，气虚水肿，内热消渴，血虚萎黄，半身不遂，痹痛麻木，痈疽难溃，久溃不敛。

【处方应付】

正名	处方用名	应付规格
黄芪	黄芪、绵芪	黄芪
	蜜黄芪	蜜黄芪

【临床药学服务】

1. 性味归经　甘，微温。归肺、脾经。

2. 功能主治 补气升阳，固表止汗，利水消肿，生津养血，行滞通痹，托毒排脓，敛疮生肌。

3. 用量 煎服9～30g。

4. 用法 内服入煎剂或熬膏，入丸、散或其他中成药制剂。

5. 煎服方法 常规煎煮。宜饭前服。

6. 药学监护

（1）用药告知 宜清淡及易消化饮食。

（2）用药监护重点 食欲、血压等。

7. 药物警戒

（1）使用注意 本品甘温补气，能助湿生热，不可滥用。自身免疫性疾病及器官移植患者需遵医嘱。

（2）使用禁忌

①病证禁忌：凡表实邪盛、内有积滞、疮疡初起或溃后热毒尚盛者忌用。甲亢、低血糖、出血性疾病、自身免疫性疾病患者慎用。

②配伍与合用禁忌：据文献记载，恶龟甲、白鲜皮。据报道，不宜与降压药合用；不宜与强心苷药物合用；不宜与肝素、华法林、阿司匹林等合用。

③饮食禁忌：忌同食茶及水果、海带等碱性食物。

（3）不良反应 据报道，偶见过敏反应、皮肤瘙痒，可出现红色斑丘疹，使原有咳嗽、水肿加重；亦可见头晕、眼胀、便干、失眠、肢体浮肿、血压上升、四肢震颤等不良反应。

8. 贮藏养护 置通风干燥处，防潮，防蛀。

白 术

【来源】本品为菊科植物白术 *Atractylodes macrocephala* Koidz. 的干燥根茎。

【产地】主产于浙江、湖南、江西、湖北、河北等地。

【性状鉴别】

1. 形色嗅味 本品为不规则的肥厚团块，长3～13cm，直径

1.5～7cm。表面灰黄色或灰棕色，有瘤状突起及断续的纵皱和沟纹，并有须根痕，顶端有残留茎基和芽痕。质坚硬不易折断，断面不平坦，黄白色至淡棕色，有棕黄色的点状油室散在；烘干者断面角质样，色较深或有裂隙。气清香，味甘、微辛，嚼之略带黏性。

2. 优品质量 本品均以个大、质坚实、断面黄白色、香气浓者为佳。

【炮制与临床】

1. 炮制分类

（1）生白术 取原药材，除去杂质及残茎，洗净，浸泡12～24小时，至约七成透时，取出，闷润24～32小时，至内外湿度一致，切厚片，干燥，筛去碎屑。

（2）麸炒白术 取麸皮，撒入热锅内，待冒烟时，加入白术片，用文火炒至表面黄棕色，有香气逸出时，取出，筛去麸皮。每100kg白术片，用蜜炙麸皮10kg。

（3）土炒白术 取伏龙肝细粉，置热锅内，用中火炒至灵活状态时，加入白术片，炒至外面挂有土色，有香气逸出时，取出，筛去伏龙肝细粉，晾凉。每100kg白术片，用伏龙肝细粉30kg。

（4）焦白术 取白术片，置热锅内，用中火炒至表面焦褐色，喷淋清水少许，熄灭火星，取出，晾干。

2. 临床功效 用于脾虚食少，腹胀泄泻，痰饮眩悸，水肿，自汗，胎动不安。

【处方应付】

正名	处方用名	应付规格
白术	山蓟、杨枹蓟、白术	白术
	麸炒白术	麸炒白术
	土炒白术	土炒白术
	焦白术	焦白术

【临床药学服务】

1. 性味归经　苦、甘，温。归脾、胃经。

2. 功能主治　健脾益气，燥湿利水，止汗，安胎。

3. 用量　煎服6～12g。

4. 用法　内服入煎剂或熬膏，或入丸、散或其他中成药制剂。

5. 煎服方法　常规煎煮。宜饭前服。

6. 药学监护

（1）用药告知　宜清淡、易消化饮食。

（2）用药监护重点　食欲、大便、血常规等。

7. 药物警戒

（1）使用注意　久用有伤津之弊，注意顾护津液。

（2）使用禁忌

①病证禁忌：阴虚内热、津液亏耗燥渴、实胀气闷者慎用。

②配伍与合用禁忌：据报道，不宜与抗菌药物（青霉素、链霉素、新霉素、磺胺类、灰黄霉素）、降血糖药（甲苯磺丁脲、氯磺丙脲）及汞剂、碘剂、砷剂、抗组胺药、利尿药等合用。

③饮食禁忌：不宜与桃、李、杏、芫荽、青鱼等同食。

（3）不良反应　据报道，偶有患者表现为吐血、衄血、便血、恶寒发热、烦躁不安、肌肤发斑等。

8. 贮藏养护　置干燥处，防蛀。

山　药

【来源】本品为薯蓣科植物薯蓣 *Dioscorea opposita* Thunb. 的干燥根茎。

【产地】河南焦作境内，含孟州、博爱、沁阳、武陟、温县等县，所产山药名贵，习称"怀山药"，素有"怀参"之称，为全国之冠。山西太谷、介休、平遥、孝义等县产品宜佳。其次陕西大荔、渭南，河北安国、保定、博野、安平等县亦产。

【性状鉴别】

1. 形色嗅味　本品略呈圆柱形，弯曲而稍扁，长 15～30cm，直径 1.5～6cm。表面黄白色或淡黄色，有纵沟、纵皱纹及须根痕，偶有浅棕色外皮残留。体重，质坚实，不易折断，断面白色，粉性。气微，味淡、微酸，嚼之发黏。光山药呈圆柱形，两端平齐，长 9～18cm，直径 1.5～3cm。表面光滑，白色或黄白色。

2. 优品质量　本品均以条粗、色白、粉质足、光滑圆润者为佳。

【炮制与临床】

1. 炮制分类

（1）山药　取原药材，除去杂质，大小分开，洗净，浸泡 24～48 小时，至约七成透时，取出，闷润 2～4 小时，至内外湿度一致，切厚片，干燥，筛去碎屑。

（2）麸炒山药　取麸皮，撒入热锅内，待冒烟时，加入山药片，迅速翻动，用中火炒至淡棕黄色，取出，筛去麸皮，晾凉。每 100kg 山药片，用麸皮 10kg。

2. 临床功效　用于脾虚食少，久泻不止，肺虚喘咳，肾虚遗精，带下，尿频，虚热消渴。麸炒山药补脾健胃，用于脾虚食少，泄泻便溏，白带过多。

【处方应付】

正名	处方用名	应付规格
山药	山药、怀山药	怀山药
	麸炒山药	麸炒山药

【临床药学服务】

1. 性味归经　甘，平。归脾、肺、肾经。

2. 功能主治　补脾养胃，生津益肺，补肾涩精。

3. 用量 煎服 15 ~ 30g，鲜品可加大剂量；研末吞服 6 ~ 10g。外用适量。

4. 用法 内服入煎剂，或研末吞服，或入丸、散及其他中成药制剂。外用鲜品适量捣敷。

5. 煎服方法 常规煎煮。

6. 药学监护

（1）用药告知 本品药食两用，药性平和。外用若出现皮肤红肿瘙痒，立即停用。

（2）用药监护重点 内服注意血糖、饮食、大便等；外用注意观察皮肤变化。

7. 药物警戒

（1）使用注意 外用易致皮肤过敏。

（2）使用禁忌

①病证禁忌：湿盛中满或有积滞者慎用。实热邪实者忌用。低血糖者不宜长期大量服用。

②配伍与合用禁忌：恶甘遂。据报道，不宜与维生素 C、烟酸、谷氨酸及胃酶合剂合用。

（3）不良反应 据报道，偶见内服出现荨麻疹、片状疱疹、瘙痒，并见咽喉痒、胸闷发热；外敷亦可见皮肤瘙痒、心烦不安。

8. 贮藏养护 置通风干燥处，防蛀。

甘 草

【来源】本品为豆科植物甘草 *Glycyrrhiza uralensis* Fisch.、胀果甘草 *Glycyrrhiza inflata* Bat. 或光果甘草 *Glycyrrhiza glabra* L. 的干燥根和根茎。

【产地】主要分布于内蒙古、宁夏、新疆、甘肃；以内蒙古、宁夏甘草品质优良。家种甘草主产于甘肃的河西走廊、陇西的周边及宁夏部分地区。

【性状鉴别】

1. 形色嗅味

（1）甘草　根呈圆柱形，长 25～100cm，直径 0.6～3.5cm。外皮松紧不一。表面红棕色或灰棕色，具显著的纵皱纹、沟纹、皮孔及稀疏的细根痕。质坚实，断面略显纤维性，黄白色，粉性，形成层环明显，射线放射状，有的有裂隙。根茎呈圆柱形，表面有芽痕，断面中部有髓。气微，味甜而特殊。

（2）胀果甘草　根和根茎木质粗壮，有的分枝，外皮粗糙，多灰棕色或灰褐色。质坚硬，木质纤维多，粉性小。根茎不定芽多而粗大。

（3）光果甘草　根和根茎质地较坚实，有的分枝，外皮不粗糙，多灰棕色，皮孔细而不明显。

2. 优品质量　本品均以条粗、质坚实、粉性大者为佳。

【炮制与临床】

1. 炮制分类

（1）甘草　取原药材，除去杂质，大小分开，洗净，浸泡10～12 小时，取出，闷润 12～24 小时，至内外湿度一致；或投入浸润罐，加水适量，浸润约 90 分钟，至折断面无干心，除去，晾至内外软硬适宜，切厚片，干燥，筛去碎屑。

（2）蜜甘草　取炼蜜，加适量沸水稀释后，淋入净甘草片中，拌匀，闷润 2～4 小时，置热锅内，用文火炒至黄色至深黄色，不黏手时，取出，晾凉。每 100kg 甘草片，用炼蜜 25～30kg。

2. 临床功效　用于脾胃虚弱，倦怠乏力，心悸气短，咳嗽痰多，脘腹、四肢挛急疼痛，痈肿疮毒，缓解药物毒性、烈性。

【处方应付】

正名	处方用名	应付规格
甘草	红甘草、粉甘草、甘草	甘草片
	炙甘草、蜜甘草	蜜炙甘草

【临床药学服务】

1. 性味归经　甘，平。归心、肺、脾、胃经。

2. 功能主治　补脾益气，清热解毒，祛痰止咳，缓急止痛，调和诸药。

3. 用量　煎服 2~10g，大剂量可用至 15~30g。外用适量。

4. 用法　入汤剂或中成药制剂。

5. 煎服方法　常规煎煮。

6. 药学监护

（1）用药告知　宜低盐饮食。

（2）用药监护重点　血压、血钾、小便，以及神经系统症状，如头痛、头晕、四肢无力麻木等。

7. 药物警戒

（1）使用注意　用药期间出现浮肿、高血压等不良反应，立即减少用量或递减停用。出现低血钾症，可予口服补钾。

（2）使用禁忌

①病证禁忌：甘草味甘，能助湿壅气，令人中满，故湿盛而胸腹胀满及呕吐者忌服。水肿、肾病、高血压、低血钾、充血性心力衰竭等患者慎用。

②配伍与合用禁忌：甘草反甘遂、大戟、芫花、海藻。据报道，不宜与奎宁、阿托品、盐酸麻黄碱等合用；不宜与强心苷合用；本品有排钾作用，不宜与噻嗪类利尿药同用；不宜与阿司匹林、水杨酸钠等同用；不宜与糖皮质激素合用；不宜与利血平合用。

（3）不良反应　据报道，长期大量使用可引起假性醛固酮增多症，出现水肿、血压升高、血钾降低等；神经系统表现为四肢无力、痉挛麻木、头晕头痛等；有雌激素样作用，可致女性乳腺肿大，男性阳痿，睾丸、阴茎萎缩；亦可见荨麻疹型药疹，哮喘发作，恶心、呕吐、腹泻等胃肠道反应；甚至有过敏性休克等过敏反应。

8. 贮藏养护　置通风干燥处，防蛀，防霉。

（二）补阳药

鹿　茸

【来源】本品为鹿科动物梅花鹿 Cervus nippon Temminck 或马鹿 Cervus elaphus Linnaeus 的雄鹿未骨化密生茸毛的幼角。前者习称"花鹿茸"，后者习称"马鹿茸"。

【产地】梅花鹿主产于吉林、辽宁；马鹿主产于黑龙江、吉林、青海、新疆、四川等省区。东北梅花鹿采收的叫"花鹿茸"，质量最优；东北马鹿采收的叫"东马茸"，品质较优；西北所产的叫"西马茸"，品质较次。

【性状鉴别】

1. 形色嗅味

（1）花鹿茸　呈圆柱状分枝，具一个分枝者习称"二杠"，主枝习称"大挺"，长 17～20cm，锯口直径 4～5cm，离锯口约 1cm 处分出侧枝，习称"门庄"，长 9～15cm，直径较大，挺略细。外皮红棕色或棕色，多光润，表面密生红黄色或棕黄色细茸毛，上端较密，下端较疏；分岔间具 1 条灰黑色筋脉，皮茸紧贴。锯口黄白色，外围无骨质，中部密布细孔。具两个分枝者，习称"三岔"，大挺长 23～33cm，直径较二杠细，略呈弓形，微扁，枝端略尖，下部多有纵棱筋及突起疙瘩；皮红黄色，茸毛较稀而粗。体轻。气微腥，味微咸。

二茬茸与头茬茸相似，但挺长而不圆或下粗上细，下部有纵棱筋。皮灰黄色，茸毛较粗糙，锯口外围多已骨化。体较重。无腥气。

（2）马鹿茸　较花鹿茸粗大，分枝较多，侧枝一个者习称"单门"，两个者习称"莲花"，三个者习称"三岔"，四个者习称"四岔"或更多。按产地分为"东马鹿茸"和"西马鹿茸"。

东马鹿茸"单门"大挺长 25～27cm，直径约 3cm。外皮灰黑色，茸毛灰褐色或灰黄色，锯口面外皮较厚，灰黑色，中部密布细孔，质嫩；"莲花"大挺长可达 33cm，下部有棱筋，锯口面蜂窝状小孔稍大；"三岔"皮色深，质较老；"四岔"茸毛粗而稀，大挺下部具棱筋及疙瘩，分枝顶端多无毛，习称"捻头"。

西马鹿茸，大挺多不圆，顶端圆扁不一，长 30～100cm。表面有棱，多抽缩干瘪，分枝较长且弯曲，茸毛粗长，灰色或黑灰色。锯口色较深，常见骨质。气腥臭，味咸。

2. 优品质量　鹿茸以粗壮、挺圆、顶端丰满、毛细柔软、色红黄、皮色红棕、有油润光泽者为佳。

鹿茸片以体轻、断面蜂窝状、组织致密者为佳。

【炮制与临床】

1. 炮制分类

（1）鹿茸片　取鹿茸，燎去茸毛，刮净，以布带缠绕茸体，自锯口面小孔灌入热白酒，并不断添酒，至润透或灌酒稍蒸，横切薄片，压平，干燥。

（2）鹿茸粉　取鹿茸，燎去茸毛，刮净，劈成碎块，研成细粉。

2. 临床功效　用于肾阳不足，精血亏虚，阳痿滑精，宫冷不孕，羸瘦，神疲，畏寒，眩晕，耳鸣，耳聋，腰脊冷痛，筋骨痿软，崩漏带下，阴疽不敛。

【处方应付】

正名	处方用名	应付规格
鹿茸	鹿茸、鹿茸片	鹿茸片
	鹿茸粉	鹿茸粉

【临床药学服务】

1. 性味归经　甘、咸，温。归肾、肝经。

2. 功能主治　壮肾阳，益精血，强筋骨，调冲任，托疮毒。

3. 用量　内服 1～2g，从小剂量服起，逐渐加至常量。小量可缓解疲劳，大量增强性功能。

4. 用法　研末冲服，或入丸、散；亦可浸酒服用；制取鹿茸精口服液或肌注。

5. 煎服方法　研末冲服。鹿角胶烊化。用于补肾阳、益精血宜饭前服。

6. 药学监护

（1）用药告知　与其他温热药或食物同用时，注意减量。用药中顾护脾胃，宜食熟软、易消化食物。

（2）用药监护重点　注意观察用药后的舌象、脉象、饮水量、性功能等情况变化。

7. 药物警戒

（1）使用注意　区别生品与制品的药效差异。区别证候轻重选择药量。服用本品宜从小量开始，严密观察，缓缓增加，切不可骤用大量，以防阳升风动，助火动血，导致多种出血症状。

（2）使用禁忌

①病证禁忌：阴虚阳亢者忌服。肾虚有火者不宜用，上焦有痰热及胃家有火者忌用。凡吐血下血、阴虚火旺者忌用。

②特殊人群用药禁忌：孕妇忌服。儿童忌用。运动员禁用。

③饮食禁忌：服用期间宜少食生冷、辛辣刺激之品。

（3）不良反应　据报道，偶有胃肠功能障碍、皮肤潮红、瘙痒、月经周期延长、恶心症状，仅个别患者有一过性心动过速。

8. 贮藏养护　置阴凉干燥处，密闭，防蛀。

蛤　蚧

【来源】本品为壁虎科动物蛤蚧 *Gekko gecko* Linnaeus 的干燥体。

【产地】主产于福建、台湾、广东、广西、云南、江苏等地。

【性状鉴别】

1. 形色嗅味　本品呈扁片状，头颈部及躯干部长 9～18cm，头颈部约占三分之一，腹背部宽 6～11cm，尾长 6～12cm。头略呈扁三角状，两眼多凹陷成窟窿，口内有细齿，生于颚的边缘，无异型大齿。吻部半圆形，吻鳞不切鼻孔，与鼻鳞相连，上鼻鳞左右各 1 片，上唇鳞 12～14 对，下唇鳞（包括颏鳞）21 片。腹背部呈椭圆形，腹薄。背部呈灰黑色或银灰色，有黄白色、灰绿色或橙红色斑点散在或密集成不显著的斑纹，脊椎骨和两侧肋骨突起。四足均具 5 趾；趾间仅具蹼迹，足趾底有吸盘。尾细而坚实，微显骨节，与背部颜色相同，有 6～7 个明显的银灰色环带，有的再生尾较原生尾短，且银灰色环带不明显。全身密被圆形或多角形微有光泽的细鳞。气腥，味微咸。

2. 优品质量　本品以体大、肥壮、尾粗而长、无虫蛀者为佳。

【炮制与临床】

1. 炮制分类　临床调剂常用的蛤蚧炮制品为取原药材，除去杂质。

（1）蛤蚧　除去鳞片及头足，切成小块。

（2）酒蛤蚧　取蛤蚧块，用黄酒浸润后，烘干。

2. 临床功效　用于肺肾不足，虚喘气促，劳嗽咯血，阳痿，遗精。

【处方应付】

正名	处方用名	应付规格
蛤蚧	蛤解、蛤蟹、蛤蚧	蛤蚧

【临床药学服务】

1. 性味归经　咸，平。归肺、肾经。

2. 功能主治　补肺益肾，纳气定喘，助阳益精。

3. 用量　煎服 3~6g，研末服每次 1~2g，1 日 3 次。也可 1~2 对浸酒。

4. 用法　可做汤剂或丸剂、散剂、酒剂服用。

5. 煎服方法　常规煎煮。饭前服可增加补益之功。

6. 药学监护

（1）用药告知　用药中顾护脾胃。宜食熟软、易消化食物。

（2）用药监护重点　注意观察呼吸、二便等反应。

7. 药物警戒

（1）使用注意　注意区别证候轻重选择药量。注意有无过敏反应。

（2）使用禁忌

①病证禁忌：阴虚火旺、风寒及实热咳嗽、大便溏者忌服。

②特殊人群用药禁忌：妊娠无虚象者慎服。运动员慎用。

③饮食禁忌：忌辛辣、油腻、燥热食物。

（3）不良反应　尚未见此方面报道。

8. 贮藏养护　用木箱严密封装，常用花椒拌存，置阴凉干燥处，防蛀。

肉　苁　蓉

【来源】本品为列当科植物肉苁蓉 *Cistanche deserticola* Y. C. Ma 或管花肉苁蓉 *Cistanche tubulosa*（Schrenk）Wight 的干燥带鳞叶的肉质茎。

【产地】主产于内蒙古、陕西、甘肃、宁夏、新疆等地。

【性状鉴别】

1. 形色嗅味

（1）肉苁蓉　呈扁圆柱形，稍弯曲，长 3~15cm，直径 2~8cm。表面棕褐色或灰棕色，密被覆瓦状排列的肉质鳞叶，通常鳞叶先端已断。体重，质硬，微有柔性，不易折断，断面棕褐色，有淡棕色点状维管束，排列成波状环纹。气微，味甜、微苦。

（2）管花肉苁蓉　呈类纺锤形、扁纺锤形或扁柱形，稍弯曲，长 5～25cm，直径 2.5～9cm。表面棕褐色至黑褐色。断面颗粒状，灰棕色至灰褐色，散生点状维管束。

2. 优品质量　本品以条粗壮、密生鳞叶、质柔润者为佳。

【炮制与临床】

1. 炮制分类

（1）肉苁蓉　取原药材，除去杂质，大小分开，洗净，浸泡 3～8 小时，取出，闷润 5～12 小时，至内外湿度一致，切厚片，干燥，筛去碎屑。

（2）酒苁蓉　取肉苁蓉片，加入黄酒拌匀，闷润 4～8 小时，装入蒸罐内，密封，蒸 12～24 小时，中间倒罐 1 次，至黄酒被吸尽，表面黑色时，取出，干燥。每 100kg 肉苁蓉片，用黄酒 30kg。

2. 临床功效　用于肾阳不足，精血亏虚，阳痿不孕，腰膝酸软，筋骨无力，肠燥便秘。

【处方应付】

正名	处方用名	应付规格
肉苁蓉	大芸、寸芸、肉苁蓉	肉苁蓉
	酒肉苁蓉	酒肉苁蓉

【临床药学服务】

1. 性味归经　甘、咸，温。归肾、大肠经。

2. 功能主治　补肾阳，益精血，润肠通便。

3. 用量　煎服 6～10g。外用适量。

4. 用法　多做汤剂入药，或入丸、散，亦可浸酒服用。

5. 煎服方法　常规煎煮。用于补肾通便宜饭前服用。

6. 药学监护

（1）用药告知　与其他温热药同用时注意减量。用药中顾护脾胃。宜食熟软、易消化食物。

（2）用药监护重点　重点观察二便、性欲等情况。

7. 药物警戒

（1）使用注意　区别生、制品的选用。区别证候轻重选择药量。

（2）使用禁忌

①病证禁忌：阴虚火旺者、腹泻便溏者忌服。胃肠湿热而大便干结者不宜用。

②特殊人群用药禁忌：孕妇慎服。

③饮食禁忌：不宜食油腻、生冷食品。

（3）不良反应　尚未见此方面报道。

8. 贮藏养护　置通风干燥处，防蛀。酒苁蓉，密闭，置于阴凉干燥处。

淫　羊　藿

【来源】本品为小檗科植物淫羊藿 *Epimedium brevicornu* Maxim.、箭叶淫羊藿 *Epimedium sagittatum*（Sieb. et Zucc.）Maxim.、柔毛淫羊藿 *Epimedium pubescens* Maxim.、朝鲜淫羊藿 *Epimedium koreanum* Nakai. 或巫山淫羊藿 *Epimedium wushanense* T. S. Ying 的干燥叶。

【产地】

1. 淫羊藿　主产于黑龙江、吉林、辽宁、山东、江苏、江西、湖南、广西、四川、贵州、陕西、甘肃。

2. 箭叶淫羊藿　主产于浙江、安徽、江西、湖北、四川、台湾、福建、广东、广西等地。

3. 柔毛淫羊藿　主产于四川。

4. 朝鲜淫羊藿　主产于东北。

【性状鉴别】

1. 形色嗅味

(1) 淫羊藿 三出复叶；小叶片卵圆形，长3~8cm，宽2~6cm；先端微尖，顶生小叶基部心形，两侧小叶较小，偏心形，外侧较大，呈耳状，边缘具黄色刺毛状细锯齿；上表面黄绿色，下表面灰绿色，主脉7~9条，基部有稀疏细长毛，细脉两面突起，网脉明显；小叶柄长1~5cm。叶片近革质。气微，味微苦。

(2) 箭叶淫羊藿 三出复叶，小叶片长卵形至卵状披针形，长4~12cm，宽2.5~5cm；先端渐尖，两侧小叶基部明显偏斜，外侧呈箭形。下表面疏被粗短伏毛或近无毛。叶片革质。

(3) 柔毛淫羊藿 叶下表面及叶柄密被绒毛状柔毛。

(4) 巫山淫羊藿 本品为三出复叶，小叶片披针形至狭披针形，长9~23cm，宽1.8~4.5cm，先端渐尖或长渐尖，边缘具刺齿，侧生小叶基部的裂片偏斜，内边裂片小，圆形，外边裂片大，三角形，渐尖。下表面被绵毛或秃净。近革质。气微，味微苦。

2. 优品质量 本品均以无根茎、叶片多、色带绿者为佳。

【炮制与临床】

1. 炮制分类

(1) 淫羊藿 取原药材，除去杂质及枝梗，取叶，洗净，稍润，切丝，干燥。

(2) 炙淫羊藿 取羊脂油加热熔化，加入淫羊藿片或丝，拌匀，用文火炒至均匀有光泽，取出，晾凉。每100kg淫羊藿片或丝，用羊脂油（炼油）20~30kg。

2. 临床功效 用于肾阳虚衰，阳痿遗精，筋骨痿软，风湿痹痛，麻木拘挛。

【处方应付】

正名	处方用名	应付规格
淫羊藿	仙灵脾、淫羊藿	淫羊藿
	炙淫羊藿	炙淫羊藿

【临床药学服务】

1. 性味归经　辛、甘，温。归肝、肾经。

2. 功能主治　补肾阳，强筋骨，祛风湿。

3. 用量　煎服 6~10g。

4. 用法　一般入汤剂，或浸酒、熬膏，或入丸、散服用。

5. 煎服方法　常规煎煮。饭前服补肾阳效果佳，饭后服用于祛风除湿。

6. 药学监护

（1）用药告知　与其他温热药同用时，注意减量。用药中顾护脾胃，宜食熟软、易消化食物。

（2）用药监护重点　注意观察口渴、性功能、精液质量、血糖等变化。

7. 药物警戒

（1）使用注意　区别生品与制品的药效差异。区别证候轻重选择药量。

（2）使用禁忌

①病证禁忌：阴虚火旺、相火易动者不宜服。强阳不痿忌服。

②特殊人群用药禁忌：孕妇慎服。

③饮食禁忌：忌食生冷、辛辣之物。

（3）不良反应　据报道，口服后有轻微不良反应，以口干、恶心为多见，其次为腹胀、头晕，但多可自行消失。

8. 贮藏养护　置通风干燥处。

杜 仲

【来源】本品为杜仲科植物杜仲 *Eucommia ulmoides* Oliv. 的干燥树皮。

【产地】主产于张家界杜仲之乡，世界最大的野生杜仲产地；现江苏国家级大丰林业基地大量人工培育杜仲，另外四川、安徽、陕西、湖北、河南、贵州、云南、江西、甘肃、湖南、广西等地都有种植。

【性状鉴别】

1. 形色嗅味　本品呈板片状或两边稍向内卷，大小不一，厚3~7mm。外表面淡棕色或灰褐色，有明显的皱纹或纵裂槽纹，有的树皮较薄，未去粗皮，可见明显的皮孔。内表面暗紫色，光滑。质脆，易折断，断面有细密、银白色、富弹性的橡胶丝相连。气微，味稍苦。

2. 优品质量　本品以皮厚而大、外面黄棕色、内面黑褐色而光、折断时白丝多者为佳。

【炮制与临床】

1. 炮制分类

（1）杜仲　取原药材，除去杂质，刮去残留的粗皮，厚薄分开，洗净，闷润4~8小时，至内外湿度一致，切宽丝，干燥，筛去碎屑。

（2）盐杜仲　取杜仲丝，喷淋适量盐水，拌匀，闷润4~6小时，至盐水被吸尽，置热锅内，用中火炒至表面黑褐色，内部棕褐色，丝易断时，取出，晾凉。每100kg杜仲丝，用食盐3kg。

2. 临床功效　用于肝肾不足，腰膝酸痛，筋骨无力，头晕目眩，妊娠漏血，胎动不安。

【处方应付】

正名	处方用名	应付规格
杜仲	杜仲、丝楝树皮	杜仲
	盐杜仲	盐杜仲

【临床药学服务】

1. 性味归经　甘，温。归肝、肾经。

2. 功能主治　补肝肾，强筋骨，安胎。

3. 用量　煎服6~10g。外用适量。

4. 用法　多入汤剂，或入丸、散。用于祛风湿、强筋骨可浸酒服。

5. 煎服方法　常规煎煮。用于肝肾亏虚证宜饭前服。

6. 药学监护

（1）用药告知　与其他温热药同用时，注意减量。用药中顾护脾胃，饮食宜熟软、易消化。

（2）用药监护重点　用药后观察饮水、二便、性欲、血压等情况。

7. 药物警戒

（1）使用注意　注意生品与制品的药效差异。区别证候轻重选择药量。

（2）使用禁忌

①病证禁忌：阴虚火旺者慎服。

②饮食禁忌：慎食生冷黏滑之品。

（3）不良反应　尚未见此方面报道。

8. 贮藏养护　置通风干燥处。

续　　断

【来源】本品为川续断科植物川续断 *Dipsacus asper* Wall. ex Henry 的干燥根。

【产地】主产于江西、湖北、湖南、广西、四川、贵州、云南、西藏等地。

【性状鉴别】

1. 形色嗅味　本品呈圆柱形，略扁，有的微弯曲，长5~15cm，直径0.5~2cm。表面灰褐色或黄褐色，有稍扭曲或明显扭曲的纵皱及沟纹，可见横列的皮孔样斑痕和少数须根痕。质软，久置后变硬，易折断，断面不平坦，皮部墨绿色或棕色，外缘褐色或淡褐色，木部黄褐色，导管束呈放射状排列。气微香，味苦、微甜而后涩。

2. 优品质量 本品以条粗、质软、皮部绿褐色为佳。

【炮制与临床】

1. 炮制分类

（1）续断 取原药材，除去杂质，浸泡1~2小时，取出，闷润8~12小时，至内外湿度一致，切厚片，干燥，筛去碎屑。

（2）酒续断 取续断片，用黄酒喷洒均匀，闷润1~2小时，至黄酒被吸尽，置热锅内，用文火炒至微带黑色，取出，晾凉。每100kg续断片，用黄酒10kg。

2. 临床功效 用于肝肾不足，腰膝酸软，风湿痹痛，跌扑损伤，筋伤骨折，崩漏，胎漏。酒续断多用于风湿痹痛，跌扑损伤，筋伤骨折。盐续断多用于腰膝酸软。

【处方应付】

正名	处方用名	应付规格
续断	续断、龙豆、接骨草	续断
	酒续断	酒续断

【临床药学服务】

1. 性味归经 苦、辛，微温。归肝、肾经。

2. 功能主治 补肝肾，强筋骨，续折伤，止崩漏。

3. 用量 煎服9~15g。外用适量。

4. 用法 常做水煎剂入药，亦可入丸、散，浸酒服用长于治疗肝肾亏虚之腰膝疼痛等。

5. 煎服方法 常规煎煮。用于补肝肾、强筋骨宜饭前服。

6. 药学监护

（1）用药告知　与其他温热药物同用时，注意减量。用药中顾护脾胃，宜食熟软、易消化食物。

（2）用药监护重点　注意观察体温、食欲、肢体功能、二便等反应。

7. 药物警戒

（1）使用注意　治崩漏下血宜炒用。区别证候轻重选择药量。

（2）使用禁忌

①病证禁忌：阴虚火旺者忌服。风湿热痹者慎用。

②饮食禁忌：不宜食生冷油腻之品。

（3）不良反应　据报道，服用本品可出现全身瘙痒、皮肤潮红，迅速出现小片斑丘疹等。

8. 贮藏养护　置干燥处，防蛀。

补　骨　脂

【来源】本品为豆科植物补骨脂 *Psoralea corylifolia* L. 的干燥成熟果实。

【产地】主产于山西、陕西、安徽、浙江、江西、河南、湖北、广东、四川、贵州、云南。

【性状鉴别】

1. 形色嗅味　本品呈肾形，略扁，长 3～5mm，宽 2～4mm，厚约 1.5mm。表面黑色、黑褐色或灰褐色，具细微网状皱纹。顶端圆钝，有一小突起，凹侧有果梗痕。质硬。果皮薄，与种子不易分离；种子 1 枚，子叶 2，黄白色，有油性。气香，味辛、微苦。

2. 优品质量　本品以粒籽饱满、干燥无杂质者为佳。

【炮制与临床】

1. 炮制分类

（1）补骨脂　取原药材，簸净杂质，洗净，晒干。

（2）盐补骨脂　取净补骨脂，喷淋适量盐水，拌匀，闷润

36 小时，至盐水被吸尽，置热锅内，用文火微炒至表面微鼓起，并有香气逸出时，取出，晾凉。每 100kg 净补骨脂，用食盐 3kg。

2. 临床功效 用于肾阳不足，阳痿遗精，遗尿尿频，腰膝冷痛，肾虚作喘，五更泄泻；外用治白癜风，斑秃。

【处方应付】

正名	处方用名	应付规格
补骨脂	补骨脂、故脂子、破故纸	补骨脂
	盐补骨脂	盐补骨脂

【临床药学服务】

1. 性味归经 辛、苦，温。归肾、脾经。

2. 功能主治 温肾助阳，纳气平喘，温脾止泻；外用消风祛斑。

3. 用量 煎服 6 ~ 10g。外用适量。

4. 用法 内服多入汤剂，也可入丸、散剂。外用以医用酒精浸泡后涂患处可治疗白癜风。亦可制成注射剂，肌内注射用。

5. 煎服方法 宜久煎。用于脾肾阳虚诸症宜饭前服。

6. 药学监护

(1) 用药告知 与其他温热药物同用时，注意减量。用药中顾护脾胃，宜食熟软、易消化食物。

(2) 用药监护重点 注意观察大便、饮水及皮肤色泽变化等情况。

7. 药物警戒

(1) 使用注意 区别生、制品的药效差异。区别证候轻重确定药量。外用可治白癜风，在局部用药后应照射日光 5 ~ 15 分钟，弱光可照 20 分钟后洗去药液，避免起疱。

(2) 使用禁忌

①病证禁忌：凡阴虚火动、梦遗、尿血、小便短涩及目赤口

苦舌干、大便燥结、内热作渴、火升目赤、易饥嘈杂、湿热成痿，以致骨乏无力者，皆不宜服用。

②特殊人群用药禁忌：孕妇慎服。

③饮食禁忌：慎食生冷之品。

（3）不良反应　有以补骨脂为原料提取的补骨脂素，肌内注射治疗白癜风引起过敏性休克的报道。久服补骨脂可致光敏及皮肤色暗。

8. 贮藏养护　置干燥处，防蛀。

菟 丝 子

【来源】本品为旋花科植物南方菟丝子 *Cuscuta australis* R. Br. 或菟丝子 *Cuscuta chinensis* Lam. 的干燥成熟种子。

【产地】主产于辽宁、吉林、河北、河南、山东、山西、江苏等地。

【性状鉴别】

1. 形色嗅味　本品呈类球形，直径 1~2mm。表面灰棕色至棕褐色，粗糙，种脐线形或扁圆形。质坚实，不易以指甲压碎。气微，味淡。

2. 优品质量　本品以颗粒饱满、无尘土及杂质者佳。

【炮制与临床】

1. 炮制分类　临床调剂常用的菟丝子炮制品为取原药材，除去杂质，洗净，干燥。

2. 临床功效　用于肝肾不足，腰膝酸软，阳痿遗精，遗尿尿频，肾虚胎漏，胎动不安，目昏耳鸣，脾肾虚泻；外治白癜风。

【处方应付】

正名	处方用名	应付规格
菟丝子	豆寄生、无根草、菟丝子	菟丝子

【临床药学服务】

1. 性味归经　辛、甘，平。归肝、肾、脾经。

2. 功能主治　补益肝肾，固精缩尿，安胎，明目，止泻；外用消风祛斑。

3. 用量　煎服6～12g。外用适量。

4. 用法　内服常入汤剂，或入丸、散，或泡酒服用，或煮熟捣烂做饼，外用治疗白癜风、美容等。

5. 煎服方法　常规煎煮。饭前服补肝肾效果显著。

6. 药学监护

（1）用药告知　用药中顾护脾胃，宜食熟软、易消化食物。

（2）用药监护重点　注意观察食欲、血糖、大便等反应。

7. 药物警戒

（1）使用注意　区别生、制品的选用。区别证候轻重选择药量。

（2）使用禁忌

①病证禁忌：阴虚火旺、大便热燥、小便短赤者忌服。阳强者禁用。

②特殊人群用药禁忌：妊娠无肾虚者慎服。

③饮食禁忌：忌食生冷、致泻食品。

（3）不良反应　尚未见此方面报道。

8. 贮藏养护　置通风干燥处。

（三）补血药

当　归

【来源】本品为伞形科植物当归 *Angelica sinensis*（Oliv.）Diels. 的干燥根。

【产地】主产于甘肃、云南、四川、青海、陕西、湖南、湖北、贵州等地。

【性状鉴别】

1. 形色嗅味　本品略呈圆柱形，下部有支根 3～5 条或更多，长 15～25cm。表面黄棕色至棕褐色，具纵皱纹和横长皮孔样突起。根头（归头）直径 1.5～4cm，具环纹，上端圆钝，或具数个明显突出的根茎痕，有紫色或黄绿色的茎和叶鞘的残基；主根（归身）表面凹凸不平；支根（归尾）直径 0.3～1cm，上粗下细，多扭曲，有少数须根痕。质柔韧，断面黄白色或淡黄棕色，皮部厚，有裂隙和多数棕色点状分泌腔，木部色较淡，形成层环黄棕色。有浓郁的香气，味甘、辛、微苦。柴性大、干枯无油或断面呈绿褐色者不可供药用。

2. 优品质量　本品以主根根粗长、油润、外皮色共同棕、肉质饱满、断面色黄白、气浓香者为佳。

【炮制与临床】

1. 炮制分类

（1）当归　取原药材，除去杂质，洗净，闷润 12～24 小时，至内外湿度一致，切薄片，晒干或低温干燥，筛去碎屑。

①当归头：取净当归头部，洗净，润透，切薄片，晒干或低温干燥，筛去碎屑。

②当归尾：取净当归尾部，洗净，润透，切薄片，晒干或低温干燥，筛去碎屑。

③当归身：取切去头、尾的净当归，纵切成薄片，晒干或低温干燥，筛去碎屑。

（2）酒当归　取当归片，用黄酒拌匀，闷润 1～2 小时，至黄酒被吸尽，置热锅内，用文火炒至微干，取出，晾凉。每100kg 当归片，用黄酒 15kg。

2. 临床功效　用于血虚萎黄，眩晕心悸，月经不调，经闭痛经，虚寒腹痛，风湿痹痛，跌扑损伤，痈疽疮疡，肠燥便秘。酒当归活血通经，用于经闭痛经，风湿痹痛，跌扑损伤。全当归补血活血，当归身补血，当归尾活血。

【处方应付】

正名	处方用名	应付规格
当归	秦归、云归、当归	当归
	酒当归	酒当归

【临床药学服务】

1. 性味归经　甘、辛，温。归肝、心、脾经。

2. 功能主治　补血活血，调经止痛，润肠通便。

3. 用量　煎服 6～12g。

4. 用法　本品内服多入汤剂，也可入丸、散剂服用。

5. 煎服方法　常规煎煮。适宜饭前服用。

6. 药学监护

（1）用药告知　服用本品可出现大便溏软，停药后可自行缓解。

（2）用药监护重点　主要观察体温、食欲、月经量、二便、血常规等变化。

7. 药物警戒

（1）使用注意　区分生、制品药效差异。根据证候轻重选择药量。据病症特点选择合适配伍。

（2）使用禁忌

①病证禁忌：湿热中阻、肺热痰火、阴虚阳亢等忌用；大便泄泻者忌服；心功能不全等心脏病患者、低血压患者、出血性疾病患者不宜大量长期服用。

②配伍与合用禁忌：畏菖蒲、海藻、生姜。不宜与降压药、肝素、华法林、阿司匹林等药合用。

③特殊人群用药禁忌：孕妇慎服；妇女崩漏经多者慎用。

④饮食禁忌：忌面食。忌生冷黏腻食物。

（3）不良反应　据报道，偶可见消化系统不良反应、如恶心、呕吐、腹胀、腹泻等。

8. 贮藏养护　置阴凉干燥处，防潮，防蛀。

熟 地 黄

【来源】本品为生地黄 *Rehmannia glutinosa* Iibosch. 块根的炮制加工品。

【产地】主产于河南等地。

【性状鉴别】

1. 形色嗅味　本品为不规则的块片、碎块，大小、厚薄不一。表面乌黑色，有光泽，黏性大。质柔软而带韧性，不易折断，断面乌黑色，有光泽。气微，味甜。

2. 优品质量　本品以块根肥大、软润、内外乌黑有光泽者为佳。

【炮制与临床】

1. 炮制分类

（1）熟地黄　取整生地黄，除去杂质，洗净，稍晾干，加黄酒拌匀，闷润 24～48 小时，装入蒸罐内，加水适量，密封，蒸12～24 小时，中间倒罐 1 次，至黄酒被吸尽，色泽黑润时，取出，晒至约八成干时，切厚片，干燥。每 100kg 净生地黄，用黄酒 30～50kg。

（2）熟地黄炭　取整熟地黄，置锅内，上盖一锅，两锅结合处外用黄土泥封严，上锅底补贴一张白纸条，上压重物，用武火180℃～220℃加热，焖煅至白纸条变为焦黄色时，停火，待凉后，取出，加工成小块；或取熟地黄片，大小分开，置热锅内，用武火 180℃～220℃炒至鼓起，表面焦黑色，内部黑褐色，喷淋清水少许，熄灭火星，取出，晾干。

2. 临床功效　用于血虚萎黄，心悸怔忡，月经不调，崩漏下血，肝肾阴虚，腰膝酸软，骨蒸潮热，盗汗遗精，内热消渴，眩晕，耳鸣，须发早白。

【处方应付】

正名	处方用名	应付规格
熟地黄	熟地黄	熟地黄
	熟地黄炭	熟地黄炭

【临床药学服务】

1. 性味归经　甘，微温。归肝、肾经。

2. 功能主治　补血滋阴，益精填髓。

3. 用量　煎服9~15g。外用适量。

4. 用法　本品多入汤剂，也可入丸、散剂，或熬膏、浸酒服用。

5. 煎服方法　宜充分浸泡，常规煎煮。饭前服用为佳。

6. 药学监护

（1）用药告知　适当配伍健脾开胃之品，避免黏腻碍胃。

（2）用药监护重点　注意观察食欲、二便、呼吸、血常规等变化。

7. 药物警戒

（1）使用注意　区别证候轻重选择药量及确定疗程长短。据病症特点选择合适配伍。

（2）使用禁忌

①病证禁忌：气滞痰多、脘腹胀痛、食少便溏者忌服；糖尿病患者、单纯性肥胖患者忌单味药大量长期服用。

②饮食禁忌：忌葱、蒜、萝卜、无鳞鱼、猪血和强碱性食物，如葡萄、茶叶、葡萄酒、海带芽、海带等。

（3）不良反应　有报道可见腹胀、腹泻。

8. 贮藏养护　置阴凉通风干燥处。

何　首　乌

【来源】本品为蓼科植物何首乌 *Polygonum multiflorum* Thunb.

的干燥块根。

【产地】主产于陕西南部、甘肃南部、山西中条山主峰历山、华东、华中、华南、四川、云南及贵州。

【性状鉴别】

1. 形色嗅味　本品呈团块状或不规则纺锤形，长 6~15cm，直径 4~12cm。表面红棕色或红褐色，皱缩不平，有浅沟，并有横长皮孔样突起和细根痕。体重，质坚实，不易折断，断面浅黄棕色或浅红棕色，显粉性，皮部有 4~11 个类圆形异型维管束环列，形成云锦状花纹，中央木部较大，有的呈木心。气微，味微苦而甘涩。

2. 优品质量　本品以体重、质坚实、粉性足者为佳。

【炮制与临床】

1. 炮制分类

（1）何首乌　取原药材，除去杂质，大小分开，洗净，浸泡 12~24 小时，至约七成透时，取出，闷润 6~12 小时，至内外湿度一致，切 10~15mm 片，或直径约 10mm 块，干燥，筛去碎屑。

（2）制何首乌　取何首乌片或块，置非铁质的适宜容器内，加黑豆汁和黄酒拌匀，闷润 4~8 小时，装入蒸罐内，加水适量，密封，蒸 18~24 小时，中间倒罐 1 次，至汁液被吸尽，内外均呈棕褐色至黑褐色时，取出，干燥。每 100kg 何首乌片（块），用黑豆 10kg、黄酒 25kg。

2. 临床功效　用于疮痈，瘰疬，风疹瘙痒，久疟体虚，肠燥便秘。

【处方应付】

正名	处方用名	应付规格
何首乌	何首乌、夜交藤	何首乌
	制何首乌	制何首乌

【临床药学服务】

1. 性味归经　苦、甘、涩，微温。归肝、心、肾经。

2. 功能主治　生首乌功能解毒（截疟）、润肠通便、消痈；制首乌功能补益精血、乌须发、强筋骨、补肝肾。

3. 用量　煎服3~6g。外用适量。

4. 用法　内服多入汤剂，也可入丸、散，或熬膏、浸酒服用。外用煎水洗、研末撒或调涂治疗皮肤瘙痒等。

5. 煎服方法　充分浸泡，常规煎煮。宜饭前服用。

6. 药学监护

（1）用药告知　使用生、制何首乌需遵医嘱，不可自行加大药量或延长用药时间。

（2）用药监护重点　注意肝功能、血脂、食欲、二便、须发及生殖功能等的情况。

7. 药物警戒

（1）使用注意　区别生、制品药效差异。区别证候轻重选择药量。注意根据病症适当配伍。

（2）使用禁忌

①病证禁忌：外感热病患者及外感表邪未解者忌用；大便溏泄及湿痰较重者忌用；低血糖患者不宜大量长期服用。

②配伍与合用禁忌：有报道认为，不宜与碱性药物联用；不宜与肾上腺皮质激素药合用；不宜与肾上腺素、去甲肾上腺素、异丙肾上腺素、醛固酮等药同用。

③特殊人群用药禁忌：孕妇及肝功能不全者忌用生品。

④饮食禁忌：忌葱、蒜等刺激性食物和生冷食物等。

（3）不良反应　据报道，少数患者服用后可以出现腹泻、恶心、呕吐；个别患者服用后可引起发热、汗出、畏寒、乏力等类似疟疾样症状。生品服用可导致肝损伤。

8. 贮藏养护　置干燥处，防蛀。

白　芍

【来源】本品为毛茛科植物芍药 *Paeonia lactiflora* Pall. 的干燥根。

【产地】主产于浙江、安徽、四川等地。此外，山东、贵州、湖南、湖北、甘肃、陕西、河南、云南等地亦产。浙江产者，商品称为杭白芍，品质最佳；安徽产者称为亳白芍，产量最大；四川产者名川白芍，又名中江芍，产量亦大。

【性状鉴别】

1. 形色嗅味　本品呈圆柱形，平直或稍弯曲，两端平截，长 5~18cm，直径 1~2.5cm。表面类白色或淡棕红色，光洁或有纵皱纹及细根痕，偶有残存的棕褐色外皮。质坚实，不易折断，断面较平坦，类白色或微带棕红色，形成层环明显，射线放射状。气微，味微苦、酸。

2. 优品质量　本品以根粗长、匀直、质坚实、粉性足、表面洁净者为佳。

【炮制与临床】

1. 炮制分类

（1）白芍　取原药材，除去杂质，大小分开，浸泡 8~12 小时，约七成透时，取出，闷润 12~24 小时，至内外湿度一致，或投入浸润罐内，加水适量，浸润约 8 小时，至折断面无干心，取出，晾至内外软硬适宜，切薄片，干燥，筛去碎屑。

（2）酒白芍　取白芍片，加黄酒拌匀，闷润 1~2 小时，至黄酒被吸尽，置热锅内，用文火炒至微黄色，取出，晾凉，筛去碎屑。每 100kg 白芍片，用黄酒 10kg。

（3）炒白芍　取白芍片，置热锅内，用文火炒至微黄色，取出，晾凉，筛去碎屑。

（4）土白芍　取伏龙肝细粉，置热锅内，用中火炒至灵活状态时，加入白芍片，炒至表面挂土色，取出，筛去伏龙肝细粉，晾凉。每100kg白芍片，用伏龙肝细粉30kg。

2. 临床功效　用于血虚萎黄，月经不调，自汗，盗汗，胁痛，腹痛，四肢挛痛，头痛眩晕。

【处方应付】

正名	处方用名	应付规格
白芍	白芍、杭芍、大白芍	白芍
	酒白芍	酒白芍
	炒白芍	炒白芍
	土白芍	土白芍

【临床药学服务】

1. 性味归经　苦、酸，微寒。归肝、脾经。

2. 功能主治　养血调经，敛阴止汗，柔肝止痛，平抑肝阳。

3. 用量　煎服，6～15g。外用适量。

4. 用法　本品内服多入汤剂，也可入丸、散。

5. 煎服方法　常规煎煮。宜饭前服。

6. 药学监护

（1）用药告知　用药中顾护脾胃，宜清淡饮食。

（2）用药监护重点　主要观察体温、食欲、血糖、血脂、二便变化。

7. 药物警戒

（1）使用注意　区分生、制品药效差异。区别证候轻重选择药量。据病症特点选择合适配伍。

（2）使用禁忌

①病证禁忌：阳衰虚寒之证忌用；外感风寒、内伤生冷、脾胃虚寒、肾阳虚衰等证忌用；月经不调属虚寒者不宜单味药大量

服用；气虚自汗，阳虚汗出者忌用；伤寒病在上焦之阳结、疹子忌用。

②配伍与合用禁忌：恶芒硝、石斛，畏鳖甲、小蓟，反藜芦。有研究认为，不宜与降血压、强心苷类药物、肝素、华法林、阿司匹林、茶碱类药物合用。

③特殊人群用药禁忌：孕妇慎服。婴幼儿、老人、妇女产后不宜大量长期服用。

④饮食禁忌：慎食生冷之品。

（3）不良反应　据报道，偶有上腹部不适、腹痛。

8. 贮藏养护　置通风干燥处，防蛀。

阿　胶

【来源】本品为马科动物驴 *Equus asinus* L. 的干燥皮或鲜皮经煎煮、浓缩制成的固体胶。

【产地】主产于山东、浙江等地。

【性状鉴别】

形色嗅味　本品呈长方形块、方形块或丁状。棕色至黑褐色，有光泽。质硬而脆，断面光亮，碎片对光照视呈棕色半透明状。气微，味微甘。

【炮制与临床】

1. 炮制分类

（1）阿胶丁　取原药材，烘软（60℃～80℃），切成 1cm 左右的小方块（阿胶丁）；或取原药材刨成小薄碎片或加工成粉末。

（2）阿胶珠　取蛤粉，置热锅内，用文火炒至灵活状态，蛤粉温度在 140℃～160℃时，加入阿胶丁，烫至成珠，内无溏心，迅速取出，筛去蛤粉，晾凉。每 100kg 阿胶丁，用蛤粉 30kg。

2. 临床功效　用于血虚萎黄，眩晕心悸，肌痿无力，心烦不眠，虚风内动，肺燥咳嗽，劳嗽咯血，吐血尿血，便血崩漏，妊娠胎漏。

【处方应付】

正名	处方用名	应付规格
阿胶	阿胶、阿胶丁	阿胶
	炒阿胶（蛤粉）	炒阿胶（蛤粉）

【临床药学服务】

1. 性味归经　甘，平。归肺、肝、肾经。

2. 功能主治　补血滋阴，润燥，止血。

3. 用量　内服 3~9g。

4. 用法　本品内服多烊化兑入汤剂服。

5. 煎服方法　阿胶需要烊化，阿胶珠可以与群药共煎。宜饭前服。

6. 药学监护

（1）用药告知　性质黏腻有碍消化，用药期间饮食宜清淡、易消化，不可自行加大药量或延长疗程。

（2）用药监护重点　注意观察血常规、造血功能、食欲、二便等变化。

7. 药物警戒

（1）使用注意　区分生、制品药效差异。区别证候轻重选择药量。据病症特点选择合适配伍。

（2）使用禁忌

①病证禁忌：脾胃虚弱者慎用；有瘀血阻滞者、外感热病或外感病邪未解者慎用。

②配伍与合用禁忌：畏大黄。

③特殊人群用药禁忌：肾炎及肾功能不全等肾病患者不宜单味药大量长期服用。

④饮食禁忌：忌食油腻、黏滑、生冷之品。

（3）不良反应　有报道，可见消化系统反应，如恶心、呕吐、厌食、食欲不振、腹胀、腹泻等；心血管系统不良反应，如心律不齐、频发室性早搏，停药后可消失。

8. 贮藏养护　密闭，防潮。

龙 眼 肉

【来源】本品为无患子科植物龙眼 *Dimocarpus longan* Lour. 的假种皮。

【产地】主产于广东、福建、台湾、广西、云南、贵州、四川等地。

【性状鉴别】

1. 形色嗅味　本品为纵向破裂的不规则薄片，或呈囊状，长约1.5cm，宽2~4cm，厚约0.1cm。棕黄色至棕褐色，半透明。外表面皱缩不平，内表面光亮而有细纵皱纹。薄片者质柔润，囊状者质稍硬。气微香，味甜。

2. 优品质量　本品以肉厚、质细软、个大、色黄、半透明、味浓甜者为佳。

【炮制与临床】

1. 炮制分类　临床调剂常用的龙眼肉炮制品为取原药材，除去杂质及残留的壳、核。

2. 临床功效　用于气血不足，心悸怔忡，健忘失眠，血虚萎黄。

【处方应付】

正名	处方用名	应付规格
龙眼肉	桂圆肉、龙眼肉	龙眼肉

【临床药学服务】

1. 性味归经　甘，温。归心、脾经。

2. 功能主治 补益心脾，养血安神。

3. 用量 煎服 9～15g。

4. 用法 本品内服多入汤剂，也可浸酒。熬膏服用。还可直接嚼食。

5. 煎服方法 常规煎煮。饭后服为佳。

6. 药学监护

（1）用药告知 本品甘温易助热，不宜大量服食。

（2）用药监护重点 注意观察食欲、二便、睡眠等情况。

7. 药物警戒

（1）使用注意 注意区别证候轻重选择药量。据病症特点选择合适配伍。

（2）使用禁忌

①病证禁忌：内有实热者忌用。内有郁火、湿阻中满者或阳气甚者慎用。

②特殊人群用药禁忌：孕妇不宜久服。

③饮食禁忌：慎食生冷黏滑之品。

（3）不良反应 尚未见此方面报道。

8. 贮藏养护 置阴凉干燥处，防潮，防蛀。

（四）补阴药

南 沙 参

【来源】本品为桔梗科植物轮叶沙参 *Adenophora tetraphylla*（Thunb.）Fisch. 或沙参 *Adenophora stricta* Miq. 的干燥根。

【产地】主产于东北及河北、山东、江苏、安徽、浙江、江西、广东、贵州、云南等地。

【性状鉴别】

1. 形色嗅味 本品呈圆锥形或圆柱形，略弯曲，长 7～27cm，直径 0.8～3cm。表面黄白色或淡棕黄色，凹陷处常有残留粗皮，上部多有深陷横纹，呈断续的环状，下部有纵纹和纵沟。顶端具1或2个根茎。体轻，质松泡，易折断，断面不平坦，黄白色，多裂隙。气微，味微甘。

2. 优品质量　本品以粗细均匀、肥壮、色白者为佳。

【炮制与临床】

1. 炮制分类　临床调剂常用的南沙参炮制品为取原药材，除去杂质及残留的根茎，大小分开，洗净，闷润4~8小时，至内外湿度一致，切厚片，干燥，筛去碎屑。

2. 临床功效　用于肺热燥咳，阴虚劳嗽，干咳痰黏，胃阴不足，食少呕吐，气阴不足，烦热口干。

【处方应付】

正名	处方用名	应付规格
南沙参	南沙参、泡参	南沙参

【临床药学服务】

1. 性味归经　甘，微寒。归肺、胃经。

2. 功能主治　养阴清肺，益胃生津，化痰，益气。

3. 用量　内服9~15g，鲜品加量。外用适量。

4. 用法　入汤剂或入丸、散等中成药制剂。

5. 煎服方法　常规煎煮。宜饭前服。

6. 药学监护

（1）用药告知　若出现不适症状，应停药观察或咨询医生。宜清淡、易消化饮食。

（2）用药监护重点　食欲、大便、皮肤黏膜变化等。

7. 药物警戒

（1）使用注意　外用偶可导致接触性皮炎，使用时注意询问过敏史。

（2）使用禁忌

①病证禁忌：感受风寒而致咳嗽及肺胃虚寒者忌服。

②配伍与合用禁忌：不宜与藜芦同用。

（3）不良反应　据报道可发生过敏反应，表现为接触性皮炎，如皮肤灼痛、瘙痒、水肿、丘疹、水泡；眼部症状为结膜炎、怕光流泪；黏膜症状为咽部充血、鼻炎等；部分病例有白细胞轻度增高和嗜酸性粒细胞比值偏高。

8. 贮藏养护　置通风干燥处，防蛀。

北 沙 参

【来源】　本品为伞形科植物珊瑚菜 *Glehnia littoralis* Fr. Schmidtex Miq. 的干燥根。

【产地】　主产于山东、河北、辽宁、江苏等地。

【性状鉴别】

1. 形色嗅味　本品呈细长圆柱形，偶有分枝，长 15～45cm，直径 0.4～1.2cm。表面淡黄白色，略粗糙，偶有残存外皮，不去外皮的表面黄棕色。全体有细纵皱纹和纵沟，并有棕黄色点状细根痕；顶端常留有黄棕色根茎残基；上端稍细，中部略粗，下部渐细。质脆，易折断，断面皮部浅黄白色，木部黄色。气特异，味微甘。

2. 优品质量　本品以粗细均匀、长短一致、去净栓皮、色黄白者为佳。

【炮制与临床】

1. 炮制分类　临床调剂常用的北沙参炮制品为取原药材，除去杂质及残茎，洗净，闷润 8～12 小时，至内外湿度一致，切厚片或中段，干燥，筛去碎屑。

2. 临床功效　用于肺热燥咳，劳嗽痰血，胃阴不足，热病津伤，咽干口渴。

【处方应付】

正名	处方用名	应付规格
北沙参	海沙参、银条参、北沙参	北沙参
	鲜北沙参	北沙参鲜品

【临床药学服务】

1. 性味归经　甘、微苦，微寒。归肺、胃经。

2. 功能主治　养阴清肺，益胃生津。

3. 用量　煎服5~12g，鲜品加量。

4. 用法　入汤剂或入丸、散及中成药制剂。

5. 煎服方法　常规煎煮。宜饭前服。

6. 药学监护

（1）用药告知　宜清淡、易消化饮食。

（2）用药监护重点　食欲、大便等。

7. 药物警戒

（1）使用注意　用药期间注意顾护脾胃。注意有无过敏反应。

（2）使用禁忌

①病证禁忌：感受风寒而致咳嗽及肺胃虚寒者慎服。心功能不全等心脏病患者不宜大剂量使用

②配伍与合用禁忌：不宜与藜芦同用。

（3）不良反应　少数人会引起接触性皮炎，表现为局部灼痛、瘙痒、水肿、丘疹、怕光流泪、发热、乏力、头晕、胸闷及鼻腔、结膜、咽部充血等。

8. 贮藏养护　置通风干燥处，防蛀，防霉。

<h2 style="text-align:center">麦　冬</h2>

【来源】本品为百合科植物麦冬 *Ophiopogon japonicus*（L. f）Ker-Gawl. 的干燥块根。

【产地】 主产于江西、安徽、浙江、福建、四川、贵州、云南、广西等地。

【性状鉴别】

1. 形色嗅味 本品呈纺锤形，两端略尖，长1.5~3cm，直径0.3~0.6cm。表面黄白色或淡黄色，有细纵纹。质柔韧，断面黄白色，半透明，中柱细小。气微香，味甘、微苦。

2. 优品质量 本品以个大、肥壮、半透明、质柔、色黄白、有香气、嚼之发黏、干燥无须根者为佳。

【炮制与临床】

1. 炮制分类 临床调剂常用的麦冬炮制品为取原药材，除去杂质，润透，压扁，干燥。

2. 临床功效 用于肺燥干咳，阴虚痨嗽，喉痹咽痛，津伤口渴，内热消渴，心烦失眠，肠燥便秘。

【处方应付】

正名	处方用名	应付规格
麦冬	麦门冬、麦冬	麦冬

【临床药学服务】

1. 性味归经 甘、微苦，微寒。归心、肺、胃经。

2. 功能主治 养阴生津，润肺清心。

3. 用量 煎服6~12g。

4. 用法 宜入煎剂，或熬膏，或入丸、散剂，或其他中成药制剂。

5. 煎服方法 常规煎煮。宜饭前服。

6. 药学监护

（1）用药告知 宜清淡、易消化饮食，若出现不适，应停药观察或咨询医生。

（2）用药监护重点　食欲、大便等。

7. 药物警戒

（1）使用注意　根据体质与病情，把握剂量与疗程。

（2）使用禁忌

①病证禁忌：脾胃虚寒便溏、风寒感冒、痰湿咳嗽者忌服。

②配伍与合用禁忌：据文献记载，恶款冬花，畏苦参、青葙子。

（3）不良反应　有报道服用麦冬过敏者，表现为恶心呕吐、心慌烦躁、全身红斑、瘙痒、针刺样掣痛，甚至谵语、昏扑等。

8. 贮藏养护　置阴凉干燥处，防潮。

石　斛

【来源】本品为兰科植物金钗石斛 *Dendrobium nobile* Lindl.、铁皮石斛 *Dendrobium officinale* Kimura et Migo、鼓槌石斛 *Dendrobium chrysotoxum* Lindl. 或流苏石斛 *Dendrobium fimbriatum* Hook. 的栽培品及其同属植物近似种的新鲜或干燥茎。

【产地】主产于台湾、安徽（霍山县）、湖北南部（宜昌）、香港、海南（白沙）、广西西部至东北部（百色、平南、兴安、金秀、靖西）、四川南部（长宁、峨眉山、乐山）、贵州西南部至北部（赤水、习水、罗甸、兴义、三都）、云南东南部至西北部（富民、石屏、沧源、勐腊、勐海、思茅、怒江河谷、贡山一带）、西藏东南部（墨脱）。

【性状鉴别】

1. 形色嗅味

（1）鲜石斛　呈圆柱形或扁圆柱形，长约30cm，直径0.4～1.2cm。表面黄绿色，光滑或有纵纹，节明显，色较深，节上有膜质叶鞘。肉质多汁，易折断。气微，味微苦而回甜，嚼之有黏性。

（2）金钗石斛　呈扁圆柱形，长20～40cm，直径0.4～

0.6cm，节间长 2.5～3cm。表面金黄色或黄中带绿色，有深纵沟。质硬而脆，断面较平坦而疏松。气微，味苦。

（3）鼓槌石斛 呈粗纺锤形，中部直径 1～3cm，具 3～7节。表面光滑，金黄色，有明显凸起的棱。质轻而松脆，断面海绵状。气微，味淡，嚼之有黏性。

（4）流苏石斛 呈长圆柱形，长 20～150cm，直径 0.4～1.2cm，节明显，节间长 2～6cm。表面黄色至暗黄色，有深纵槽。质疏松，断面平坦或呈纤维性。味淡或微苦，嚼之有黏性。

2. 优品质量 干石斛均以色金黄、有光泽、质柔韧者为佳。鲜石斛以色黄绿、肥满多汁、嚼之发黏者为佳。

【炮制与临床】

1. 炮制分类

（1）鲜石斛 鲜品洗净，去根，用时剪成段。

（2）金钗石斛、马鞭石斛 取原药材及残根，洗净，闷润 4～8 小时，至内外湿度一致，切中段，干燥，筛去碎屑。

（3）耳环石斛 取原药材，除去杂质，筛去碎屑。

2. 临床功效 用于热病津伤，口干烦渴，胃阴不足，食少干呕，病后虚热不退，阴虚火旺，骨蒸劳热，目暗不明，筋骨痿软。

【处方应付】

正名	处方用名	应付规格
石斛	干石斛、石兰	干石斛
	鲜石斛	鲜石斛

【临床药学服务】

1. 性味归经 甘，微寒。归胃、肾经。

2. 功能主治 益胃生津，滋阴清热。

3. 用量　煎服干品 6～12g；鲜品 15～30g。

4. 用法　宜入煎剂，或熬膏或入丸、散等中成药制剂。亦可泡水代茶饮。

5. 煎服方法　入汤剂宜先煎。宜饭后服用。

6. 药学监护

（1）用药告知　宜清淡、易消化饮食，用量不宜过大，出现腻苔应停药。

（2）用药监护重点　食欲、大便、舌苔等。

7. 药物警戒

（1）使用注意　本品有促进胃液分泌、升高血糖、兴奋子宫的功能，不宜长期大剂量使用。

（2）使用禁忌

①病证禁忌：能敛邪，故温热病早期忌用；又能助湿，若湿温病尚未化燥伤津者，以及脾胃虚寒、大便溏薄、舌苔厚腻者均忌用。胃溃疡、心功能不全、糖尿病患者用时需慎重。

②配伍与合用禁忌：据报道，不宜与阿托品合用。

③特殊人群用药禁忌：孕妇慎用。

（3）不良反应　大剂量可引起惊厥；临床有用石斛导致过敏性皮炎的报告。

8. 贮藏养护　干品置通风干燥处，防潮；鲜品置阴凉潮湿处，防冻。

枸　杞　子

【来源】本品为茄科植物宁夏枸杞 *Lycium barbarum* L. 的干燥成熟果实。

【产地】主产于河北北部、内蒙古、山西北部、陕西北部、甘肃、宁夏、青海、新疆有野生；由于果实入药而栽培，我国中部和南部不少省区也已引种栽培，尤其是宁夏及天津地区栽培多、产量高。宁夏中宁产最佳，故称为中宁枸杞或宁夏枸杞。

【性状鉴别】

1. 形色嗅味　本品呈类纺锤形或椭圆形，长 6～20mm，直径 3～10mm。表面红色或暗红色，顶端有小突起状的花柱痕，基部有白色的果梗痕。果皮柔韧，皱缩；果肉肉质，柔润。种子 20～50 粒，类肾形，扁而翘，长 1.5～1.9mm，宽 1～1.7mm，表面浅黄色或棕黄色。气微，味甜。

2. 优品质量　本品以粒大、肉厚、种子少、色红、质柔软者为佳。

【炮制与临床】

1. 炮制分类　临床调剂常用的枸杞子炮制品为取原药材，除去杂质及残留的果梗。

2. 临床功效　用于虚劳精亏，腰膝酸痛，眩晕耳鸣，阳痿遗精，内热消渴，血虚萎黄，目昏不明。

【处方应付】

正名	处方用名	应付规格
枸杞子	枸杞、枸杞子、甘杞子	枸杞子

【临床药学服务】

1. 性味归经　甘，平。归肝、肾经。

2. 功能主治　滋补肝肾，益精明目。

3. 用量　煎服 6～12g。外用适量。

4. 用法　入汤剂，或熬膏、浸酒或入丸、散剂，亦可泡水、代茶饮。

5. 煎服方法　常规煎煮。

6. 药学监护

（1）用药告知　宜清淡、易消化饮食。

（2）用药监护重点　食欲、血糖、血压等。

7. 药物警戒

（1）使用注意　本品虽甘平，亦不宜久服或大量使用。

（2）使用禁忌

①病证禁忌：脾虚便溏、泄泻、实热邪盛者忌用。据报道有降血压作用，血压低者不宜单味大剂量长期服用；乳腺炎、乳腺增生患者不宜单味大剂量使用。

②配伍与合用禁忌：有报道认为，不宜与庆大霉素、妥布霉素、阿托品等合用。

（3）不良反应　据报道，可有皮肤潮红、瘙痒、荨麻疹样风团，伴有恶心、呕吐等过敏反应；可出现尿频、尿痛、尿血等毒性反应；亦有饮用枸杞子酒后出现自发性鼻出血的报道。

8. 贮藏养护　置阴凉干燥处，防闷热，防潮，防蛀。

龟　甲

【来源】本品为龟科动物乌龟 *Chinemys reevesii*（Gray）的背甲及腹甲。

【产地】主产于浙江、湖北、湖南、安徽、江苏等地。

【性状鉴别】

1. 形色嗅味　本品背甲及腹甲由甲桥相连，背甲稍长于腹甲，与腹甲常分离。背甲呈长椭圆形拱状，长7.5～22cm，宽6～18cm；外表面棕褐色或黑褐色，脊棱3条；颈盾1块，前窄后宽；椎盾5块，第1椎盾长大于宽或近相等，第2～4椎盾宽大于长；肋盾两侧对称，各4块；缘盾每侧11块；臀盾2块。腹甲呈板片状，近长方椭圆形，长6.4～21cm，宽5.5～17cm；外表面淡黄棕色至棕黑色，盾片12块，每块常具紫褐色放射状纹理，腹盾、胸盾和股盾中缝均长，喉盾、肛盾次之，肱盾中缝最短；内表面黄白色至灰白色，有的略带血迹或残肉，除净后可见骨板9块，呈锯齿状嵌接；前端钝圆或平截，后端具三角形缺刻，两侧残存呈翼状向斜上方弯曲的甲桥。质坚硬。气微腥，味微咸。

2. 优品质量 本品以香气浓郁者为佳。

【炮制与临床】

1. 炮制分类

（1）龟甲 取原药材，置适宜容器内，蒸约45分钟，取出，放入热水中，立即用硬刷除尽皮肉，洗净，干燥，加工成块，

（2）醋龟甲 取河砂，置热锅中，用武火180℃～220℃炒至灵活状态，加入净龟甲，烫至表面黄色，取出，筛去河砂，趁热投入米醋中浸淬，取出，干燥。每100kg净龟甲，用米醋30kg。

2. 临床功效 用于阴虚潮热，骨蒸盗汗，头晕目眩，虚风内动，筋骨痿软，心虚健忘，崩漏经多。

【处方应付】

正名	处方用名	应付规格
龟甲	龟板、乌龟壳、龟甲	龟甲
	醋龟甲	醋龟甲

【临床药学服务】

1. 性味归经 咸、甘，微寒。归肝、肾、心经。

2. 功能主治 滋阴潜阳，益肾强骨，养血补心，固经止崩。

3. 用量 煎服9～24g。外用适量。

4. 用法 内服入汤剂、熬膏或入丸、散。外用烧灰研末敷。

5. 煎服方法 入汤剂应打碎先煎。饭前服用益肾健胃，养心补血。止血可饭后服用。

6. 药学监护

（1）用药告知 若出现头晕、心悸、胸闷等不适，应立即停药就诊。

（2）用药监护重点 血压、心率、小便等。

7. 药物警戒

（1）使用注意 因本品为动物类药，成分复杂，易引起过敏反应，使用时需注意。

（2）使用禁忌

①病证禁忌：脾胃虚寒及有寒湿者忌用。

②配伍与合用禁忌：据报道不宜与四环素类药物合用。

③特殊人群用药禁忌：孕妇慎用。肾病患者不宜长期大量服用。

④饮食禁忌：忌辛热食物。忌酒和苋菜。

（3）不良反应 据报道，有少数出现过敏反应，表现为胸闷、心悸、发绀、血压下降、昏迷。

8. 贮藏养护 置干燥处，防蛀。

鳖　甲

【来源】本品为鳖科动物鳖 *Trionyx sinensis* Wiegmann 的背甲。

【产地】主产于长江流域之湖北沔阳、黄陂、监利、孝感，安徽安庆、芜湖，江苏镇江、扬州，河南商城、固始、沁阳，湖南常德、邵阳，浙江吴兴、嘉兴，江西九江等地。此外，四川、福建、陕西、甘肃、贵州亦产，以湖北、安徽二省产量最大。

【性状鉴别】

1. 形色嗅味 本品呈椭圆形或卵圆形，背面隆起，长 10～15cm，宽 9～14cm。外表面黑褐色或墨绿色，略有光泽，具细网状皱纹和灰黄色或灰白色斑点，中间有一条纵棱，两侧各有左右对称的横凹纹 8 条，外皮脱落后，可见锯齿状嵌接缝。内表面类白色，中部有突起的脊椎骨，颈骨向内卷曲，两侧各有肋骨 8 条，伸出边缘。质坚硬。气微腥，味淡。

2. 优品质量 本品以身干、个大、无残肉、洁净者为佳。

【炮制与临床】

1. 炮制分类

（1）生鳖甲 取原药材，置适宜容器内，蒸约 45 分钟，至皮膜残肉易于除去时，取出，放入热水中，立即用硬刷除尽皮肉，洗净，干燥，加工成块，

（2）醋鳖甲 取河砂，置热锅中，用武火 180℃～220℃炒至灵活状态，加入净鳖甲，烫至表面黄色，取出，筛去河砂，趁热投入米醋中浸淬，取出，干燥。每 100kg 净鳖甲，用米醋 30kg。

2. 临床功效 用于阴虚发热，骨蒸劳热，阴虚阳亢，头晕目眩，虚风内动，手足瘛疭，经闭，癥瘕，久疟疟母。

【处方应付】

正名	处方用名	应付规格
鳖甲	鳖甲、鳖壳	鳖甲
	醋鳖甲	醋鳖甲

【临床药学服务】

1. 性味归经 咸，微寒。归肝、肾经。

2. 功能主治 滋阴潜阳，退热除蒸，软坚散结。

3. 用量 煎服 9～24g。外用适量。

4. 用法 内服入汤剂，熬膏或入丸、散。外用烧灰研末撒或外敷。

5. 煎服方法 入汤剂宜先煎。

6. 药学监护

（1）用药告知 若出现皮疹、瘙痒、皮炎等过敏反应或恶心呕吐、纳呆、腹泻等消化道反应，应停药观察并及时就诊。

（2）用药监护重点　皮肤、血压、心率及消化道症状。

7. 药物警戒

（1）使用注意　本品为动物药，易引起过敏反应，使用时需注意。

（2）使用禁忌

①病证禁忌：脾胃虚寒、食少便溏者忌用。

②配伍与合用禁忌：恶矾石、理石。据报道，不宜与四环素族、异烟肼、洋地黄、磷酸盐、硫酸盐同用。

③特殊人群用药禁忌：孕妇忌用。肾病患者不宜大量长期服用。

（3）不良反应　据报道，有恶心、呕吐、纳呆、腹泻等消化道不良反应；有皮疹、瘙痒、皮炎等过敏反应；甚至出现过敏性休克，症见烦躁不安、心跳加快、呼吸急促，继而面色苍白、头晕眼花、汗出、血压下降等。

8. 贮藏养护　置干燥处，防蛀。

第十七节　收涩药

凡以收敛固涩为主要作用的药物，称为收涩药，又称固涩药。

"散而收之""涩能固脱"，本类药大多具有酸、涩性味，能收敛固涩，分别具有敛汗、止泻、固精、缩尿、止带、止血、止嗽等作用。适用于久病体虚、元气不固所致的自汗、盗汗、久泻、久痢、脱肛、遗精、早泄、遗尿、尿频、带下日久、失血崩漏、久嗽不止等滑脱不禁的证候。

收敛固涩属于治病之标，为一时"敛其耗散"，防其因滑脱导致元气日衰，或变生他证。但滑脱证候的根本原因是正气虚弱，故需与补益药配合应用，以期标本兼顾。如气虚自汗、阴虚盗汗，当分别与补气药或养阴药同用；脾肾虚弱所致久泻久痢及带下日久不愈，应与补脾益肾助阳药同用；肾虚遗泄不止，应配伍益肾药；冲任不固，崩漏出血，当配补肝肾、固冲任的药物；肺肾虚损，久嗽久喘不止，当配补肺益肾纳气的药物。总之，应根据具体的证候，寻根求本，有针对性地配伍应用。凡有外感实邪未解，或泻痢、咳嗽初起时，不宜早用，以免留邪。

（一）敛肺涩肠药

五 味 子

【来源】 本品为木兰科植物五味子 *Schisandra chinensis* (Turcz.) Baill. 的干燥成熟果实。

【产地】 主产于辽宁、吉林、黑龙江、河北等地，商品习称"北五味子"。"南五味子"，又称"西五味子"，主产于四川、湖北、陕西、河南三门峡、山西、云南等地。

【性状鉴别】

1. 形色嗅味　本品呈不规则的球形或扁球形，直径 5~8mm。表面红色、紫红色或暗红色，皱缩，显油润；有的表面呈黑红色或出现"白霜"。果肉柔软，种子 1~2，肾形，表面棕黄色，有光泽，种皮薄而脆。果肉气微，味酸；种子破碎后，有香气，味辛、微苦。

2. 优品质量　本品以粒大肉厚、色紫红、有油性者为佳。

【炮制与临床】

1. 炮制分类

（1）五味子　取原药材，除去杂质，用时捣碎。

（2）醋五味子　取原药材，除去杂质，迅速洗净，加米醋拌匀，闷润 3~4 小时，置适宜容器内，蒸 18~24 小时，至乌黑色有油润光泽时，取出，干燥。每 100kg 五味子，用米醋 20kg。

2. 临床功效　用于久嗽虚喘，梦遗滑精，遗尿尿频，久泻不止，自汗盗汗，津伤口渴，内热消渴，心悸失眠。

【处方应付】

正名	处方用名	应付规格
五味子	五味子、山花椒	五味子
	醋五味子	醋五味子

【临床药学服务】

1. 性味归经　酸、甘，温。归肺、心、肾经。

2. 功能主治　收敛固涩，益气生津，补肾宁心。

3. 用量　煎服 2 ~ 6g。

4. 用法　内服入汤剂，亦入丸、散剂，也可制成酊剂、冲剂、片剂、糖浆剂等。

5. 煎服方法　常规煎煮。用于收敛固涩宜饭后服。

6. 药学监护

（1）用药告知　用量不宜过大，注意顾护脾胃。

（2）用药监护重点　注意观测心率、呼吸、血压、肝功能的变化，注意观察有无泛酸、胃痛等消化道不适及过敏反应的出现。

7. 药物警戒

（1）使用注意　疗程不宜过长，不可随意加大药量。

（2）使用禁忌

①病证禁忌：表证未解、内有实热，咳嗽初起、麻疹初发者忌服。

②配伍与合用禁忌：有研究认为，不宜与磺胺类药物、氨基糖苷类药物、强心苷类药物、氢氧化铝、氨茶碱、呋喃妥因、利福平、阿司匹林、吲哚美辛、咖啡因、肾上腺素、红霉素等同用。

③特殊人群用药禁忌：孕妇慎用。

④饮食禁忌：忌酸性食物。忌对胃肠有刺激性的食物。

（3）不良反应　有出现窦性心动过速、呼吸抑制、过敏反应，以及胃部烧灼、泛酸、胃痛等消化道不良反应的报道。

8. 贮藏养护　置通风干燥处，防霉。

乌　　梅

【来源】本品为蔷薇科植物梅 *Prunus mume*（Sieb.） Sieb. et Zucc. 的干燥近成熟果实。

【产地】主产于福建、四川、浙江、云南等地。

【性状鉴别】

1. 形色嗅味　本品呈类球形或扁球形，直径 1.5～3cm，表面乌黑色或棕黑色，皱缩不平，基部有圆形果梗痕。果核坚硬，椭圆形，棕黄色，表面有凹点；种子扁卵形，淡黄色。气微，味极酸。

2. 优品质量　本品以个大、肉厚、柔润、味极酸者为佳。

【炮制与临床】

1. 炮制分类

（1）乌梅　取原药材，除去杂质。

（2）乌梅炭　取净乌梅，置热锅内，用武火 150℃～180℃ 炒至皮肉鼓起，表面焦黑色，喷淋清水少许，熄灭火星，取出，晾干。

2. 临床功效　用于肺虚久咳，久泻久痢，虚热消渴，蛔厥呕吐腹痛。

【处方应付】

正名	处方用名	应付规格
乌梅	乌梅、酸梅、黄仔	乌梅
	乌梅炭	乌梅炭

【临床药学服务】

1. 性味归经　酸、涩，平。归肝、脾、肺、大肠经。

2. 功能主治　敛肺，涩肠，生津，安蛔。

3. 用量　煎服 6~12g。外用适量。

4. 用法　内服入汤剂，亦入丸、散剂；外用捣烂以局部消肿解毒；制炭外敷，以疗胬肉突出。

5. 煎服方法　常规煎煮。杀蛔虫宜空腹服用。

6. 药学监护

（1）用药告知　不宜长期大剂量服用。

（2）用药监护重点　注意观察有无出血、泛酸等。

7. 药物警戒

（1）使用注意　顾护脾胃。区别生品与不同制品的药效差异。

（2）使用禁忌

①病证禁忌：表邪未解、内有实热积滞者忌服，胃酸过多者慎用。

②配伍与合用禁忌：有研究认为，不宜与磺胺类药物、氨基糖苷类药物、强心苷类药物、氢氧化铝、氨茶碱、呋喃妥因、利福平、阿司匹林、吲哚美辛、维生素 B_{12}、红霉素等同用。

③饮食禁忌：忌酸性食物。

④不良反应：大剂量长期使用有可能出现出血、结石等不良反应。

8. 贮藏养护　置干燥处。

肉　豆　蔻

【来源】本品为肉豆蔻科植物肉豆蔻 *Myristica fragrans* Houtt. 的干燥种仁。

【产地】主产于马来西亚、印度尼西亚；我国广东、广西、云南亦有栽培。

【性状鉴别】

1. 形色嗅味 本品呈卵圆形或椭圆形，长 2～3cm，直径 1.5～2.5cm。表面灰棕色或灰黄色，有时外被白粉（石灰粉末）。全体有浅色纵行沟纹和不规则网状沟纹。种脐位于宽端，呈浅色圆形突起，合点呈暗凹陷。种脊呈纵沟状，连接两端。质坚，断面显棕黄色相杂的大理石花纹，宽端可见干燥皱缩的胚，富油性。气香浓烈，味辛。

2. 优品质量 本品以个大、体重、坚实、破开后香气浓者为佳。

【炮制与临床】

1. 炮制分类

（1）肉豆蔻 取原药材，除去杂质，洗净，干燥。

（2）麸煨肉豆蔻 取净肉豆蔻，加入麸皮，麸煨温度 150℃～160℃，约 15 分钟，至麸皮呈焦黄色，肉豆蔻呈棕褐色，表面有裂隙时取出，筛去麸皮，放凉。用时捣碎。每 100kg 肉豆蔻，用麸皮 40kg。

2. 临床功效 用于脾胃虚寒，久泻不止，脘腹胀痛，食少呕吐。

【处方应付】

正名	处方用名	应付规格
肉豆蔻	肉果、玉果、肉豆蔻	肉豆蔻
	麸煨肉豆蔻	麸煨肉豆蔻

【临床药学服务】

1. 性味归经 辛，温。归脾、胃、大肠经。

2. 功能主治 温中行气，涩肠止泻。

3. 用量 煎服 3～10g。

4. 用法 内服需煨熟去油，入汤剂，亦入丸、散剂。

5. 煎服方法　常规煎煮。宜饭后服用。

6. 药学监护

（1）用药告知　本品用量不宜过大。

（2）用药监护重点　注意观察有无精神或神经系统异常症状。

7. 药物警戒

（1）使用注意　区别生品与制品，生品有滑肠作用，可致泄泻。

（2）使用禁忌

①病证禁忌：湿热泻痢及胃热疼痛者忌用；胆囊炎、结石症患者慎用。

②配伍与合用禁忌：不宜与镇静剂、麻醉剂等合用。

③特殊人群用药禁忌：孕妇忌用。围孕期妇女慎用。

④饮食禁忌：忌辛辣、油腻食物。

（3）不良反应　大剂量使用有致幻作用。轻者出现幻觉，或恶心、眩晕；重者则谵语、昏迷、瞳孔散大、反射消失，甚至死亡。此外，有报道肉豆蔻醚有致畸作用。

8. 贮藏养护　置阴凉干燥处，防蛀。

赤　石　脂

【来源】本品为硅酸盐类矿物多水高岭石族多水高岭石，主含四水硅酸铝 $[Al_4(Si_4O_{10})(OH)_8 \cdot 4H_2O]$。

【产地】主产于辽宁、内蒙古、河北、山西、陕西、甘肃、山东、江苏、安徽、浙江、江西、福建、河南、湖北、湖南、广东、四川等地，西藏羊八井也有分布。

【性状鉴别】

1. 形色嗅味　本品为块状集合体，呈不规则的块状。粉红色、红色至紫红色，或有红白相间的花纹。质软，易碎，断面有的具蜡样光泽。吸水性强。具黏土气，味淡，嚼之无沙粒感。

2. 优品质量　本品以色红、光滑细腻、易碎、舌舔之黏性强者为佳。

【炮制与临床】

1. 炮制分类

（1）赤石脂　取原药材，除去杂质，研成细粉。

（2）煅赤石脂　取原药材，除去杂质，研成细粉，取赤石脂细粉，加米醋拌匀，搓条，切大段（2.5～3cm），干燥；再置煅炉或适宜容器内，煅至红透，取出，晾凉。每100kg赤石脂，用米醋40kg。

2. 临床功效　用于久泻久痢，大便出血，崩漏带下；外治疮疡久溃不敛，湿疮脓水浸淫。

【处方应付】

正名	处方用名	应付规格
赤石脂	红高岭、赤石土、赤石脂	赤石脂
	煅赤石脂	煅赤石脂

【临床药学服务】

1. 性味归经　甘、酸、涩，温。归大肠、胃经。

2. 功能主治　涩肠，止血，生肌敛疮。

3. 用量　煎服9～12g。外用适量。

4. 用法　内服入汤剂，亦入散剂。研细末敷患处或调敷患处，以敛疮收湿。

5. 煎服方法　入汤剂先煎。作为吸附性止泻药，用于治疗久泻久痢者。

6. 药学监护

（1）用药告知　本品用量不宜过大。服药期间饮食宜清淡。

（2）用药监护重点　注意观察大便状况。

7. 药物警戒

（1）使用注意　顾护脾胃，中病即止。

（2）使用禁忌

①病证禁忌：湿热积滞泻痢者忌服。

②配伍与合用禁忌：畏官桂。有研究认为不宜与维生素 C、四环素、土霉素等合用。

③特殊人群用药禁忌：孕妇慎用。

④饮食禁忌：忌油腻、辛辣食物。

（3）不良反应　大剂量可出现恶心、呕吐等消化道不良反应。

8. 贮藏养护　置干燥处。

（二）固精缩尿止带药

山 茱 萸

【来源】本品为山茱萸科植物山茱萸 *Cornus officinalis* Sieb. et Zucc. 的干燥成熟果肉。

【产地】主产于河南、浙江、陕西等省。

【性状鉴别】

1. 形色嗅味　本品呈不规则的片状或囊状，长 1～1.5cm，宽 0.5～1cm。表面紫红色至紫黑色，皱缩，有光泽。顶端有的有圆形宿萼痕，基部有果梗痕。质柔软。气微，味酸、涩、微苦。

2. 优品质量　本品以皮内肥厚、色红油润、酸味浓、干燥无核、洁净者为佳。

【炮制与临床】

1. 炮制分类

（1）山萸肉　取原药材，除去杂质和残留果核。

（2）酒山茱萸　取原药材，除去杂质，加黄酒拌匀，洗净，闷润 3～4 小时，置适宜容器内，加水适量，密封，蒸 18～24 小时，至紫色有油亮光泽时，取出，晾干。每 100kg 净山茱萸，用黄酒 30kg。

2. 临床功效　用于眩晕耳鸣，腰膝酸痛，阳痿遗精，遗尿尿频，崩漏带下，大汗虚脱，内热消渴。

【处方应付】

正名	处方用名	应付规格
山茱萸	山萸肉、山茱萸	山茱萸肉
	酒山茱萸	酒山茱萸

【临床药学服务】

1. 性味归经　酸、涩，微温。归肝、肾经。

2. 功能主治　补益肝肾，收涩固脱。

3. 用量　煎服 6～12g。

4. 用法　内服入汤剂，亦入丸、散剂等。

5. 煎服方法　常规煎服。宜饭后服。

6. 药学监护

（1）用药告知　不宜长期大剂量服用。

（2）用药监护重点　注意观察有无消化道不适症及血压波动。

7. 药物警戒

（1）使用注意　顾护脾胃。

（2）使用禁忌

①病证禁忌：湿热而致小便淋涩、便秘、实汗、血热妄行、胃溃疡、胃酸过度者忌大量久服。

②配伍与合用禁忌：不宜与桔梗、防风、防己配伍。有研究认为，不宜与磺胺类药物、氨基糖苷类药物、强心苷类药物、氢氧化铝、氨茶碱、呋喃妥因、利福平、阿司匹林、吲哚美辛等同用。

（3）不良反应　偶致便秘、心率加快等。

8. 贮藏养护　置干燥处，防蛀。

莲　子

【来源】本品为睡莲科植物莲 *Nelumbo nucifera* Gaertn. 的干燥成熟种子。

【产地】我国大部分地区均有出产，而以江西赣州、福建建宁产者最佳。

【性状鉴别】

1. 形色嗅味　本品略呈椭圆形或类球形，长 1.2 ~ 1.8cm，直径 0.8 ~ 1.4cm。表面浅黄棕色至红棕色，有细纵纹和较宽的脉纹。一端中心呈乳头状突起，深棕色，多有裂口，其周边略下陷。质硬，种皮薄，不易剥离。子叶 2，黄白色，肥厚，中有空隙，具绿色莲子心。气微，味甘、微涩；莲子心味苦。

2. 优品质量　本品以个大、饱满者为佳。

【炮制与临床】

1. 炮制分类　临床调剂常用的莲子炮制品为取原药材，除去杂质，筛去碎屑。或略浸，润透，切开，去心，干燥。

2. 临床功效　用于脾虚泄泻，带下，遗精，心悸失眠。

【处方应付】

正名	处方用名	应付规格
莲子	莲肉、莲实、莲子	莲子

【临床药学服务】

1. 性味归经　甘、涩，平。归脾、肾、心经。

2. 功能主治　补脾止泻，止带，益肾涩精，养心安神。

3. 用量　煎服 6 ~ 15g。

4. 用法　内服入汤剂，亦入丸、散剂或煮粥。

5. 煎服方法　常规煎煮。宜饭后服。

6. 药学监护

（1）用药告知 大剂量使用会出现消化不良。饮食宜清淡。

（2）用药监护重点 注意观察有无消化道症状。

7. 药物警戒

（1）使用注意 高血糖患者不宜大剂量长期服用。

（2）使用禁忌

①病证禁忌：大便燥结者不宜使用。

②饮食禁忌：忌辛辣、油腻食物。

（3）不良反应 大剂量使用可出现腹胀、呕吐等消化不良反应。

8. 贮藏养护 置干燥处，防蛀。

第六章　临床常用中成药调剂

第一节　中成药调剂的基本知识

一、概念

中成药（traditional Chinese patent medicines and simple preparations）是以中草药为原料，经制剂加工制成各种不同剂型的中药制品，临床反复使用、安全有效、剂型固定，并采取合理工艺制备成质量稳定、可控，经批准依法生产的成方中药制剂。包括：用中药传统制作方法制作的各种蜜丸、水丸、冲剂、糖浆、膏药等中成药；用现代制药方法制作的中药片剂、针剂、胶囊、口服液等；专作治病的药酒等。

中成药是中医药学的重要组成部分，临床上可根据病情的缓急轻重、不同病灶部位选择应用，不用煎煮，服用方便，不良反应小，易于携带，方便保存和运输等。中成药调剂指按医师处方调配各种中成药的专业操作。

二、中成药处方药

处方药简称 Rx，是指必须凭执业医师或执业助理医师处方才可调配、购买和使用的药品，即需在医师或其他医务人员指导下使用的药品。国家对处方药与非处方药实行分类管理，基本出发点是确保人民用药安全、有效、经济、方便。

三、中成药非处方药

（一）中成药非处方药的概念

非处方药简称 OTC，是指不需要凭执业医师或执业助理医师处方，患者及其家属可直接从药房或药店甚至超市购买的，用于由消费者自我认识和辨别的症状，并且能够自己治疗，或借助于阅读药品标识物、咨询药师后可恰当使用的安全有效的药品。

根据对非处方药的安全评价，将其分为甲类非处方药和乙类非处方药，乙类非处方药是更安全、消费者选择更有经验和把握的药品。

参照国家中医药管理局发布的《中医病证诊断疗效标准》分为 7 个科，即内科用药、外科用药、骨伤科用药、妇科用药、儿科用药、皮肤科用药、五官科用药。

（二）遴选原则

按照"安全有效、慎重从严、结合国情、中西药并重"的指导思想和"应用安全、疗效确切、质量稳定、使用方便"的原则，进行遴选和评审。

1. 应用安全　根据文献和长期临床使用证实安全性高；无潜在毒性，药品残留物在体内代谢快，不会引起积蓄作用，不会掩盖其他疾病症状；基本上无不良反应；不会引起药物依赖性，无"三致"（致癌、致畸、致突变）作用；组方合理，无不良相互作用，中药组方中无"十八反，十九畏"。

2. 疗效确切　药物作用针对性强，功能与主治或适应证明确；使用剂量一般不需要调整，用量较为固定；连续使用不会发生耐药性，抗药性，使药品失去治疗效果。

3. 质量稳定　非处方药质量必须可以控制，性质稳定，不需要特殊保存条件。

4. 使用方便　使用时不需要进行特殊检查与试验；剂型、规格便于自用与携带，以口服、外用、吸入、肛塞等剂型为主。

第二节　中成药调剂的操作规程

一、审核

中成药调剂人员应当认真逐项检查中成药处方前记、正文和后记书写是否清晰、完整，并确认处方的合法性，医保相符性。

中成药调剂人员应当对中成药处方用药适宜性进行审核。包括下列内容：

1. 对规定必须做皮试的药物，处方医师是否注明过敏试验及结果的判定。

2. 处方用药与临床诊断的相符性。

3. 剂量、用法：中成药的剂量一般包括重量（克）、数量（粒、片）、容量（汤匙、毫升）等，是医师通过处方希望调剂室配付的药量。要特别注意含毒性成分的中成药，并严格审查其剂量，常见含毒剧药的中成药如下：

（1）含川乌、草乌、附子、关白附等：玉真散、小活络丸、祛风舒筋丸、附子理中丸等。

（2）含雄黄：牛黄解毒丸、局方至宝丹、安宫牛黄丸等。

（3）含汞、朱砂等：磁朱丸、局方至宝散、蟾酥锭、牛黄解毒片；白降丹和红升丹亦可视为中成药。

（4）含铅：黑锡丹、四胜散、珍珠散等狗皮膏等外贴膏药虽含有大量的铅，但临床尚未有引起铅中毒的报道。

（5）含马钱子：九分散、舒筋散等。

（6）含巴豆、巴豆霜：七珍丸、小儿脐风散等。

（7）含蟾酥：六神丸、六应丸、喉症丸、蟾酥锭、蟾酥丸等。

4. 剂型与给药途径。

5. 是否有重复给药现象。

6. 是否有潜在临床意义的药物相互作用和配伍禁忌。

当处方中有两种或两种以上的中成药同用，或者中成药与引药、汤剂配伍时，应注意审查是否有"十八反""十九畏"的配伍，发现禁忌要及时查明，请处方医师加签，以防误用而发生事故。

二、计价

采用电子处方的医疗机构，省去了药房划价环节，医师开具处方的同时，系统直接计价，显示在处方右上角，方便患者的同时，减轻了药房的工作量，降低差错率。

计价基本要求同"中药饮片调剂"。

计价方法：处方药价 = $\sum$（药品单价 × 数量）

三、调配

调剂人员调配中成药时应注意以下几方面：

1. 慎读处方，谨防相似药品名称的混淆。

2. 明确处方用药意图，防止同名异物药品的串用。

3. 调剂处方时必须做到"四查十对"。查处方，对科别、姓名、年龄；查药品，对药名、规格、数量、标签；查配伍禁忌，对药品性状、用法用量；查用药合理性，对临床诊断。

4. 发出的药品应注明患者姓名和药品名称、用法、用量。

四、复核

处方药品的复核，主要核对所配药品与处方药名是否一致，所配药物剂量是否与处方相同。

五、发药

发药时认真核对处方前记，询问清楚患者姓名、年龄、住院床号（或门诊号），核对处方姓名、年龄、住院床号（或门诊号）；严防错取错用而贻误病情，甚至造成严重后果。只有完全核对无误后，才能将药物付出给患者或其家属。

发出药品时应按药品说明书或处方医嘱，向患者或其家属进行相应的用药交代与指导，包括每种药品的用法、用量、注意事项等。

正确交代患者用药期间的饮食"忌口"；使用中成药有时必须忌食某些食物，以免药物与食物之间产生相互作用而影响疗效。如服用含人参的中成药（人参健脾丸、人参养容丸等）不宜吃萝卜；服用含铁的中成药（磁朱丸、脑立清等）不宜喝茶、吃柿子；服用清热解毒类中成药（牛黄解毒片、清瘟解毒丸等）、清热泻火类中成药（牛黄上清丸、凉膈散等）不宜吃辛辣温热的食物，如油条、羊肉、虾、洋葱、韭菜、辣椒、花椒、生姜、白酒、咖啡等；服用祛寒类中成药（附子理中丸等）不宜吃寒凉的食物，如鳖肉、鸭肉、驴肉、海带、紫菜、白菜、苦瓜、绿豆、西瓜等。即不宜吃与药物性质相反的食物。

六、中成药效期

中成药的调剂还应注意药品的效期问题。效期药品是指标明有一定有效期的药品。药品的有效期是指药品在一定的贮存条件下，能够保持质量的期限。有效期的药品必须在规定期限内使用，超过效期时或作用降低或毒性增加，都不能继续使用。《中国药典》对中成药的效期虽然未做明确规定，但是国家药品监督管理部门要求药品生产企业对其产品必须注明生产批号、生产日期和有效期。

根据国家食品药品监督管理总局《药品包装、标签和说明书管理规定》的要求，药品有效期的表述形式为：有效期至×年×月。其他各种表述方式不再使用。

　　为防止药品过期失效，确保用药安全，调剂部门应注意药品的效期，加强管理，定期检查，做到近效期药品先用。对效期内的药品也要注意检查药品的外观性状，发现异常情况，也应停止使用。

第三节　中成药临床应用原则

一、使用方法

1. 内服

（1）送服　包括用开水送服，或用药引送服两种，以前者使用最广，如片、丸、散、胶囊等，常用温开水送服；后者根据病情需要，选用黄酒或白酒、盐汤、米汤等送服。

（2）调服　用乳汁或糖水将散剂调成稀糊状喂服，适用于小儿。亦可用丸药研化，糖水调服，适用于不能吞咽的患者。

（3）噙化　将药物含于口中，缓缓溶解，慢慢咽下，多用于咽喉病，如清咽滴丸。

（4）冲服　用开水冲服，例如茶剂、颗粒剂等。

2. 外用

（1）涂患处　适用于油膏剂、水剂，将局部洗净，均匀地将药涂抹一层，如龙珠软膏等。

（2）撒布患处　外用散剂多用此法，是将药粉直接均匀撒布于患处，如生肌散、冰硼散等。

（3）调敷患处　外用散剂选用适当的液体辅料调成糊状，敷于患处，如白酒调九分散、醋调三黄散。

（4）吹布患处

①吹喉：将外用散剂直接吹入喉部，治疗咽喉肿痛，如珠黄散、锡类散等。

②吹耳：将外用散剂直接吹入耳内，治疗耳内生疮流脓，如

烂耳散、红棉散。

(5) 点眼 眼药散剂，用所附小玻璃棒蘸凉开水，调眼药少许点于眼角，如拨云散、加锭剂，即以之蘸水点于眼角。

(6) 熏洗 用于暴发火眼、睑烂痛痒，使用时用开水一杯浸药，先熏后洗，1 日 1~2 次。

(7) 栓剂外用 如治疗阴道炎的妇宁栓、治疗痔疮的肛泰栓，洗净患部，将药栓放入。

(8) 外熨 如舒乐热熨剂，祛风散寒，活血止疼，除去最外层塑料袋，将药包揉搓两分钟贴敷患处。

3. 注射 中药注射剂是指以中医药理论为指导，采用现代科学技术和方法，从中药或天然药物的单方或复方中提取的有效物质制成的无菌溶液、混悬液或临用前配成溶体的灭菌粉末供注入体内的制剂。

注射剂绕过皮肤、黏膜这两道保护人体的天然屏障和肝脏的首过作用，直接进入人体分布到组织、器官，生物利用度很高。如丹参注射液、柴胡注射液等。

二、服药次数与剂量

中成药大多每日 2 次，少数每日 1 次或 3 次，大蜜丸每次 1 丸，小蜜丸、水丸每次 6~9g。有的毒副药，更应遵守剂量规定，或在医生指导下服用。

三、使用注意事项

1. 如何自行购用中成药 中成药除供医生应用外，在治疗一些轻浅疾患或慢性疾患过程中，患者都有自行购买中成药的习惯，但是没有医药知识或医药知识浅薄的人占大多数，因此购药时要征询药店专业技术人员意见，不能盲目购用。

对包装上的文字说明要认真阅读和分析。成药的说明主要在于功效和适应证，两者要结合看待，如加味逍遥丸的功效是疏肝清热、健脾养血。适应证为肝郁血虚，肝脾不和，两胁胀痛，头晕目眩，倦怠食少，月经不调，脐腹胀痛，合乎于此就可以使用。

2. 不要仅以中成药名称选药　中成药品种繁多，在名称上虽仅一两字之差，但功效应用却往往不同。如人参归脾丸，用于心脾两虚，食欲不振，心悸失眠；人参健脾丸，用于脾胃虚弱，消化不良，食少便溏，倦怠乏力等。此外，尚有一药数名、一名数药的情况应加以注意，不能只看药名，必须详细阅读说明书内容如处方组成、功效、适应证及产地规格等才可保证无误。

3. 禁忌

（1）配伍禁忌　中成药之间配伍使用时，不要将能起相反作用的中成药配合使用。

（2）妊娠禁忌　如破气、活血化瘀、峻下逐水及毒性中成药不适宜孕妇使用。

（3）服药时饮食禁忌　一般而言，服用中成药时应忌食寒凉、辛辣、腥荤等。另有一些特殊的饮食禁忌，如含有地黄、何首乌的中成药，忌食葱、萝卜、蒜；含有鳖甲的中成药，忌食苋菜；蜜丸忌食生葱。

第四节　常用中成药临床调剂

一、内科用药

（一）解表剂

1. 辛温解表

九味羌活丸（颗粒）

【处方】羌活、防风、苍术、细辛、川芎、白芷、黄芩、甘草、地黄。

【功能与主治】疏风解表，散寒除湿。用于外感风寒挟湿所致的感冒，症见恶寒、发热、无汗、头重而痛、肢体酸痛。

【方义简释】方中羌活辛温苦燥，上行发散，善除在表之风寒湿邪而解表通痹止痛，故为君药。

防风辛甘微温发散，善祛风发表、胜湿止痛；苍术辛散苦燥温化，善祛风湿、解表。二药同用，既助君药散风寒湿解表之力，又通痹止痛，故为臣药。

细辛辛温走窜，善祛风散寒、通窍止痛；川芎辛温行散，善祛风活血止痛；白芷辛香温燥发散，善散风寒发表、通窍止痛；黄芩苦寒清泄而燥，善清热燥湿；地黄甘苦而寒，善清热凉血、滋阴生津。五药同用，既助君臣药散风寒湿而通痹止痛，又清热生津而除口苦、口渴，并防辛温苦燥伤津，故共为佐药。

甘草甘平，调和诸药，故为使药。

全方配伍，辛温燥散，兼清热邪，主疏风解表、散寒除湿，兼清里热，故善治外感风寒挟湿所致的感冒，或原患风湿痹痛又感风寒，并兼里热者。

【用法与用量】口服。水丸剂：姜葱汤或温开水送服，1次6~9g，1日2~3次。颗粒剂：姜葱汤或温开水冲服，1次15g，1日2~3次。

【注意】风热感冒或湿热证慎用。服药期间，忌食辛辣、生冷、油腻食物。

【规格】水丸剂：每袋重6g。颗粒剂：每袋装15g。

感冒清热颗粒（胶囊）

【处方】荆芥穗、薄荷、防风、柴胡、紫苏叶、葛根、桔梗、苦杏仁、白芷、苦地丁、芦根。

【功能与主治】疏风散寒，解表清热。用于风寒感冒，头痛发热，恶寒身痛，鼻流清涕，咳嗽咽干。

【用法与用量】口服。颗粒剂：1 次 1 袋，开水冲化，1 日 2 次。口服液：1 次 10mL，1 日 2 次。

【注意】服药期间，忌食辛辣、油腻食物。与环孢素 A 同用，可能引起环孢素 A 血药浓度升高。

【规格】颗粒剂：含蔗糖者每袋装 12g，无蔗糖者每袋装 6g，含乳糖者每袋装 3g。胶囊：每粒装 0.45g。

正柴胡饮颗粒

【处方】柴胡、陈皮、防风、芍药、甘草、生姜。

【功能与主治】发散风寒，解热止痛。用于外感风寒所致的发热恶寒、无汗、头痛、鼻塞、喷嚏、咽痒咳嗽、四肢酸痛；流感初起、轻度上呼吸道感染见上述证候者。

【用法与用量】口服。含蔗糖者 1 次 10g，不含蔗糖者 1 次 3g，开水冲化，1 日 3 次。小儿酌减或遵医嘱。

【注意】风热感冒慎用。服药期间，忌食辛辣、油腻食物。

【规格】含蔗糖者每袋装 10g，无蔗糖者每袋装 3g。

2. 辛凉解表

银翘解毒丸（颗粒、胶囊、软胶囊、片）

【处方】金银花、连翘、薄荷、荆芥、淡豆豉、牛蒡子（炒）、桔梗、淡竹叶、甘草。

【功能与主治】疏风解表，清热解毒。用于风热感冒，症见发热头痛、咳嗽口干、咽喉疼痛。

【方义简释】方中金银花甘寒轻芳清解，连翘苦微寒而清泄轻疏，相须同用，既疏散风热、清热解毒，又散结、辟秽，切中温热病邪易蕴结成毒及多挟秽浊之病机，故为君药。

薄荷芳香辛凉清疏，善疏散风热、清利头目而利咽开音；炒牛蒡子辛散苦泄，寒清滑利，善散风清热、宣肺祛痰、解毒消肿、利咽；荆芥辛香发散微温，善散风发表；淡豆豉辛凉宣散，善疏散表邪。四药同用，既助君药疏风解表、清热解毒，又宣肺止咳、消肿利咽，故共为臣药。

淡竹叶辛甘性寒质轻，清中兼透，善凉散上焦风热；桔梗苦泄辛散而平，善宣肺祛痰、止咳利咽；甘草生用甘平而偏凉，能泻火解毒、调和诸药。三药合用，既增强君臣药的疏风清热、解毒利咽之效，又能宣肺祛痰止咳，还能调和诸药，故为佐使药。

全方配伍，疏散与清解并举，共奏疏风解表、清热解毒之功，故善治风热感冒证而见上述证候者。

【用法与用量】口服。丸剂：用芦根汤或温开水送服，1 次 1 丸，1 日 2~3 次。颗粒剂：开水冲服，1 次 15g 或 5g（含乳糖），1 日 3 次；重症者加服 1 次。片剂：1 次 4 片，1 日 2~3 次。胶囊剂：1 次 4 粒，1 日 2~3 次。

【注意】孕妇及风寒感冒者慎用。

【规格】丸剂：每丸重 3g。颗粒剂：每袋装 15g 或 2.5g（含乳糖）。片剂：素片每片重 0.3g；薄膜衣片每片重 0.52g。胶囊剂：每粒装 0.4g。

连花清瘟胶囊（颗粒）

【处方】连翘、金银花、炙麻黄、炒杏仁、石膏、板蓝根、绵马贯众、鱼腥草、广藿香、大黄、红景天、薄荷脑、甘草。

【功能与主治】清瘟解毒，宣肺泄热。用于治疗流行性感冒属热毒滞肺证，症见发热、恶寒、肌肉酸痛、鼻塞流涕、咳嗽、头痛、咽干咽痛、舌偏红、苔黄或黄腻。

【用法与用量】胶囊：口服，1 次 4 粒，1 日 3 次。颗粒剂：口服，1 次 1 袋，1 日 3 次。

【注意】风寒感冒者慎用。服药期间，忌食辛辣、油腻食物。

【规格】胶囊：每粒装 0.35g。颗粒剂：每袋装 6g。

柴胡注射液

【处方】柴胡，辅料为氯化钠、聚山梨酯－80。

【功能与主治】清热解表。用于治疗感冒、流行性感冒及疟疾等的发热。

【用法与用量】肌内注射，1次2~4mL，1日1~2次。

【规格】注射液：每支装2mL。

芎菊上清丸

【处方】川芎、菊花、黄芩、栀子、炒蔓荆子、黄连、薄荷、连翘、荆芥穗、羌活、藁本、桔梗、防风、甘草、白芷。

【功能与主治】清热解表，散风止痛。用于外感风邪引起的恶风身热、偏正头痛、鼻流清涕、牙疼喉痛。

【用法与用量】口服。1次6g，1日2次。

【注意】肝火上攻、风阳上扰头痛者慎用。服药期间，忌食辛辣、油腻食物。

【规格】每袋6g，每盒12袋。

牛黄清感胶囊

【处方】黄芩、金银花、连翘、人工牛黄、珍珠母、滑石粉。

【功能与主治】疏风解表，清热解毒。用于外感风热，内郁化火所致的感冒发热，咳嗽，咽痛。

【用法与用量】口服，1次2~4粒，1日3次；儿童酌减或遵医嘱。

【规格】每粒装0.3g。

小儿宝泰康颗粒

【处方】连翘、滇柴胡、地黄、玄参、蒲公英、桑叶、浙贝母、南板蓝根、滇紫草、桔梗、莱菔子、甘草。

【功能与主治】解表清热，止咳化痰。用于小儿风热外感，症见发热、流涕、咳嗽、脉浮。

【用法与用量】温开水冲服。周岁以内1次2.6g，1~3岁1次4g，3~12岁1次8g，1日3次。

【规格】每袋装2.6g、4g、8g。

小儿热速清口服液（颗粒）

【处方】柴胡、黄芩、板蓝根、葛根、金银花、水牛角、连翘、大黄。

【功能与主治】清热解毒，泻火利咽。用于小儿外感风热所致的感冒，症见高热、头痛、咽喉肿痛、鼻塞流涕、咳嗽、大便干结。

【用法与用量】口服液：口服。1岁以内，1次2.5~5mL，1~3岁，1次5~10mL；3~7岁，1次10~15mL；7~12岁，1次15~20mL；1日3~4次。颗粒剂：口服，1岁以内，1次1/4至半袋，1~3岁，1次半袋至1袋；3~7岁，1次1~1.5袋；7~12岁，1次1.5~2袋；1日3~4次。

【注意】如病情较重或服药24小时后疗效不明显者，可酌情增加剂量。

【规格】口服液：每支装10mL。颗粒剂：每袋装2g。

3. 表里双解

防风通圣丸（颗粒）

【处方】防风、荆芥穗、薄荷、麻黄、大黄、芒硝、栀子、滑石、桔梗、石膏、川芎、当归、白芍、黄芩、连翘、甘草、白术（炒）。

【功能与主治】解表通里，清热解毒。用于外寒内热，表里俱实，恶寒壮热，头痛咽干，小便短赤，大便秘结，瘰疬初起，风疹湿疮。

【方义简释】麻黄辛散微苦温通，善发汗解表、宣散肺气；荆芥穗辛香微温，善散风解表、止痒；防风辛散微温，甘缓不峻，善祛风解表胜湿；薄荷辛凉芳香，善疏风解表、清利头目与咽喉。四药合用，既能使外邪从汗而解，又能散风止痒，故为君药。

大黄苦寒泄降，善泻下攻积、泻火解毒；芒硝咸软寒清降泄，善泻热通便；滑石甘寒清利，善利水渗湿、清解暑热；栀子苦寒清降泄利，善清热泻火利湿。四药合用，既清热泻火，使里热从内而解，又通利二便，使里热从二便分消。石膏辛甘大寒，清泄透解，善清热泻火；黄芩苦寒清泄，善清热燥湿、泻火解毒；连翘苦寒清解，善清热解毒、疏散风热，兼散结利尿；桔梗辛散苦泄，善开宣肺气、利咽。四药合用，善清热泻火、解毒散结，兼助君药透散表邪。凡此八药，共为臣药。

当归甘温补润，辛温行散，善补血活血；白芍酸甘微寒，善养血敛阴，兼能散血；川芎辛温行散，能活血行气、祛风止痛；炒白术甘温苦燥，善健脾燥湿。四药合用，既养血活血、健脾和中，又祛风除湿。与君臣药同用，则发汗而不伤正，清下而不伤里，从而达到疏风解表、泻热通便之效，故共为佐药。

甘草甘平，伍桔梗能清热解毒利咽，并调和诸药，故为使药。

全方配伍，汗下与清利共施，共奏解表通里、清热解毒之功，故善治外寒内热、表里俱实之证而见上述证候者。

【用法与用量】丸剂：口服。水丸1次6g，1日2次；浓缩丸1次8丸，1日2次。颗粒剂：1次3g，1日2次。

【注意】孕妇及虚寒证者慎用。服药期间，忌烟酒及辛辣、生冷、油腻食物。

【规格】丸剂：水丸每20丸重1g；浓缩丸每8丸相当于原药材6g。颗粒剂：每袋装3g。

4. 扶正解表

玉屏风颗粒

【处方】黄芪、白术（炒）、防风。

【功能与主治】益气，固表，止汗。用于表虚不固，自汗恶风，面色㿠白，或体虚易感风邪者。

【用法与用量】开水冲服。1 次 1 袋，1 日 3 次。

【规格】每袋装 5g。

（二）泻下剂

麻仁润肠丸（软胶囊）

【处方】火麻仁、炒苦杏仁、大黄、木香、陈皮、白芍。

【功能与主治】润肠通便。用于肠胃积热，胸腹胀满，大便秘结。

【用法与用量】丸剂：口服，1 次 1～2 丸，1 日 2 次。软胶囊：口服，1 次 8 粒，1 日 2 次，年老、体弱者酌情减量使用。

【注意】孕妇忌服。

【规格】丸剂：每丸重 6g。软胶囊：每粒装 0.5g。

（三）清热剂

1. 清热泻火

黄连上清丸（颗粒、胶囊、片）

【处方】黄连、栀子（姜制）、连翘、蔓荆子（炒）、防风、荆芥穗、白芷、黄芩、菊花、薄荷、大黄（酒炙）、黄柏（酒炒）、桔梗、川芎、石膏、旋覆花、甘草。

【功能与主治】散风清热，泻火止痛。用于风热上攻、肺胃热盛所致的头晕目眩、暴发火眼、牙齿疼痛、口舌生疮、咽喉肿痛、耳痛耳鸣、大便秘结、小便短赤。

【用法与用量】丸剂：口服。水丸或水蜜丸 1 次 3~6g，大蜜丸 1 次 1~2 丸，1 日 2 次。颗粒剂：口服，1 次 2g，1 日 2 次。胶囊剂：口服，1 次 2 粒，1 日 2 次。片剂：口服，1 次 6 片，1 日 2 次。

【注意】忌食辛辣食物；孕妇慎用；脾胃虚寒者禁用。

【规格】丸剂：水丸每袋装 6g；水蜜丸每 40 丸重 3g；大蜜丸每丸重 6g。颗粒剂：每袋装 2g。胶囊剂：每粒装 0.4g。片剂：薄膜衣片每片重 0.31g，糖衣片（片芯重 0.3g）。

牛黄解毒丸（胶囊、软胶囊、片）

【处方】人工牛黄、雄黄、石膏、大黄、黄芩、桔梗、冰片、甘草。

【功能与主治】清热解毒。用于火热内盛，咽喉肿痛，牙龈肿痛，口舌生疮，目赤肿痛。

【用法与用量】丸剂：口服。水蜜丸 1 次 2g，大蜜丸 1 次 1 丸，1 日 2~3 次。胶囊：口服，1 次 2 粒，1 日 2~3 次。软胶囊：口服，1 次 4 粒，1 日 2~3 次。片剂：口服，小片 1 次 3 片，大片 1 次 2 片，1 日 2~3 次。

【注意】孕妇禁用。

【规格】丸剂：水蜜丸每 100 丸重 5g；大蜜丸每丸重 3g。胶囊：每粒装 0.5g；软胶囊：每粒装 0.4g。片剂：每片重 0.25g、0.3g。

牛黄上清丸（胶囊、片）

【处方】人工牛黄、薄荷、菊花、荆芥穗、白芷、川芎、栀子、黄连、黄柏、黄芩、大黄、连翘、赤芍、当归、地黄、桔梗、甘草、石膏、冰片。

【功能与主治】清热泻火，散风止痛。用于热毒内盛、风火上攻所致的头痛眩晕、目赤耳鸣、咽喉肿痛、口舌生疮、牙龈肿痛、大便燥结。

【用法与用量】丸剂：口服。水丸 1 次 3g；大蜜丸 1 次 1 丸，1 日 2 次。胶囊：口服，1 次 3 粒，1 日 2 次。片剂：口服，1 次 4 片，1 日 2 次。

【注意】孕妇慎用。

【规格】丸剂：水丸每 16 粒重 3g；大蜜丸每丸重 6g。胶囊：每粒装 0.3g。片剂：糖衣基片重 0.25g，薄膜衣片每片重 0.265g，每片重 0.3g。

一清颗粒（胶囊）

【处方】黄连、大黄、黄芩。

【功能与主治】清热泻火解毒，化瘀凉血止血。用于火毒血热所致的身热烦躁、目赤口疮、咽喉牙龈肿痛、大便秘结、吐血、咯血、衄血、痔血；咽炎、扁桃体炎、牙龈炎见上述证候者。

【用法与用量】口服。颗粒剂：开水冲服，1 次 7.5g，1 日 3~4 次。胶囊剂：1 次 2 粒，1 日 3 次。

【注意】阴虚火旺、体弱年迈者慎用。中病即止，不可过量、久用。出现腹泻时可酌情减量。出血量多者，应采取综合急救措施。服药期间，忌食辛辣、油腻之品，并戒烟酒。

【规格】颗粒剂：每袋装 7.5g。胶囊剂：每粒装 0.5g。

2. 清热解毒

板蓝根颗粒

【处方】板蓝根。

【功能与主治】清热解毒，凉血利咽。用于肺胃热盛所致的咽喉肿痛、口咽干燥、腮部肿胀；急性扁桃体炎、腮腺炎见上述证候者。

【用法与用量】口服。开水冲化，含蔗糖者 1 次 5~10g，无蔗糖者 1 次 3~6g，1 日 3~4 次。

【规格】含蔗糖者每袋装 5g（相当于饮片 7g）或每袋装 10g（相当于饮片 14g），无蔗糖者每袋装 3g（相当于饮片 7g）。

【注意】阴虚火旺者、老人及素体脾胃虚弱者慎用。服药期间，忌食辛辣、油腻食物。

疏风解毒胶囊

【处方】虎杖、连翘、板蓝根、柴胡、败酱草、马鞭草、芦根、甘草。

【功能与主治】疏风清热，解毒利咽。用于急性上呼吸道感染属风热证，症见发热、恶风、咽痛、头痛、鼻塞、流浊涕、咳嗽等。

【用法与用量】口服。1 次 4 粒，1 日 3 次。

【规格】每粒装 0.52 g。

清热解毒颗粒

【处方】黄连、水牛角、玄参、金银花、地黄、大青叶、连翘、知母、石膏。

【功能与主治】清热解毒，养阴生津，泻火。用于风热型感冒。

【用法与用量】开水冲服，1 次 18g，1 日 3 次。

【注意】孕妇禁用；糖尿病患者禁服。

【规格】每袋重 18g。

小儿化毒散（胶囊）

【处方】牛黄、珍珠、雄黄、大黄、黄连、甘草、天花粉、川贝母、赤芍、乳香（制）、没药（制）、冰片。

【功能与主治】清热解毒，活血消肿。用于热毒内蕴、毒邪未尽所致的口疮肿痛、疮疡溃烂、烦躁口渴、大便秘结。

【用法与用量】散剂：口服，1 次 0.6g，1 日 1~2 次，3 岁以内小儿酌减；外用，敷于患处。胶囊剂：口服，1 次 2 粒，1日 1~2 次，3 岁以内小儿酌减；外用，去囊壳敷于患处。

【注意】肺胃阴虚喉痹，阴虚火旺、虚火上炎所致的口疮慎用。脾胃虚弱、体弱者慎用。因其含有雄黄，故不宜过量或久用。服药期间，饮食宜清淡，忌用辛辣、油腻食物。

【规格】散剂：每袋装 0.6g。胶囊剂：每粒装 0.3g。

3. 清热祛暑

保济丸（口服液）

【处方】钩藤、薄荷、蒺藜、白芷、木香、广东神曲、菊花、广藿香、苍术、茯苓、厚朴、化橘红、天花粉、薏苡仁、葛根、稻芽。

【功能与主治】解表，祛湿，和中。用于暑湿感冒，症见发热头痛、腹痛腹泻、恶心呕吐、胃肠不适；亦可用于晕车、晕船。

【用法与用量】丸剂：口服，1 次 1.85~3.7g，1 日 3 次。合剂：口服，1 次 10~20mL，1 日 3 次。

【注意】外感燥热者不宜服用。

【规格】丸剂：每瓶装 1.85g 或 3.7g。合剂：每瓶装 10mL。

藿香正气水（口服液、软胶囊）

【处方】苍术、陈皮、厚朴（姜制）、白芷、茯苓、大腹皮、生半夏、甘草浸膏、广藿香油、紫苏叶油。

【功能与主治】解表化湿，理气和中。用于外感风寒、内伤湿滞或夏伤暑湿所致的感冒，症见头痛昏重、胸膈痞闷、脘腹胀痛、呕吐泄泻；胃肠型感冒见上述证候者。

【方义简释】方中广藿香油为广藿香的主要药用成分，性能、功效与广藿香相似，其辛散芳化微温，既解表化湿，又理气和中，故为君药。

苍术辛温苦燥，善燥湿而健脾，又散风寒而除痹发表；姜厚朴苦燥辛散而温，善燥湿、下气；生半夏辛散温燥，善燥湿化痰、降逆止呕；陈皮辛散苦降而温，善理气运脾、燥湿化痰；茯苓甘淡而平，善健脾利湿；大腹皮辛散微温，善行气燥湿、除满消胀。六药同用，既燥湿利湿，又行气和中而运化除湿，以助广藿香内化湿浊而止吐泻，故为臣药。

紫苏叶油为紫苏叶的主要药用成分，性能、功效与紫苏叶相似，其辛微温发散，善发表散寒、行气宽中；白芷辛温发散，善散风解表、燥湿。二药相合，助君臣药外散风寒而解表、内除湿理气而和中，故共为佐药。

甘草浸膏性能、功效与甘草相同，其甘平，既和中，又调和诸药，故为使药。

全方配伍，辛香温燥，共奏解表化湿、理气和中之功，故善治外感风寒、内伤湿滞或夏伤暑湿所致的感冒，症见头痛昏重、胸膈痞闷、脘腹胀痛、呕吐泄泻；也可用于胃肠型感冒见上述证候者。

【用法与用量】口服。水剂：1次5～10mL，1日2次，用时摇匀。片剂：1次4～8片，1日2次。口服液：1次5～10mL，1日2次，用时摇匀。软胶囊剂：1次2～4粒，1日2次。

【注意事项】孕妇及风热感冒者慎用。服药期间，饮食宜清淡，忌服滋补性中药。服藿香正气水后不得驾驶机、车、船或从事高空作业、机械作业及操作精密仪器。对藿香正气水及乙醇过敏者禁用，过敏体质者慎用。

【规格】水剂：每支装10mL。口服液：每支装10mL。软胶囊剂：每粒装0.45g。

十滴水

【处方】樟脑、干姜、大黄、小茴香、肉桂、辣椒、桉油。

【功能与主治】健胃，祛暑。用于因中暑而引起的头晕、恶心、腹痛、胃肠不适。

【用法与用量】口服。1 次 2~5mL；儿童酌减。

【注意】孕妇忌服。驾驶员和高空作业者慎用。

【规格】酊剂：每支装 5mL。

4. 清脏腑热

双黄连合剂（口服液、颗粒、胶囊、片）

【处方】金银花、黄芩、连翘。

【功能与主治】疏风解表，清热解毒。用于外感风热所致的感冒，症见发热、咳嗽、咽痛。

【用法与用量】合剂：口服，1 次 20mL，1 日 3 次。口服液：口服，1 次 20mL，1 日 3 次；小儿酌减或遵医嘱。颗粒剂：口服或开水冲服，1 次 10g，1 日 3 次；6 个月以下，1 次 2~3g；6 个月至 1 岁，1 次 3~4g；1~3 岁，1 次 4~5g；3 岁以上儿童酌量或遵医嘱。无蔗糖颗粒服用量减半。胶囊：口服，1 次 4 粒，1 日 3 次。片剂：口服，1 次 4 片，1 日 3 次；小儿酌减或遵医嘱。

【注意】风寒感冒慎用。服药期间，忌服滋补性中药，饮食宜清淡，忌食辛辣食物。

【规格】合剂：每瓶装 100mL。胶囊剂：每粒装 0.4g。口服液：每支装 10mL 或 20mL。颗粒剂：每袋装 5g，相当于净饮片 15g 或净饮片 30g（无蔗糖）。胶囊剂：每粒装 0.4g。片剂：每片重 0.53g。

银黄口服液（颗粒、胶囊、片）

【处方】金银花提取物、黄芩提取物。

【功能与主治】清热疏风，利咽解毒。用于外感风热、肺胃热盛所致的咽干、咽痛、喉核肿大、口渴、发热；急慢性扁桃体炎、急慢性咽炎、上呼吸道感染见上述证候者。

【用法与用量】口服液：口服，1 次 10~20mL，1 日 3 次；小儿酌减。颗粒剂：开水冲服，1次1~2袋，1日2次。胶囊：口服，1次2~4粒，1日4次。片剂：口服，1次2~4片，1日4次。

【规格】口服液：每支装10mL。颗粒剂：每袋装4g或每袋装2g（无蔗糖）。胶囊：每粒装0.3g。片剂：每片重0.25g。

茵栀黄口服液（颗粒）

【功能与主治】清热解毒，利湿退黄。肝胆湿热所致的黄疸，症见面目悉黄、胸胁胀痛、恶心呕吐、小便黄赤；急、慢性肝炎见上述证候者。

【用法与用量】口服液：口服，1次10mL，1日3次。颗粒剂：开水冲服，1次6g，1日3次。

【注意】阴黄者不宜使用。服药期间，忌饮酒，忌食辛辣、油腻食物。

【规格】口服液：每支装10mL（含黄芩苷0.4g）。颗粒剂：每袋装3g。

复方黄连素片

【处方】盐酸小檗碱、木香、吴茱萸、白芍。

【功能与主治】清热燥湿，行气止痛，止痢止泻。用于大肠湿热，赤白下痢，里急后重或暴注下泻，肛门灼热；肠炎、痢疾见上述证候者。

【用法与用量】口服，1次4片，1日3次。

【规格】每片含盐酸小檗碱30mg。

小儿泻速停颗粒

【处方】地锦草、儿茶、乌梅、焦山楂、茯苓、白芍、甘草。

【功能与主治】清热利湿，健脾止泻，缓急止痛。用于小儿湿热壅遏大肠所致的泄泻，症见大便稀薄如水样、腹痛、纳差；小儿秋季腹泻及迁延性、慢性腹泻见上述证候者。

【用法与用量】口服。1日3~4次；6个月以下，1次1.5~

3g；6 个月至 1 岁以内，1 次 3 ~ 6g；1 ~ 3 岁，1 次 6 ~ 9g；3 ~ 7 岁，1 次 10 ~ 15g；7 ~ 12 岁，1 次 15 ~ 20g 或遵医嘱。

【注意】忌食生冷油腻食物；腹泻严重，有较明显脱水表现者应及时就医。

【规格】颗粒剂：每袋装 3g、5g、10g。

香连丸

【处方】萸黄连、木香。

【功能与主治】清热化湿，行气止痛。用于大肠湿热所致的痢疾，症见大便脓血、里急后重、发热腹痛；肠炎、细菌性痢疾见上述证候者。

【方义简释】方中黄连苦寒清泄而燥，善清热燥湿、泻火解毒，为治湿热泻痢之要药，为君药。

木香辛散苦燥而温，善行肠胃气滞，兼燥除胃肠湿邪，以除腹痛、里急后重，为臣药。

吴茱萸辛热香散，苦降而燥，善疏肝下气、燥湿散寒，取其煎液拌炒黄连（即萸黄连），既制黄连之寒，又助君臣药燥湿，还调和肝胃，为佐药。

诸药相合，寒温并用，共奏清热化湿、行气止痛之功，故善治湿热泻痢症见大便脓血、里急后重、发热腹痛者。

【用法与用量】口服。1 次 3 ~ 6g，1 日 2 ~ 3 次；小儿酌减。

【规格】丸剂：每 6 丸相当于原生药 3g；每 10 丸重 1.5g；每 12 丸重约 1g；每 20 粒重 1g；每 40 丸重约 3g；每 100 粒重 3g。

（四）温里剂

1. 温中散寒

附子理中丸（片）

【处方】附子（制）、党参、白术（炒）、干姜、甘草。

【功能与主治】温中健脾。脾胃虚寒所致的脘腹冷痛、呕吐泄泻、手足不温。

【用法与用量】口服。水蜜丸1次6g，大蜜丸1次1丸，1日2~3次。

【注意】所含附子有毒，故不宜过量与久服，孕妇慎用。湿热泄泻者忌用。

【规格】大蜜丸：每丸重9g。

香砂养胃丸（颗粒、片）

【处方】木香、砂仁、白术、陈皮、茯苓、半夏（制）、香附（醋制）、枳实（炒）、豆蔻（去壳）、厚朴（姜炙）、广藿香、甘草。

【功能与主治】止痛。湿浊中阻、脾胃不和所致的胃脘疼痛、胸膈满闷、恶心呕吐、纳呆食少。

【用法与用量】口服。丸剂：1次6g，1日1~2次。颗粒剂：开水冲服，1次10g，1日2次。片剂：1次4~8片。1日2次。

【注意】脾胃阴虚者忌用。服药期间，饮食宜清淡，忌生冷、油腻、煎炸食物和海鲜发物。

【规格】丸剂：每瓶装6g或60g。颗粒剂：每袋装10g。片剂：每片重0.6g。

香砂平胃丸（颗粒）

【处方】苍术、陈皮、厚朴（姜制）、砂仁、木香、甘草。

【功能与主治】止痛。治疗湿浊中阻、脾胃不和所致的胃脘疼痛、胸膈满闷、恶心呕吐、纳呆食少。

【用法与用量】口服。丸剂：1次6g，1日1~2次。颗粒剂：开水冲服，1次10g，1日2次。

【注意】脾胃阴虚者忌用。服药期间，饮食宜清淡，忌生冷、油腻、煎炸食物和海鲜发物。

【规格】丸剂：每瓶装6g或60g。颗粒剂：每袋装10g。

理中丸

【处方】党参、土白术、炙甘草、炮姜。

【功能与主治】温中散寒，健胃。用于脾胃虚寒，呕吐泄泻，胸满腹痛，消化不良。

【用法与用量】口服。1次1丸，1日2次。小儿酌减。

【注意】忌食生冷油腻、不易消化的食物。

【规格】每丸重9g。

2. 益气复脉

参麦注射液

【处方】每1mL注射液含红参0.1g，麦冬0.1g。

【功能与主治】益气固脱，养阴生津，生脉。用于治疗气阴两虚之休克、冠心病、病毒性心肌炎、慢性肺心病、粒细胞减少症。

【用法与用量】肌内注射，1次2~4mL，1日1次。静脉滴注，1次20~100mL（用5%葡萄糖注射液250~500mL稀释后应用）或遵医嘱。

【注意】本品不宜在同一容器中与其他药物混用。

【规格】注射液：每支装10mL、20mL，每瓶装50mL、100mL。

生脉饮（颗粒、胶囊、注射液）

【处方】红参、麦冬、五味子。

【功能与主治】益气复脉，养阴生津。用于气阴两亏，心悸气短，脉微自汗。

【方义简释】方中红参甘补性温，善补气复脉、生津止渴、安神益智，故为君药。

麦冬甘微苦微寒，既善清养肺胃之阴而生津止渴，又清心除烦，与红参合用，气阴双补，可促使气旺、津生、脉复，故为臣药。

五味子酸收甘补而温，善滋阴益气、生津止汗、安神，故为佐药。

全方配伍，补中兼清敛，共奏益气复脉、养阴生津之功，故善治气阴两虚所致的心悸气短、脉微自汗。

【用法与用量】口服。口服液：1 次 10mL，1 日 3 次。颗粒剂：1 次 2g，1 日 3 次。胶囊剂：1 次 3 粒，1 日 3 次。注射液：肌内注射 1 次 2~4mL，1 日 1~2 次。静脉滴注 1 次 20~60mL，用 5% 葡萄糖注射液 250~500mL 稀释后使用，或遵医嘱。

【注意】里实证及表证未解者慎用。忌食辛辣、油腻食物。在治疗期间，心绞痛持续发作者，宜加用硝酸酯类药，若出现剧烈心绞痛、心肌梗死，见气促、汗出、面色苍白者，应及时救治。

【规格】合剂：每支装 10mL。颗粒剂：每袋装 2g、10g。胶囊剂：每粒装 0.3g、0.35g。注射液：每支装 10mL、20mL。

稳心颗粒

【处方】党参、黄精、三七、琥珀、甘松。

【功能与主治】益气养阴，活血化瘀。用于气阴两虚，心脉瘀阻所致的心悸不宁、气短乏力、胸闷胸痛；室性早搏、房性早搏见上述证候者。

【用法与用量】开水冲服。1 次 1 袋，1 日 3 次或遵医嘱。

【注意】孕妇慎用。

【规格】颗粒剂：每袋装 5g、9g。

（五）化痰、止咳、平喘剂

1. 温化寒痰

通宣理肺丸（颗粒、胶囊、片）

【处方】紫苏叶、前胡、桔梗、苦杏仁、麻黄、甘草、陈皮、半夏（制）、茯苓、枳壳（炒）、黄芩。辅料为赋形剂蜂蜜。

【功能与主治】解表散寒，宣肺止嗽。用于风寒束表、肺气不宣所致的感冒咳嗽，症见发热、恶寒、咳嗽、鼻塞流涕、头痛、无汗、肢体酸痛。

【用法与用量】口服。丸剂：水蜜丸 1 次 7g，大蜜丸 1 次 2 丸，1 日 2~3 次。颗粒剂：开水冲化，1 次 1 块，1 日 2 次。胶囊剂：1 次 2 粒，1 日 2~3 次。片剂：1 次 4 片，1 日 2~3 次。

【注意】孕妇、风热或痰热咳嗽、阴虚干咳者慎用。服药期间，忌烟、酒及辛辣食物。因其含有麻黄，故心脏病、高血压病患者慎用。

【规格】丸剂：水蜜丸每 100 丸重 10g；大蜜丸每丸重 6g。颗粒剂：每块重 9g。胶囊剂：每粒装 0.36g。片剂：薄膜衣每片重 0.3g。

橘红丸（颗粒、胶囊、片）

【处方】化橘红、陈皮、半夏（制）、茯苓、甘草、桔梗、苦杏仁、紫苏子（炒）、紫菀、款冬花、瓜蒌皮、浙贝母、地黄、麦冬，石膏。辅料为蜂蜜。

【功能与主治】化痰，止咳。用于咳嗽，痰多，色黄黏稠，胸闷口干。

【用法与用量】口服。丸剂：水蜜丸 1 次 7.2g，小蜜丸 1 次 12g，大蜜丸 1 次 2 丸（每丸重 6g）或 4 丸（每丸重 3g），1 日 2 次。颗粒剂：1 次 11g，开水冲化，1 日 2 次。胶囊剂：1 次 5 粒，1 日 2 次。片剂：1 次 6 片，1 日 2 次。

【注意】孕妇、气虚咳喘及阴虚燥咳者慎用。服药期间，忌食辛辣、油腻食物。

【规格】丸剂：水蜜丸每 100 丸重 10g，大蜜丸每丸重 3g 或 6g。颗粒剂：每袋装 11g（相当于原生药 7g）。胶囊剂：每粒装

0.5g。片剂：每片重 0.6g。

2. 清热化痰

蛇胆川贝液

【处方】蛇胆汁、平贝母。

【功能与主治】祛风止咳，除痰散结。用于肺热咳嗽，痰多，气喘，胸闷，咳痰不爽或久咳不止。

【用法与用量】口服，1 次 10mL，1 日 2 次，小儿酌减。将吸管尖对准盖顶凹位插入吸管。

【注意】本品适用于肺热咳嗽，其表现为咳嗽、咯痰不爽、痰黏稠。

【规格】糖浆剂、合剂：每支装 10mL。

急支糖浆（颗粒）

【处方】鱼腥草、金荞麦、四季青、麻黄、紫菀、前胡、枳壳、甘草。

【功能与主治】清热化痰，宣肺止咳。用于外感风热所致的咳嗽，症见发热、恶寒、胸膈满闷、咳嗽咽痛；急性支气管炎、慢性支气管炎急性发作见上述证候者。

【用法与用量】糖浆剂：口服，1 次 20～30mL，1 日 3～4 次。儿童 1 岁以内 1 次 5mL，1～3 岁 1 次 7mL，3～7 岁 1 次 10mL，7 岁以上 1 次 15mL，1 日 3～4 次。颗粒剂：口服，1 次 4g，1 日 3～4 次。

【注意】孕妇及寒证者慎用。因其含麻黄，故运动员、心脏病、高血压患者慎用。服药期间，忌食辛辣、生冷、油腻食物，忌吸烟饮酒。

【规格】每瓶装 100mL 或 200mL。颗粒剂：每袋装 4g。

3. 润肺化痰

养阴清肺丸（膏、颗粒）

【处方】地黄、麦冬、玄参、川贝母、白芍、牡丹皮、薄荷、甘草。

【功能与主治】养阴润燥，清肺利咽。用于阴虚肺燥，咽喉干痛，干咳少痰或痰中带血。

【用法与用量】丸剂：口服，水蜜丸 1 次 6g，大蜜丸 1 次 1 丸，1 日 2 次。膏剂：口服，1 次 10 ~ 20mL，1 日 2 ~ 3 次。颗粒剂：口服，1 次 1 袋，1 日 2 次。

【注意】脾虚便溏、痰多湿盛咳嗽者慎用。孕妇慎用。服药期间，忌食辛辣、生冷、油腻食物。

【规格】丸剂：每丸重 9g，每 100 粒重 10g。煎膏剂：每瓶装 50g、150g，每瓶装 80mL、100mL。颗粒剂：每袋装 6g、15g。

二母宁嗽丸（颗粒、片）

【处方】知母、川贝母、石膏、炒栀子、黄芩、炒瓜蒌子、蜜桑白皮、茯苓、陈皮、麸炒枳实、五味子（蒸）、炙甘草。

【功能与主治】清肺润燥，化痰止咳。用于痰热蕴肺所致的咳嗽、痰黄而黏不易咳出、胸闷气促、久咳不止、声哑喉痛。

【用法与用量】丸剂：口服，大蜜丸 1 次 1 丸，水蜜丸 1 次 6g，1 日 2 次。颗粒剂：开水冲服，1 次 1 袋，1 日 2 次。片剂：口服，1 次 4 片，1 日 2 次。

【注意】风寒咳嗽者慎用。服药期间，忌食辛辣及牛肉、羊肉、鱼等食物。

【规格】丸剂：每丸重 9g。水蜜丸：每 100 丸重 10g。颗粒剂：每袋装 3g、10g。片剂：每片重 0.55g。

润肺膏

【处方】莱阳梨清膏、党参、炙黄芪、蜜紫菀、蜜百部、川贝母。

【功能与主治】润肺益气，止咳化痰。用于肺虚气弱，胸闷不畅，久咳痰嗽，气喘自汗。

【用法与用量】口服或开水冲服，1次15g，1日3次。

【注意】忌食辛辣、油腻食物。本品适用于气虚咳嗽，其表现为咳嗽短气，咳声低弱，痰吐稀薄，自汗畏风，体虚乏力。

【规格】煎膏剂：每瓶装250g。

强力枇杷露

【处方】枇杷叶、罂粟壳、百部、白前、桑白皮、桔梗、薄荷脑。

【功能与主治】清热化痰，敛肺止咳。用于痰热伤肺所致的咳嗽经久不愈、痰少而黄或干咳无痰；急、慢性支气管炎见上述证候者。

【用法与用量】口服。露剂：1次15mL，1日3次，小儿酌减。胶囊剂：口服，1次2粒，1日2次。

【注意】因其含有毒的罂粟壳，故孕妇禁用，不可过量或久用。外感咳嗽及痰浊壅盛者慎用。服药期间，忌食辛辣、厚味食物。

【规格】糖浆剂：每瓶装100mL、150mL、250mL、330mL。

4. 消积化痰

小儿消积止咳口服液

【处方】炒山楂、槟榔、枳实、蜜枇杷叶、瓜蒌、炒莱菔子、炒葶苈子、桔梗、连翘、蝉蜕。

【功能与主治】清热肃肺，消积止咳。用于小儿饮食积滞、痰热蕴肺所致的咳嗽、夜间加重、喉间痰鸣、腹胀、口臭。

【用法与用量】口服。周岁以内1次5mL，1~2岁1次

10mL，3～4岁1次15mL，5岁以上1次20mL，1日3次。5日为1疗程。

【注意】体质虚弱、肺气不足、肺虚久咳、大便溏薄者慎用。3个月以下婴儿不宜服用。服药期间饮食宜清淡，忌食生冷、辛辣、油腻食物。

【规格】每支装10mL。

5. 疏风止咳

清宣止咳颗粒

【处方】桑叶、薄荷、苦杏仁、桔梗、白芍、紫菀、枳壳、陈皮、甘草。

【功能与主治】疏风清热，宣肺止咳。用于小儿外感风热所致的咳嗽，症见咳嗽、咯痰、发热或鼻塞、流涕、微恶风寒、咽红或痛、苔薄黄等。

【用法与用量】开水冲服。1～3岁，每次1/2包；4～6岁，每次3/4包；7～14岁，每次1包，1日3次。

【注意】糖尿病患儿禁服。脾虚易腹泻者慎服。服药期间，忌食辛辣、生冷、油腻食物。

【规格】每袋装10g。

6. 健脾止咳

小儿肺咳颗粒

【处方】人参、茯苓、白术、陈皮、鸡内金、大黄（酒炙）、鳖甲、地骨皮、北沙参、炙甘草、青蒿、麦冬、桂枝、干姜、附子（制）、瓜蒌、桑白皮、款冬花、紫菀、桑白皮、胆南星、黄芪、枸杞子、蔗糖。

【功能与主治】健脾益肺，止咳平喘。用于肺脾不足，痰湿内壅所致咳嗽或痰多稠黄，咳吐不爽，气短，喘促，动辄汗出，食少纳呆，周身乏力，舌红苔厚；小儿支气管炎见以上证候者。

【用法与用量】开水冲服，1岁以下1次2g；1~4岁1次3g；5~8岁1次6g；1日3次。

【注意】高热咳嗽慎用。

【规格】颗粒剂：每袋装2g、3g、6g。

7. 平喘剂

蛤蚧定喘丸（胶囊）

【处方】蛤蚧、瓜蒌子、麻黄、石膏、黄芩、黄连、苦杏仁（炒）、紫苏子（炒）、紫菀、百合、麦冬、甘草。

【功能与主治】滋阴清肺，止咳平喘。用于肺肾两虚，阴虚肺热所致的虚劳久咳、年老哮喘、气短烦热、胸满郁闷、自汗盗汗。

【用法与用量】丸剂：口服。水蜜丸1次5~6g，小蜜丸1次9g，大蜜丸1次1丸，1日2次。胶囊剂：口服。1次3粒，1日2次，或遵医嘱。

【注意】孕妇及咳嗽新发者慎用。服药期间忌食辛辣、生冷、油腻食物。本品含麻黄，故高血压病、心脏病、青光眼者慎用。

【规格】丸剂：小蜜丸每60丸重9g，大蜜丸每丸重9g。胶囊剂：每粒装0.5g。

桂龙咳喘宁胶囊（片）

【处方】桂枝、龙骨、白芍、生姜、大枣、炙甘草、牡蛎、黄连、法半夏、瓜蒌皮、炒苦杏仁。

【功能与主治】止咳化痰，降气平喘。用于外感风寒、痰湿阻肺引起的咳嗽、气喘、痰涎壅盛；急、慢性支气管炎见上述证候者。

【用法与用量】胶囊剂：口服，1次5粒，1日3次。片剂：

口服，1次4片，1日3次。

【注意】孕妇、外感风热者慎用。服药期间，戒烟忌酒，忌食油腻、生冷食物。

【规格】胶囊剂：每粒装0.3g（相当于饮片1g）。片剂：每片重0.41g。

（六）开窍剂

1. 清热开窍

安宫牛黄丸

【处方】牛黄、水牛角浓缩粉、麝香或人工麝香、珍珠、朱砂、雄黄、黄连、黄芩、栀子、郁金、冰片。

【功能与主治】清热解毒，镇惊开窍。用于热病，邪入心包，高热惊厥，神昏谵语；中风昏迷及脑炎、脑膜炎、中毒性脑病、脑出血、败血症见上述证候者。

【用法与用量】口服。1次1丸，1日1次；小儿3岁以内1次1/4丸，4~6岁1次1/2丸，1日1次；或遵医嘱。

【注意】孕妇慎用。

【规格】每丸重3g。

清开灵颗粒（胶囊、片、注射液）

【处方】胆酸、珍珠母、猪去氧胆酸、栀子、水牛角、板蓝根、黄芩苷、金银花。

【功能与主治】清热解毒，镇静安神。用于外感风热时毒、火毒内盛所致高热不退、烦躁不安、咽喉肿痛、舌质红绛、苔黄、脉数者；上呼吸道感染，病毒性感冒，急性化脓性扁桃体炎，急性咽炎，急性气管炎，高热等症属上述证候者。

【用法与用量】颗粒剂：口服，1次1~2袋，1日2~3次。胶囊剂：口服，1次2~4粒，1日3次。儿童酌减或遵医嘱。片剂：口服，1次1~2片，1日3次。儿童酌减或遵医嘱。注射液：肌内注射，1日2~4mL。重症患者静脉滴注，1日20~40mL，以10%葡萄糖注射液200mL或氯化钠注射液100mL稀释后使用。

【注意】孕妇禁用。风寒感冒患者不适用。久病体虚患者如出现腹泻时慎用。脾虚便溏者应在医师指导下服用。注射液：①有表证恶寒发热者、药物过敏史者慎用。②如出现过敏反应应及时停药并做脱敏处理。③本品如产生沉淀或浑浊时不得使用。如经10%葡萄糖或氯化钠注射液稀释后，出现浑浊亦不得使用。④药物配伍：到目前为止，已确认清开灵注射液不能与硫酸庆大霉素、青霉素G钾、肾上腺素、阿拉明、乳糖酸红霉素、多巴胺、山梗菜碱、硫酸美芬丁胺等药物配伍使用。⑤清开灵注射液稀释以后，必须在4小时以内使用。⑥输液速度：注意滴速勿快，儿童以20~40滴/分为宜，成年人以40~60滴/分为宜。⑦除按

【用法与用量】中说明使用以外，还可用5%葡萄糖注射液、氯化钠注射液按每10mL药液加入100mL溶液稀释后使用。

【规格】颗粒剂：每袋装3g（含黄芩苷20mg）。胶囊剂：每粒装0.25g（含黄芩苷10mg）。片剂：每片重0.5g（含黄芩苷20mg）。注射液：每支装2mL、10mL。

安脑丸（片）

【处方】人工牛黄、猪胆汁粉、朱砂、冰片、水牛角浓缩粉、珍珠、黄芩、黄连、栀子、雄黄、郁金、石膏、赭石、珍珠母、薄荷脑。

【功能与主治】清热解毒，豁痰开窍，镇惊息风。用于高热神昏，烦躁谵语，抽搐惊厥，中风窍闭，头痛眩晕；亦用于高血压及一切急性炎症伴有的高热不退，神志昏迷等。

【用法与用量】丸剂：口服，每次1~2丸，1日2次，或遵医嘱，小儿酌减。片剂：口服，1次4片，1日2~3次，或遵医

嘱，小儿酌减。

【注意】尚不明确。

【规格】丸剂：每丸重 3g，每 11 丸重 3g。片剂：薄膜衣片每片重 0.5g。

2. 化痰开窍

苏合香丸

【处方】苏合香、安息香、冰片、水牛角浓缩粉、人工麝香、檀香、沉香、丁香、香附、木香、乳香（制）、荜茇、白术、诃子肉、朱砂。

【功能与主治】芳香开窍，行气止痛。用于痰迷心窍所致的痰厥昏迷、中风偏瘫、肢体不利，以及中暑、心胃气痛。

【用法与用量】口服。1 次 1 丸，1 日 1~2 次。

【注意】孕妇禁用。

【规格】丸剂：每丸重 2.4g、3g。

礞石滚痰丸

【处方】金礞石（煅）、沉香、黄芩、熟大黄。

【功能与主治】逐痰降火。用于痰火扰心所致的癫狂惊悸，或咳喘痰稠、大便秘结。

【用法与用量】口服，1 次 6~12g，1 日 1 次。

【注意】孕妇忌服。

【规格】每袋（瓶）装 6g。

（七）扶正剂

1. 健脾益气

补中益气丸（颗粒）

【处方】炙黄芪、党参、炒白术、炙甘草、当归、陈皮、升麻、柴胡、大枣、生姜。

【功能与主治】补中益气，升阳举陷。用于脾胃虚弱、中气下陷所致的泄泻、脱肛、阴挺，症见体倦乏力，食少腹胀、便溏久泻、肛门下坠或脱肛、子宫脱垂。

【用法与用量】丸剂：口服，小蜜丸 1 次 9g，大蜜丸 1 次 1丸，1 日 2～3 次。颗粒剂：口服，1 次 3g，1 日 2～3 次。

【注意】阴虚内热者慎用。不宜与感冒药同时使用。服药期间，忌食生冷、油腻、不易消化的食物。

【规格】丸剂：每丸重 9g，每 8 丸相当于原生药 3g，每袋装6g。颗粒剂：每袋装 3g。

参苓白术散（丸、颗粒）

【处方】白扁豆、白术、茯苓、甘草、桔梗、莲子、人参、砂仁、山药、薏苡仁。

【功能与主治】补脾胃，益肺气。用于脾胃虚弱，食少便溏，气短咳嗽，肢倦乏力。

【用法与用量】散剂：口服，1 次 6～9g，1 日 2～3 次。丸剂：口服，1 次 6g，1 日 3 次。颗粒剂：1 次 1 袋，1 日 3 次，开水冲化。

【注意】湿热内蕴所致泄泻、厌食、水肿及痰火咳嗽者不宜使用。宜饭前服用。服药期间，忌食荤腥、油腻等不易消化的食物。忌恼怒、忧郁、劳累过度，保持心情舒畅。

【规格】散剂：每袋装 3g、6g、9g。丸剂：每 100 粒重 6g。颗粒剂：每袋装 6g。

健儿消食口服液

【处方】黄芪、炒白术、陈皮、麦冬、黄芩、炒山楂、炒莱菔子。

【功能与主治】健脾益胃，理气消食。用于小儿饮食不节损伤脾胃引起的纳呆食少，脘胀腹满，手足心热，自汗乏力，大便不调，以至厌食、恶食。

【用法与用量】口服。3 岁以内 1 次 5~10mL，3 岁以上 1 次 10~20mL；1 日 2 次，用时摇匀。

【注意】对本品过敏者禁用，过敏体质者慎用。

【规格】每支装 10mL。

醒脾养儿颗粒

【处方】一点红、毛大丁草、山栀茶、蜘蛛香。

【功能与主治】醒脾开胃，养血安神，固肠止泻。用于脾气虚所致的儿童厌食，腹泻便溏，烦躁盗汗，遗尿夜啼。

【用法与用量】温开水冲服。1 岁以内 1 次 1 袋 (2g)，1 日 2 次；1~2 岁 1 次 2 袋 (4g)，1 日 2 次；3~6 岁 1 次 2 袋 (4g)，1 日 3 次；7~14 岁 1 次 3~4 袋 (6~8g)，1 日 2 次。

【注意】糖尿病患儿禁服。

【规格】颗粒剂：每袋装 2g。

香砂六君丸

【处方】党参、炒白术、茯苓、姜半夏、陈皮、炙甘草、木香、砂仁。

【功能与主治】益气健脾，和胃。用于脾虚气滞，消化不良，嗳气食少，脘腹胀满，大便溏泄。

【用法与用量】口服，1 次 6~9g，1 日 2~3 次。

【注意】孕妇忌服。

【规格】丸剂：每 8 丸相当于原生药 3g，每袋装 6g、9g，每 100 粒重 6g。

2. 健脾养血

归脾丸（合剂）

【处方】党参、炒白术、炙黄芪、茯苓、制远志、炒酸枣仁、龙眼肉、当归、木香、大枣（去核）、炙甘草。

【功能与主治】益气健脾，养血安神。用于心脾两虚，气短心悸，失眠多梦，头昏头晕，肢倦乏力，食欲不振，崩漏便血。

【用法与用量】丸剂：用温开水或生姜汤送服。水蜜丸1次6g，小蜜丸1次9g，大蜜丸1次1丸，1日3次。合剂：口服，1次10～20mL，1日3次；用时摇匀。

【注意】外感或实热内盛者不宜服用。

【规格】丸剂：每丸重9g，每8丸相当于原生药3g，每袋装6g、9g，每瓶装60g、120g。合剂：每支装10mL，每瓶装100mL。

健脾生血颗粒（片）

【处方】党参、茯苓、炒白术、甘草、黄芪、山药、炒鸡内金、醋龟甲、麦冬、醋南五味子、龙骨、煅牡蛎、大枣、硫酸亚铁（$FeSO_4 \cdot 7H_2O$）。

【功能与主治】健脾和胃，养血安神。用于小儿脾胃虚弱及心脾两虚所致的血虚证，症见面色萎黄或㿠白，食少纳呆，脘腹胀闷，大便不调，烦躁多汗，倦怠乏力，舌胖色淡，苔薄白，脉细弱。缺铁性贫血见上述证候者。

【用法与用量】颗粒剂：口服。饭后用开水冲化，周岁以内1次2.5g，1～3岁1次5g，3～5岁1次7.5g，5～12岁1次10g；成人1次15g；1日3次；或遵医嘱，4周为1疗程。片剂：口服。饭后服，1岁以内1次0.5片，1～3岁1次1片，3～5岁1次1.5片，5～12岁1次2片；成人1次3片；1日3次；或遵医嘱，4周为1疗程。

【注意】本品含有硫酸亚铁，对胃有刺激性，故宜在饭后服用。服药期间，忌饮茶，勿与含鞣酸类药物合用；部分患儿可出现牙齿颜色变黑，停药后可逐渐消失。少数患儿服药后，可见短暂性食欲下降、恶心、呕吐、轻度腹泻，多可自行缓解。饮食宜清淡，忌食油腻、辛辣食物，要改善饮食，加强营养，合理添加蛋黄、瘦肉、肝、肾、豆类、绿色蔬菜及水果等。若以本品治疗小儿缺铁性贫血应结合病因治疗。

【规格】颗粒剂：每袋装 5g。片剂：每片重 0.6g。

3. 滋阴补肾

六味地黄丸（颗粒、胶囊）

【处方】熟地黄、酒萸肉、山药、泽泻、茯苓、牡丹皮。

【功能与主治】滋阴补肾。用于肾阴亏损，头晕耳鸣，腰膝酸软，骨蒸潮热，盗汗遗精，消渴。

【用法与用量】丸剂：口服。水蜜丸 1 次 6g，小蜜丸 1 次 9g，大蜜丸 1 次 1 丸，1 日 2 次；浓缩丸 1 次 8 丸，1 日 3 次。颗粒剂：口服，1 次 5g，1 日 2 次。胶囊剂：口服，1 次 1 粒（0.3g）或 1 次 2 粒（0.5g），1 日 2 次。

【注意】体实、阳虚、感冒、脾虚、气滞、食少纳呆者慎用。服药期间，忌食辛辣、油腻食物。

【规格】丸剂：每丸重 9g，每 8 丸重 1.44g（每 8 丸相当于饮片 3g），每袋装 6g、9g，每瓶装 60g、120g。颗粒剂：每袋装 5g。胶囊剂：每粒装 0.3g、0.5g。

知柏地黄丸

【处方】知母、黄柏、熟地黄、山药、山茱萸（制）、牡丹皮、茯苓、泽泻。

【功能与主治】滋阴降火。用于阴虚火旺，潮热盗汗，口干咽痛，耳鸣遗精，小便短赤。

【用法与用量】口服。水蜜丸 1 次 6g，小蜜丸 1 次 9g，大蜜丸 1 次 1 丸，1 日 2 次。

【注意】感冒、气虚发热、实热、脾虚便溏、气滞中满者慎用。服药期间，忌食辛辣、油腻食物。

【规格】丸剂：每丸重9g，每10丸重1.7g，每袋装6g、9g，每瓶装60g，每8丸相当于原生药3g。

杞菊地黄丸（胶囊、片）

【处方】熟地黄、山茱萸（制）、山药、牡丹皮、茯苓、泽泻、枸杞子、菊花。

【功能与主治】滋肾养肝。用于肝肾阴亏，眩晕耳鸣，羞明畏光，迎风流泪，视物昏花。

【用法与用量】口服。丸剂：水蜜丸1次6g，小蜜丸1次9g，大蜜丸1次1丸，1日2次。胶囊剂：1次5~6粒，1日3次。片剂：1次3~4片，1日3次。

【注意】肝火亢盛所致头晕、耳鸣，以及脾虚便溏者慎用。服药期间，忌酸冷食物。

【规格】丸剂：每丸重9g，每8丸相当于原药材3g，每袋装6g、9g，每瓶装60g、120g。胶囊剂：每粒装0.3g。片剂：片芯重0.3g。

生血宝合剂（颗粒）

【处方】墨旱莲、女贞子、桑椹、黄芪，何首乌（制）、白芍、狗脊。

【功能与主治】滋补肝肾，益气生血。用于肝肾不足、气血两虚所致的神疲乏力、腰膝酸软、头晕耳鸣、心悸、气短、失眠、咽干、纳差食少；放、化疗所致的白细胞减少，缺铁性贫血见上述证候者。

【用法与用量】合剂：口服，1次15mL，1日3次。颗粒剂：开水冲服，1次8g，1日2~3次。

【注意】尚不明确。

【规格】合剂：每瓶装100mL。颗粒剂：每袋装4g、8g。

4. 温补肾阳

金匮肾气丸（片）

【处方】地黄、茯苓、山药、山茱萸（酒炙）、牡丹皮、泽泻、桂枝、牛膝（去头）、车前子（盐炙）、附子（炙）。

【功能与主治】温补肾阳，化气行水。用于肾虚水肿，腰膝酸软，小便不利，畏寒肢冷。

【用法与用量】口服。丸剂：水蜜丸1次4～5g（20～25粒），大蜜丸1次1丸，1日2次。片剂：1次4片，1日2次。

【注意】孕妇忌服。

【规格】丸剂：每丸重6g，每100粒重20g。片剂：每片重0.27g。

四神丸（片）

【处方】补骨脂（盐炒）、肉豆蔻（煨）、吴茱萸（制）、五味子（醋制）、大枣（去核）、生姜（未列于处方中，制法中有生姜）。

【功能与主治】温肾散寒，涩肠止泻。用于肾阳不足所致的泄泻，症见肠鸣腹胀、五更泄泻、食少不化、久泻不止、面黄肢冷。

【用法与用量】口服。丸剂：1次9g，1日1～2次。片剂：1次4片，1日2次。

【注意】湿热痢疾、湿热泄泻者忌用。忌食生冷、油腻食物。

【规格】丸剂：每袋装9g，每瓶装27g。片剂：每片重0.27g，或0.35g，或0.6g。

济生肾气丸

【处方】熟地黄、山茱萸（制）、牡丹皮、山药、茯苓、泽泻、肉桂、附子（制）、牛膝、车前子。

【功能与主治】温肾化气，利水消肿。用于肾阳不足、水湿内停所致的肾虚水肿、腰膝酸重、小便不利、痰饮喘咳。

【用法与用量】口服。水蜜丸 1 次 6g，小蜜丸 1 次 9g，大蜜丸 1 次 1 丸，1 日 2 ~ 3 次。

【注意】孕妇、湿热壅盛、风水泛溢水肿者慎用。因其所含附子大热有毒，故不可过量或久服。服药期间，饮食宜清淡，宜低盐饮食。又因其含钾量高，与保钾利尿药安体舒通、氨苯蝶啶合用时，应防止高血钾症。避免与磺胺类药物同时使用。

【规格】大蜜丸每丸重 9g。

5. 气血双补

八珍丸（颗粒、胶囊）

【处方】熟地黄、党参、当归、白芍（炒）、炒白术、茯苓、川芎、炙甘草。

【功能与主治】补气益血。用于气血两虚，面色萎黄，食欲不振，四肢乏力，月经过多。

【用法与用量】口服。丸剂：水蜜丸 1 次 6g，大蜜丸 1 次 1 丸，1 日 2 次。颗粒剂：开水冲化，1 次 1 袋，1 日 2 次。胶囊剂：1 次 3 粒，1 日 2 次。

【注意事项】感冒及体实有热者慎用。忌食辛辣、油腻、生冷食物。

【规格】大蜜丸：每丸重 9g。颗粒剂：有蔗糖者每袋装 8g；无蔗糖者每袋装 3.5g。胶囊剂：每粒装 0.4g。

6. 益气养阴

贞芪扶正颗粒（胶囊）

【处方】黄芪、女贞子。

【功能与主治】能提高人体免疫功能，保护骨髓和肾上腺皮质功能；用于各种疾病引起的虚损；配合手术、放射线、化学治疗，促进正功能的恢复。

【用法与用量】口服。颗粒剂：1 次 1 袋，1 日 2 次。胶囊剂：1 次 6 粒，1 日 2 次。

【注意】偶见过敏。

【规格】颗粒剂：每袋装 5g、15g。胶囊剂：每粒装 0.35g（相当于原药材 3.125g），每 6 粒相当于原生药 12.5g。

参芪降糖颗粒（胶囊、片）

【处方】人参茎叶皂苷、五味子、黄芪、山药、地黄、枸杞子。

【功能与主治】益气养阴，滋脾补肾。本品主治消渴症，用于 2 型糖尿病。

【用法与用量】口服。颗粒剂：1 次 1g，1 日 3 次。1 个月为 1 疗程；效果不显著或治疗前症状较重者，每次用量可达 3g，1 日 3 次。胶囊剂：1 次 3 粒，1 日 3 次，1 个月为 1 疗程；效果不显著或治疗前症状较重者，每次用量可达 8 粒，1 日 3 次。片剂：1 次 3 片，1 日 3 次，1 个月为 1 疗程；效果不显著或治疗前症状较重者，每次用量可达 8 片，1 日 3 次。

【注意】孕妇禁用。阴阳两虚消渴者慎用。邪盛实热者慎用，待实热退后方可服用。服药期间，忌食肥甘、辛辣食物，控制饮食，注意合理的饮食结构。忌烟酒。避免长期精神紧张，适当进行体育活动。对重症病例，应合用其他降糖药物治疗，以防病情加重。在治疗过程中，尤其是与西药降糖药联合用药时，要及时监测血糖，避免发生低血糖反应。

【规格】颗粒剂：每袋装 3g。胶囊剂：每粒装 0.35g。片剂：每片重 0.35g。

消渴丸

【处方】葛根、地黄、黄芪、天花粉、玉米须、南五味子、山药、格列本脲。

【功能与主治】滋肾养阴，益气生津。用于气阴两虚所致的消渴症，症见多饮、多尿、多食、消瘦、体倦无力、眠差、腰痛；2型糖尿病见上述证候者。

【用法与用量】口服。1次5～10丸，1日2～3次。饭前用温开水送服。或遵医嘱。

【注意】本品含格列本脲，严格按处方药使用，并注意监测血糖。

【规格】每10丸重2.5g（含格列本脲2.5mg）。

（八）安神剂

天王补心丸（片）

【处方】地黄、天冬、麦冬、玄参、当归、丹参、炒酸枣仁、柏子仁、党参、五味子、茯苓、制远志、石菖蒲、朱砂、桔梗、甘草。

【功能与主治】滋阴养血，补心安神。用于心阴不足，心悸健忘，失眠多梦，大便干燥。

【用法与用量】口服。丸剂：水蜜丸1次6g，小蜜丸1次9g，大蜜丸1次1丸，1日2次；浓缩丸1次8丸，1日3次。片剂：口服，1次4～6片，1日2次。

【注意】肝肾功能不全者禁用。脾胃虚寒、大便稀溏者慎用。因其含朱砂，故不宜过量或久服，不可与溴化物、碘化物同服。服药期间，不宜饮用浓茶、咖啡等刺激性饮品。严重心律失常者，需急诊观察治疗。

【规格】丸剂：每丸重9g，每8丸相当于原生药3g，每袋装6g、9g，每瓶装60g、120g。片剂：每片重0.5g。

柏子养心丸

【处方】柏子仁、党参、炙黄芪、川芎、当归、茯苓、制远志、酸枣仁、醋五味子、朱砂、半夏曲、炙甘草。

【功能与主治】补气，养血，安神。用于心气虚寒，心悸不宁，失眠多梦，健忘。

【用法与用量】口服。水蜜丸1次6g，小蜜丸1次9g，大蜜丸1次1丸，1日2次。

【注意】肝肾功能不全者禁用。肝阳上亢及阴虚内热者不宜服。服药期间，应保持精神舒畅，劳逸适度，不宜饮用浓茶、咖啡等兴奋性饮品。因其含朱砂，故不可过量、久用，不可与溴化物、碘化物同服。

【规格】丸剂：每丸重9g，每袋装6g、9g，每瓶装60g、120g。

枣仁安神颗粒（胶囊）

【处方】酸枣仁（炒）、丹参、五味子（醋炙）。

【功能与主治】养血安神。用于心血不足所致的失眠、健忘、心烦、头晕；神经衰弱症见上述证候者。

【用法与用量】口服。颗粒剂：开水冲化，1次5g，临睡前服。胶囊剂：1次5粒，临睡前服。

【注意】孕妇及胃酸过多者慎用。服药期间，不宜服用咖啡、浓茶等兴奋性饮品。

【规格】颗粒剂：每袋装5g。胶囊剂：每粒装0.45g。

（九）止血剂

槐角丸

【处方】槐角（炒）、地榆炭、黄芩、枳壳（炒）、当归、防风。

【功能与主治】清肠疏风，凉血止血。用于血热所致的肠风便血，痔疮肿痛。

【用法与用量】口服。水蜜丸1次6g，小蜜丸1次9g，大蜜丸1次1丸，1日2次。

【注意】虚寒性便血者、体弱年迈者慎用。服药期间，忌食辛辣、油腻食物。若痔疮便血，肿痛严重和便血呈喷射状者，应及时采取综合急救措施。

【规格】大蜜丸每丸重9g。

（十）祛瘀剂

1. 活血祛瘀

血栓通胶囊（注射液）、注射用血栓通（冻干）

【处方】三七总皂苷。

【功能与主治】活血祛瘀，通脉活络。用于脑络瘀阻引起的中风偏瘫，心脉瘀阻引起的胸痹心痛；脑梗塞、冠心病心绞痛见上述证候者。

【用法与用量】胶囊剂：口服，1次1粒，1日3次。注射液：静脉注射1次2~5mL，以氯化钠注射液20~40mL稀释后使用，1日1~2次；静脉滴注1次2~5mL，用10%葡萄糖注射液250~500mL稀释后使用，1日1~2次；肌内注射1次2~5mL，1日1~2次；理疗1次2mL，加注射用水3mL，从负极导入。注射剂（冻干）：临用前用注射用水或氯化钠注射液3适量使溶解。静脉注射1次150mg，用氯化钠注射液30~40mL稀释，1日1~2次，或遵医嘱；静脉滴注1次250~500mg，用10%葡萄糖注射液250~500mL稀释，1日1次，或遵医嘱；肌内注射1次150mg，用注射用水稀释至40mg/mL，1日1~2次，或遵医嘱；理疗1次100mg，加入注射用水3mL，从负极导入。

【注意】孕妇慎用；连续给药不得超过15天；头面部发红、潮红、轻微头胀痛是本品用药时的常见反应，应立即停药，并进行相应处理。禁用于脑溢血急性期；禁用于既往对人参、三七过敏的患者；禁用于对酒精高度过敏的患者。用药期勿从事驾驶及高空作业等危险工作。

【规格】胶囊剂：每粒装 0.18g（含三七总皂苷 100mg）。注射液：每支装 2mL：70mg（三七总皂苷），每支装 5mL：175mg（三七总皂苷）。注射用无菌粉末：每瓶（支）装 100mg、150mg、250mg。

血塞通胶囊（注射液）、注射用血塞通（冻干）

【处方】三七总皂苷。

【功能与主治】活血祛瘀，通脉活络。用于瘀血阻络所致的中风偏瘫、肢体活动不利、口眼㖞斜、胸痹心痛、胸闷气憋；中风后遗症及冠心病心绞痛属上述证候者。

【用法与用量】胶囊剂：口服，1 次 100mg（2 粒），1 日 3 次。注射剂：肌内注射 1 次 0.1g，1 日 1~2 次；静脉注射 1 次 0.2~0.4g，用 5%~10% 葡萄糖注射液 250~500mL 稀释后缓缓滴注，1 日 1 次。注射剂（冻干）：临用前加注射用水或相应的氯化钠注射液或葡萄糖注射液使其溶解。静脉滴注 1 日 1 次，1 次 200~400mg（1/2~1 支），以 5% 或 10% 葡萄糖注射液 250~500mL 稀释后缓慢滴注；静脉注射 1 日 1 次，1 次 200mg（1/2 支），以 25% 或 50% 葡萄糖注射液 40~60mL 稀释后缓慢注射；糖尿病患者可用氯化钠注射液代替葡萄糖注射液稀释后使用；15 天为 1 疗程，停药 1~3 天后可进行第 2 疗程。

【注意】孕妇慎用。阴虚阳亢或肝阳化风者不宜单用本品。心痛剧烈及持续时间长者，应做心电图及心肌酶学检查，并采取相应的医疗措施。

【规格】胶囊剂：50mg、100mg。注射液：每支装 2mL：100mg，每支装 5mL：250mg，每支装 10mL：250mg。注射用无菌粉末：每支装 100mg、200mg、400mg。

丹参注射液

【处方】丹参。

【功能与主治】活血化瘀，通脉养心。用于冠心病胸闷，心绞痛。

【用法与用量】肌内注射，1次2~4mL，1日1~2次。静脉注射，1次4mL（用50%葡萄糖注射液20mL稀释后使用），1日1~2次。静脉滴注，1次10~20mL（用5%葡萄糖注射液100~500mL稀释后使用），1日1次。或遵医嘱。

【注意】对本品有过敏或严重不良反应病史者禁用。

【规格】注射液：每支装2mL、10mL。

银杏叶胶囊（片、滴丸）

【处方】银杏叶提取物。

【功能与主治】活血化瘀通络。用于血瘀阻络引起的胸痹、心痛、中风，半身不遂、舌强语謇；冠心病稳定型心绞痛、脑梗死见上述证候者。

【用法与用量】口服。胶囊：1次1粒，1日3次；或遵医嘱。片剂：1次2片，1日3次；或遵医嘱。滴丸：1次5丸，1日3次；或遵医嘱。

【注意】孕妇及心力衰竭者慎用。

【规格】胶囊剂：每粒含总黄酮醇苷9.6mg、萜类内酯2.4mg；每粒含总黄酮醇苷19.2mg、萜类内酯4.8mg。片剂：每片含总黄酮醇苷9.6mg、萜类内酯2.4mg；每片含总黄酮醇苷19.2mg、萜类内酯4.8mg。滴丸剂：每丸重60mg，薄膜衣丸每丸重63mg。

银丹心脑通软胶囊

【处方】银杏叶、丹参、灯盏细辛、三七、山楂、绞股蓝、大蒜、天然冰片。

【功能与主治】活血化瘀，行气止痛，消食化滞。用于气滞血瘀引起的胸痹，胸闷，气短，心悸等；冠心病心绞痛、高脂血症、脑动脉硬化、中风、中风后遗症见上述证候者。

【用法与用量】口服，1次2~4粒，1日3次。

【规格】软胶囊剂：每粒装0.4g。

2. 益气活血

麝香保心丸

【处方】人工麝香、人参提取物、人工牛黄、肉桂、苏合香、蟾酥、冰片。

【功能与主治】芳香温通，益气强心。用于气滞血瘀所致的胸痹，症见心前区疼痛、固定不移；心肌缺血所致的心绞痛、心肌梗死见上述证候者。

【用法与用量】口服。1次1~2丸，1日3次；或症状发作时服用。

【注意】孕妇禁用。

【规格】每丸重22.5mg。

脑心通丸（胶囊、片）

【处方】黄芪、赤芍、丹参、当归、川芎、桃仁、红花、乳香（制）、没药（制）、鸡血藤、牛膝、桂枝、桑枝、地龙、全蝎、水蛭。

【功能与主治】益气活血，化瘀通络。用于气虚血滞、脉络瘀阻所致中风中经络，半身不遂、肢体麻木、口眼㖞斜、舌强语謇及胸痹心痛、胸闷、心悸、气短；脑梗塞、冠心病心绞痛属上述症候者。

【用法与用量】口服。丸剂：（详见实际说明书）。胶囊剂：1次2~4粒，1日3次，或遵医嘱。片剂：1次2~4片，1日3次，或遵医嘱。

【注意】胃病患者饭后服用。

【规格】丸剂：每袋装 0.8g。胶囊剂：每粒装 0.4g。片剂：每片重 0.45g。

血栓心脉宁胶囊

【处方】川芎、槐花、丹参、水蛭、毛冬青、人工牛黄、人工麝香、人参茎叶皂苷、冰片、蟾酥。

【功能与主治】益气活血，开窍止痛。用于气虚血瘀所致的中风、胸痹，症见头晕目眩、半身不遂、胸闷心痛、心悸气短；缺血性中风恢复期、冠心病心绞痛见上述证候者。

【用法与用量】口服。1 次 4 粒，1 日 3 次。

【注意】孕妇忌服。

【规格】胶囊：每粒装 0.5g。

参松养心胶囊

【处方】桑寄生、山茱萸、酸枣仁、土鳖虫、甘松、黄连、龙骨、人参、独活、丹参、赤芍。

【功能与主治】益气养阴，活血通络，清心安神。用于治疗冠心病室性早搏属气阴两虚，心络瘀阻证，症见心悸不安，气短乏力，动则加剧，胸部闷痛，失眠多梦，盗汗，神倦懒言。

【用法与用量】口服。1 次 2~4 粒，1 日 3 次。

【注意】孕妇慎用。应注意配合原发性疾病的治疗。服药期间，忌食生冷、辛辣、油腻食物，忌烟酒、浓茶。治疗期间，心绞痛持续发作者应及时就诊。

【规格】每粒装 0.4g。

益心舒颗粒（胶囊、片）

【处方】人参、黄芪、丹参、麦冬、五味子、川芎、山楂。

【功能与主治】益气复脉，活血化瘀，养阴生津。用于气阴两虚，瘀血阻脉所致的胸痹，症见胸痛胸闷、心悸气短、脉结代；冠心病心绞痛见上述证候者。

【用法与用量】颗粒剂：开水冲服，1次1袋，1日3次。胶囊：口服，1次3粒，1日3次。片剂：口服，1次3片，1日3次。

【注意】孕妇及月经期妇女慎用。服药期间，忌食辛辣、油腻食物。心绞痛持续发作及严重心律失常者，应及时救治。

【规格】颗粒剂：每袋装4g。胶囊：每粒装0.4g。片剂：每片重0.4g、0.6g。

3. 化瘀宽胸

冠心苏合丸（胶囊、软胶囊）

【处方】苏合香、冰片、乳香（制）、檀香、土木香

【功能与主治】理气，宽胸，止痛。用于寒凝气滞、心脉不通所致的胸痹，症见胸闷、心前区疼痛；冠心病心绞痛见上述证候者。

【用法与用量】嚼碎服。1次1丸，1日1~3次；或遵医嘱。

【注意】孕妇禁用。

【规格】丸剂：每丸重1g。胶囊剂：每粒装0.35g。软胶囊剂：每粒装0.31g、0.5g。

地奥心血康胶囊

【处方】地奥心血康。

【功能与主治】活血化瘀，行气止痛，扩张冠脉血管，改善心肌缺血。用于预防和治疗冠心病，心绞痛及瘀血内阻之胸痹、眩晕、气短、心悸、胸闷或痛等。

【用法与用量】口服。1次1~2粒，1日3次。

【注意】极少数病例空腹服用有胃肠道不适。

【规格】每粒含地奥心血康100mg（相当于甾体总皂苷元35mg）。

4. 化瘀通脉

通心络胶囊

【处方】人参、水蛭、全蝎、赤芍、蝉蜕、土鳖虫、蜈蚣、檀香、降香、乳香（制）、酸枣仁（炒）、冰片。

【功能与主治】益气活血，通络止痛。用于心气虚乏、血瘀络阻证所致的冠心病心绞痛，症见胸部憋闷，刺痛、绞痛，固定不移，心悸自汗，气短乏力，舌质紫暗或有瘀斑，脉细涩或结代。亦用于气虚血瘀络阻型中风病，症见半身不遂或偏身麻木，口舌㖞斜，言语不利。

【用法与用量】口服。1次2~4粒，1日3次，4周为1疗程。对轻度、中度心绞痛患者可1次2粒，1次3次；对较重度、重度患者以1次4粒，1日3次为优，待心绞痛等症状明显减轻或消失，心电图改善后，可改为1次2粒，1日3次。

【注意】方中全蝎、蜈蚣、土鳖虫有毒，水蛭有小毒，故孕妇忌用，不宜多服、久服。出血性疾患、妇女经期及阴虚火旺型中风禁用。宜饭后服用。治疗期间，若心绞痛持续发作，应及时就诊救治。

【规格】每粒装0.26g。

灯盏花素片

【处方】灯盏花素。

【功能与主治】活血化瘀，通络止痛。用于中风后遗症，冠心病心绞痛。

【用法与用量】口服，1次40mg（1片），1日3次。

【注意】孕妇忌服。不宜用于脑出血急性期或有出血倾向患者。

【规格】片剂：每片含灯盏花素20mg。

脑安颗粒（胶囊、片、滴丸）

【处方】川芎、当归、红花、人参、冰片。

【功能与主治】活血化瘀，益气通络。用于脑血栓形成急性期，恢复期属气虚血瘀证候者，症见急性起病、半身不遂、口舌㖞斜、舌强语塞、偏身麻木、气短乏力、口角流涎、手足肿胀、舌暗或有瘀斑、苔薄白。

【用法与用量】口服。颗粒剂：1次1袋，1日2次，4周为1疗程或遵医嘱。胶囊：1次2粒，1日2次，疗程4周，或遵医嘱。片剂：1次2片，1日2次；4周为1疗程或遵医嘱。滴丸：1次13粒，1日2次，疗程为4周，或遵医嘱。

【注意】出血性中风慎用。

【规格】颗粒剂：每袋装1.2g。胶囊剂：每粒装0.4g。片剂：每片重0.53g。滴丸剂：每丸重50mg。

脉血康胶囊

【处方】水蛭。

【功能与主治】破血，逐瘀，通脉止痛。用于癥瘕痞块，血瘀经闭，跌打损伤。

【用法与用量】口服，1次2~4粒，1日3次。

【注意】孕妇禁用。

【规格】胶囊：每粒装0.25g。

5. 理气活血

血府逐瘀丸（口服液、胶囊）

【处方】炒桃仁、红花、地黄、川芎、赤芍、当归、牛膝、柴胡、桔梗、麸炒枳壳、甘草。

【功能与主治】活血祛瘀，行气止痛。用于气滞血瘀所致的胸痹、头痛日久、痛如针刺而有定处、内热烦闷、心悸失眠、急躁易怒。

【用法与用量】口服。丸剂：每次 1~2 丸，每日 2 次，空腹用红糖水送服。口服液：1 次 1 支，1 日 3 次，或遵医嘱。胶囊剂：1 次 6 粒，1 日 2 次。1 个月为 1 疗程。

【注意】孕妇忌用。气虚血瘀者慎用。服药期间，忌食生冷、油腻食物。治疗期间，若心痛持续发作，宜加用硝酸酯类药。如出现剧烈心绞痛、心肌梗死，应及时救治。

【规格】丸剂：每丸重 9g，每 60 粒重 6g，每六七丸约重 1g，每 100 丸重 20g。合剂：每支装 10mL。胶囊剂：每粒装 0.4g。

复方丹参片（颗粒、胶囊、滴丸）

【处方】丹参 、三七、冰片。

【功能与主治】丹参 、三七、冰片。

【用法与用量】片剂：口服，1 日 3 次，1 次 3 片。颗粒剂：口服，1 次 1g，1 日 3 次。胶囊剂：口服，1 次 3 粒，1 日 3 次。滴丸剂：口服或舌下含服，1 次 10 丸，1 日 3 次，4 周为 1 个疗程；或遵医嘱。

【注意】药品性状发生改变时禁止服用。

【规格】片剂：薄膜衣小片每片重 0.32g（相当于饮片 0.6g），薄膜衣大片每片重 0.8g（相当于饮片 1.8g），糖衣片（相当于饮片 0.6g）。颗粒剂：每袋装 1g。胶囊剂：每粒装 0.3g。滴丸剂：每丸重 25mg，薄膜衣滴丸每丸重 27mg。

速效救心丸

【处方】川芎、冰片。

【功能与主治】行气活血，祛瘀止痛，增加冠脉血流量，缓解心绞痛。用于气滞血瘀型冠心病心绞痛。

【用法与用量】含服。1 次 4~6 粒，1 日 3 次。急性发作时，1 次 10~15 粒。

【注意】孕妇禁用。气阴两虚、心肾阴虚之胸痹心痛者，有过敏史者及伴中重度心力衰竭的心肌缺血者慎用。服药期间，忌食生冷、辛辣、油腻食物，忌吸烟饮酒、喝浓茶。治疗期间，心绞痛持续发作宜加用硝酸酯类药。如果出现剧烈心绞痛、心肌梗死等，应及时救治。据报道，有服用本品偶有引发口腔溃疡、口唇肿胀、急性荨麻疹及全身性皮疹的不良反应，使用时应注意。

【规格】滴丸剂：每粒重40mg。

心可舒胶囊（片）

【处方】丹参、葛根、三七、山楂、木香。

【功能与主治】活血化瘀，行气止痛。用于气滞血瘀引起的胸闷、心悸、头晕、头痛、颈项疼痛；冠心病心绞痛、高血脂、高血压、心律失常见上述证候者。

【用法与用量】口服。胶囊剂：1次4粒，1日3次；或遵医嘱。片剂：1次3片（小片）或2片（大片），1日3次，或遵医嘱。

【注意】气虚血瘀、痰瘀互阻之胸痹、心悸者不宜单用。孕妇、出血性疾病及有出血倾向者慎用。服药期间，忌食生冷、辛辣、油腻食物，忌烟酒、浓茶。治疗期间，心绞痛持续发作宜加用硝酸酯类药。如果出现剧烈心绞痛、心肌梗死等，应及时救治。脑梗死发作期应及时留观，待病情稳定后方可用药。

【规格】胶囊剂：每粒装0.3g。片剂：小片每片重0.31g，大片每片重0.62g。

6. 滋阴活血

脉络宁注射液

【处方】金银花、牛膝、石斛、玄参。

【功能与主治】养阴清热，活血祛瘀。用于阴虚内热、血脉瘀阻所致的脱疽，症见患肢红肿热痛、破溃，持续性静止痛，夜间为甚，兼见腰膝酸软、口干欲饮；血栓闭塞性脉管炎、动脉硬化性闭塞症见上述证候者。亦用于脑梗塞阴虚风动、瘀毒阻络证，症见半身不遂、口舌㖞斜、偏身麻木、语言不利。

【用法与用量】静脉滴注，1 日 1 次，用葡萄糖注射液或氯化钠注射液稀释后使用，14 天为 1 个疗程，重症患者可连续使用个疗程。

【注意】过敏体质者慎用。妊娠期、月经期、哺乳期妇女慎用。出血性疾病或有出血倾向的患者慎用。虚寒体质，腹泻便溏者慎用。肝、肾功能不全的患者慎用。

【规格】注射液：每支装 10mL。

7. 祛瘀解毒

平消胶囊（片）

【处方】郁金、马钱子粉、仙鹤草、五灵脂、白矾、硝石、干漆（制）、枳壳（麸炒）。

【功能与主治】活血化瘀，止痛散结，清热解毒，扶正祛邪。对肿瘤具有一定的缓解症状，有缩小瘤体、抑制肿瘤生长、提高人体免疫力、延长患者生命的作用。

【用法与用量】口服。胶囊剂：1 次 4~8 粒，1 日 3 次。片剂：1 次 4~8 片，1 日 3 次。

【注意】孕妇禁用。

【规格】胶囊剂：每粒装 0.23g。片剂：薄膜衣片每片重 0.24g，糖衣片片芯重 0.23g。

（十一）理气剂

1. 疏肝解郁

逍遥丸（颗粒）

【处方】柴胡、当归、白芍、炒白术、茯苓、炙甘草、生姜（大蜜丸中无该药）、薄荷。

【功能与主治】疏肝健脾，养血调经。用于肝郁脾虚所致的郁闷不舒、胸胁胀痛、头晕目眩、食欲减退、月经不调。

【用法与用量】口服。丸剂：水丸 1 次 6~9g，大蜜丸 1 次 1 丸，1 日 2 次。颗粒剂：开水冲化，1 次 1 袋，1 日 2 次。

【注意】肝肾阴虚所致的胁肋胀痛、咽干口燥、舌红少津者慎用。忌辛辣、生冷食物，饮食宜清淡。

【规格】丸剂：每丸重 9g，每袋装 6g、9g，每 8 丸相当于原生药 3g。颗粒剂：每袋装 15g，或 4g，或 5g，或 6g。

丹栀逍遥丸

【处方】牡丹皮、栀子（炒焦）、柴胡（酒制）、白芍（酒炒）、当归、茯苓、白术（土炒）、薄荷、甘草（蜜炙）。

【功能与主治】舒肝解郁，清热调经。用于肝郁化火，胸胁胀痛，烦闷急躁，颊赤口干，食欲不振或有潮热，以及妇女月经先期，经行不畅，乳房与少腹胀痛。

【用法与用量】口服，1 次 6~9g，1 日 2 次。

【注意】孕妇慎用。

【规格】丸剂：每袋装 6g。

护肝片（颗粒、胶囊）

【处方】柴胡、茵陈、板蓝根、绿豆、五味子、猪胆粉。

【功能与主治】疏肝理气，健脾消食。具有降低转氨酶作用。用于慢性肝炎及早期肝硬化等。

【用法与用量】口服。片剂：1 次 4 片，1 日 3 次。颗粒剂：1 次 2.0g，1 日 3 次。胶囊剂：1 次 4 粒，1 日 3 次。

【注意】阴黄患者忌服。

【规格】片剂：糖衣片片芯重 0.35g，薄膜衣片每片重 0.36g、0.38g。颗粒剂：每袋装 1.5g、2g。胶囊剂：每粒装 0.35g。

2. 疏肝和胃

气滞胃痛颗粒（片）

【处方】柴胡、延胡索（炙）、枳壳、香附（炙）、白芍、甘草（炙）。

【功能与主治】疏肝理气，和胃止痛。用于肝郁气滞，胸痞胀满，胃脘疼痛。

【用法与用量】口服。颗粒剂：开水冲化。1 次 5g，1 日 3 次。片剂：1 次 3 片（薄膜衣）或 6 片（糖衣片），1 日 3 次。

【注意】肝胃郁火、胃阴不足所致胃痛者及孕妇慎用。

【规格】颗粒剂：每袋装 5g。薄膜衣片：每片 0.5g。糖衣片：片芯重 0.25g。

胃苏颗粒

【处方】陈皮、佛手、香附、香橼、枳壳、紫苏梗、槟榔、鸡内金。

【功能与主治】理气消胀，和胃止痛。主治气滞型胃脘痛，症见胃脘胀痛，窜及两肋，得嗳气或矢气则舒，情绪郁怒则加重，胸闷食少，排便不畅，舌苔薄白，脉弦；慢性胃炎及消化性溃疡见上述证候者。

【用法与用量】口服。1 次 1 袋，1 日 3 次，开水冲化。15 日为 1 个疗程，可服 1～3 疗程或遵医嘱。

【注意】孕妇及脾胃阴虚或肝胃郁火胃痛者慎用。

【规格】每袋装 15g 或 5g（无蔗糖）。

元胡止痛片（颗粒、胶囊、滴丸）

【处方】延胡索（醋制）、白芷。

【功能与主治】理气，活血，止痛。用于气滞血瘀所致的胃痛、胁痛、头痛及痛经。

【用法与用量】口服。片剂：1 次 4~6 片，1 日 3 次；或遵医嘱。颗粒剂：开水冲化，1 次 1 袋，1 日 3 次；或遵医嘱。胶囊剂：1 次 4~6 粒（每粒装 0.25g），1 次 2~3 粒（每粒装 0.45g），1 日 3 次；或遵医嘱。滴丸剂：1 次 20~30 丸，1 日 3 次；或遵医嘱。

【注意】孕妇及胃阴不足者慎用。

【规格】薄膜衣片：每片重 0.26g。糖衣片：每片片芯重 0.25g。颗粒剂：每袋装 5g。胶囊剂：每粒装 0.25g 或 0.45g。滴丸剂：每丸重 50mg。

三九胃泰颗粒（胶囊）

【处方】三叉苦、九里香、两面针、木香、黄芩、茯苓、地黄、白芍。

【功能与主治】清热燥湿，行气活血，柔肝止痛。用于湿热内蕴、气滞血瘀所致的胃痛，症见脘腹隐痛、饱胀反酸、恶心呕吐、嘈杂纳减；浅表性胃炎见上述证候者。

【用法与用量】颗粒剂：开水冲服，1 次 1 袋，1 日 2 次。胶囊剂：口服，1 次 2~4 粒，1 日 2 次。

【注意】孕妇慎用。

【规格】颗粒剂：每袋装 2.5g、10g、20g。胶囊剂：每粒装 0.5g。

加味左金丸

【处方】黄连（姜炙）、吴茱萸（甘草炙）、黄芩、柴胡、木香、香附（醋制）、郁金、白芍、青皮（醋制）、枳壳（去瓤麸炒）、陈皮、延胡索（醋制）、当归、甘草。

【功能与主治】本方系清肝泻火、降逆止痛之剂。用于胃脘胀满，痛连两胁，胸闷嗳气，心烦易怒，嘈杂吐酸，口干口苦；胃热嘈杂兼恶心吐酸、口渴喜冷，或似饥非饥、胸闷不思饮食，或胸闷痰多、多食易饥；腹胀食少，呕吐痰涎，大便不畅，小便黄少。西医诊断之急性胃炎、胃神经官能症、急性胃炎、胆囊炎可用本剂。

【用法与用量】口服。成人每次服 9g，每日 3 次，空腹温开水送下。7 岁以上儿童服成人量的 1/2，3 ~ 7 岁服成人量的 1/3。

【注意】忌气恼及辛辣、油腻饮食；孕妇及体虚无热者忌服；胃神经官能症等见上述症状者可服用。

【规格】丸剂：每 100 丸重 6g。

（十二）消导剂

保和丸（颗粒、片）

【处方】焦山楂、六神曲（炒）、炒莱菔子、炒麦芽、半夏（制）、陈皮、茯苓、连翘。

【功能与主治】消食，导滞，和胃。用于食积停滞，脘腹胀满，嗳腐吞酸，不欲饮食。

【用法与用量】水丸：口服。1 次 6 ~ 9g，1 日 2 次；小儿酌减。大蜜丸：1 次 1 ~ 2 丸，1 日 2 次；小儿酌减。颗粒剂：开水冲服。1 次 4.5g，1 日 2 次。片剂：口服。1 次 4 片，1 日 3 次。

【注意】服药期间，宜进清淡、易消化饮食，忌暴饮暴食及食油腻食物。

【规格】丸剂：每丸重 9g，每袋装 6g、9g，每 8 丸相当于原生药 3g。颗粒剂：每袋装 4.5g。片剂：每片重 0.26g、0.4g。

六味安消散（胶囊）

【处方】土木香、大黄、山柰、寒水石（煅）、诃子、碱花。

【功能与主治】和胃健脾，消积导滞，活血止痛。用于脾胃不和、积滞内停所致的胃痛胀满、消化不良、便秘、痛经。

【用法与用量】口服。散剂：1 次 1.5~3g，1 日 2~3 次。胶囊剂：1 次 3~6 粒，1 日 2~3 次。

【注意】孕妇忌服。脾胃虚寒的胃痛、便秘及热结血瘀痛经者慎用。妇女月经期、妊娠期慎用。服药期间，饮食宜清淡，忌食辛辣、刺激性食物，戒烟酒。

【规格】散剂：每袋装 1.5g，或 3g，或 18g。胶囊剂：每粒装 0.5g。

小儿化食丸（口服液）

【处方】六神曲（炒焦）、焦山楂、焦麦芽、焦槟榔、醋莪术、三棱（制）、牵牛子（炒焦）、大黄。

【功能与主治】消食化滞，泻火通便。用于食滞化热所致的积滞，症见厌食、烦躁、恶心呕吐、口渴、脘腹胀满、大便干燥。

【用法与用量】口服。丸剂：周岁以内 1 次 1 丸，周岁以上 1 次 2 丸，1 日 2 次。口服液：3 岁以上每次 10mL，1 日 2 次。

【注意】脾虚食积者慎用。服药期间不宜过食生冷、辛辣、油腻食物。中病即止，不宜长期服用。

【规格】丸剂：每丸重 1.5g。合剂：每支装 10mL。

（十三）治风剂

1. 疏散外风

川芎茶调丸（散、颗粒、片）

【处方】川芎、羌活、白芷、荆芥、薄荷、防风、细辛、甘草。

【功能与主治】疏风止痛。用于外感风邪所致的头痛，或有恶寒、发热、鼻塞。

【用法与用量】口服。丸剂：饭后清茶送服，1次3～6g，1日2次。散剂：饭后清茶冲服，1次3～6g，1日2次。丸剂：饭后清茶送服，1次3～6g，1日2次。颗粒剂：饭后用温开水或浓茶冲服，1次1袋，1日2次；儿童酌减。片剂：饭后清茶送服，1次4～6片，1日3次。

【注意】久病气虚、血虚、肝肾不足、肝阳上亢头痛、孕妇均慎用。服药期间，忌食辛辣、油腻食物。

【规格】丸剂：每袋装6g，每8丸相当于原药材3g。散剂：每袋装3g、6g。颗粒剂：每袋装4g、7.8g。片剂：每片重0.48g。

2. 平肝息风

松龄血脉康胶囊

【处方】鲜松叶、葛根、珍珠层粉。

【功能与主治】平肝潜阳，镇心安神。用于肝阳上亢所致的头痛、眩晕、急躁易怒、心悸、失眠；高血压及原发性高脂血症见上述证候者。

【用法与用量】口服。1次3粒，1日3次，或遵医嘱。

【注意】气血不足证者慎用。服药期间忌食辛辣、油腻食物。戒烟酒。

【规格】胶囊：每粒装0.5g。

丹珍头痛胶囊

【处方】高原丹参、夏枯草、熟地黄、珍珠母、鸡血藤、川芎、当归、白芍、菊花、蒺藜、钩藤、细辛、淀粉。

【功能与主治】平肝息风，散瘀通络，解痉止痛。用于肝阳上亢，瘀血阻络所致的头痛，背痛颈酸，烦躁易怒。

【用法与用量】口服，每次 3~4 粒，1 日 3 次；或遵医嘱。

【注意】肾脏病患者、孕妇、新生儿禁用。

【规格】胶囊：每粒装 0.5g。

3. 祛风化瘀

正天丸（胶囊）

【处方】钩藤、白芍、川芎、当归、地黄、白芷、防风、羌活、桃仁、红花、细辛、独活、麻黄、附片、鸡血藤。辅料为药用炭、淀粉、单糖浆、虫白蜡。

【功能与主治】疏风活血，养血平肝，通络止痛。用于外感风邪、瘀血阻络、血虚失养、肝阳上亢引起的偏头痛、紧张性头痛、神经性头痛、颈椎病型头痛、经前头痛。

【用法与用量】口服。丸剂：1 次 6g，1 日 2~3 次，15 日为 1 个疗程。胶囊剂：1 次 2 粒，1 日 3 次，2 周为 1 个疗程。

【注意】婴幼儿、孕妇、哺乳期妇女、肾功能不全及对本品过敏者禁用。高血压、心脏病患者及过敏体质者慎用。不宜过量或长期服用，宜饭后服用，服药期间，忌烟酒及辛辣、油腻食物。

【规格】丸剂：每袋装 6g。胶囊剂：每粒装 0.45g。

4. 养血祛风

养血清脑丸（颗粒）

【处方】当归、川芎、白芍、熟地黄、钩藤、鸡血藤、夏枯草、决明子、珍珠母、延胡索、细辛。

【功能与主治】养血平肝，活血通络。用于血虚肝亢所致头痛、眩晕眼花、心烦易怒、失眠多梦等。

【用法与用量】口服。丸剂：1 次 1 袋，1 日 3 次。颗粒剂：

1次1袋，1日3次。

【注意】偶见恶心、呕吐，罕见皮疹，停药后即可消失。

【规格】丸剂：每袋装 2.5g。颗粒剂：每袋装 4g。

消银颗粒（片）

【处方】地黄、牡丹皮、赤芍、当归、苦参、金银花、玄参、牛蒡子、蝉蜕、白鲜皮、大青叶、红花、防风。

【功能与主治】清热凉血，养血润肤，祛风止痒。用于血热风燥型白疕和血虚风燥型白疕，症见皮疹为点滴状、基底鲜红色、表面覆有银白色鳞屑或皮疹表面覆有较厚的银白色鳞屑、较干燥、基底淡红色、瘙痒较甚。

【用法与用量】口服。颗粒剂：1次3.5g，开水冲化，1日3次，1个月为1个疗程。片剂：1次5~7片，1日3次，1个月为1个疗程。

【注意】孕妇禁用。脾胃虚寒者慎用。服药期间忌食辛辣、油腻食物及海鲜等发物。儿童用量宜减或遵医嘱。

【规格】颗粒剂：每袋3.5g。片剂：糖衣片片芯重0.3g，薄膜衣片每片重0.32g。

润燥止痒胶囊

【处方】制何首乌、生地黄、生首乌、桑叶、苦参、红活麻。

【功能与主治】养血滋阴，祛风止痒，润肠通便。用于血虚风燥所致的皮肤瘙痒；热毒蕴肤所致的痤疮肿痛，热结便秘。

【用法与用量】口服，1次4粒，1日3次，2周为1个疗程；或遵医嘱。

【注意】孕妇慎用，儿童、年老体弱及患有其他疾病者应在医师指导下服用。患处不宜用热水洗烫。

【规格】胶囊：每粒装0.5g。

5. 祛风通络

华佗再造丸

【处方】川芎、吴茱萸、冰片。

【功能与主治】活血化瘀，化痰通络，行气止痛。用于痰瘀阻络之中风恢复期和后遗症，症见半身不遂、拘挛麻木、口眼㖞斜、言语不清。

【用法与用量】口服。1 次 4~8g，1 日 2~3 次，重症 1 次 8~16g，或遵医嘱。

【注意】孕妇忌服。中风痰热壅盛证，表现为面红目赤、大便秘结者不宜用。平素大便干燥者慎用。服药期间忌辛辣、生冷、油腻食物。

【规格】水蜜丸，每瓶装 80g 或 120g。

小活络丸

【处方】制川乌、制草乌、乳香（制）、没药（制）、胆南星、地龙。

【功能与主治】祛风散寒，化痰除湿，活血止痛。用于风寒湿邪闭阻、痰瘀阻络所致的痹病，症见肢体关节疼痛，或冷痛，或刺痛，或疼痛夜甚、关节屈伸不利、麻木拘挛。

【用法与用量】口服。1 次 1 丸，1 日 2 次，黄酒或温开水送下。

【注意】所含制川乌、制草乌有大毒，故孕妇禁用，不可过量或久服。湿热瘀阻或阴虚有热者、脾胃虚弱者慎用。

【规格】丸剂：每丸重 3g，每 6 丸相当于原生药 2.3g。

复方风湿宁胶囊（片）

【处方】两面针、七叶莲、宽筋藤、过岗龙、威灵仙、鸡骨香。

【功能与主治】祛风除湿，活血散瘀，舒筋止痛。用于风湿痹痛。

【用法与用量】口服。胶囊剂：1 次 5 粒，1 日 3～4 次。片剂：1 次 2 片，1 日 3～4 次。

【注意】忌与酸味食物同服；孕妇慎用。

【规格】胶囊：每粒装 0.3g。片剂：基片重 0.2g，薄膜衣片每片重 0.21g、0.48g。

（十四）祛湿剂

1. 散寒除湿

风湿骨痛胶囊（片）

【处方】制川乌、制草乌、红花、木瓜、乌梅、麻黄、甘草。

【功能与主治】温阳散寒，益气活血，消肿止痛。用于阳虚寒湿型颈椎及膝关节增生性关节炎，症见局部关节疼痛、屈伸不利、麻木或肿胀。

【用法与用量】口服。胶囊剂：1 次 2～4 粒，1 日 2 次。片剂：1 日 2 次，1 次 2～4 片。

【注意】本品含乌头碱，应严格在医生指导下按规定量服用。不得任意增加服用量及服用时间。服药后如果出现唇舌发麻、头痛头昏、腹痛腹泻、心烦欲呕、呼吸困难等情况，应立即停药并到医院救治。有文献报道提示酒能增加乌头类药物毒性而导致中毒。

【规格】胶囊：每粒装 0.3g。片剂：每片重 0.36g、0.37g。

追风透骨丸

【处方】制川乌、白芷、制草乌、香附（制）、甘草、白术（炒）、没药（制）、麻黄、川芎、乳香（制）、秦艽、地龙、当归、茯苓、赤小豆、羌活、天麻、赤芍、细辛、防风、天南星（制）、桂枝、甘松、朱砂。

【功能与主治】祛风除湿，通经活络，散寒止痛。用于风寒湿痹，肢节疼痛，肢体麻木。

【用法与用量】口服。每次 6g，每日 2 次。

【注意】不宜久服，属热痹者及孕妇忌服。

【规格】丸剂：每 10 丸重 1g。

2. 消肿利水

五苓散（胶囊、片）

【处方】泽泻、茯苓、猪苓、炒白术、肉桂。

【功能与主治】温阳化气，利湿行水。用于阳不化气、水湿内停所致的水肿，症见小便不利、水肿腹胀、呕逆泄泻、渴不思饮。

【用法与用量】口服。散剂：1 次 6~9g，1 日 2 次。胶囊剂：1 次 3 粒，1 日 2 次。片剂：1 次 4~5 片，1 日 3 次。

【注意】孕妇慎用。湿热下注，气滞水停，风水泛溢所致的水肿者慎用。因痰热犯肺、湿热下注或阴虚津少所致的喘咳、泄泻、小便不利不宜使用。服药期间，不宜进食辛辣、油腻和煎炸类食物。

【规格】散剂：每袋装 6g、9g。胶囊剂：每粒装 0.45g。片剂：每片重 0.35g。

肾炎康复片

【处方】西洋参、人参、地黄、杜仲（炒）、山药、白花蛇舌草、黑豆、土茯苓、益母草、丹参、泽泻、白茅根、桔梗。

【功能与主治】益气养阴，健脾补肾，清解余毒。用于气阴两虚，脾肾不足，水湿内停所致的体虚浮肿，症见神疲乏力，腰膝酸软，面目、四肢浮肿，头晕耳鸣；慢性肾炎、蛋白尿、血尿见上述证候者。

【用法与用量】口服。1 次 8 片，1 日 3 次。小儿酌减或遵医嘱。

【注意】孕妇及急性肾炎所致的水肿慎用。服药期间，宜低盐饮食，忌烟酒及辛辣、油腻食物，禁房事。

【规格】片剂：糖衣片片芯重 0.3g，薄膜衣片每片重 0.48g。

尿毒清颗粒

【处方】大黄、黄芪、桑白皮、苦参、白术、茯苓、白芍、制何首乌、丹参、车前草。

【功能与主治】通腑降浊，健脾利湿，活血化瘀。用于脾肾亏损，湿浊内停，瘀血阻滞所致的少气乏力、腰膝酸软、恶心呕吐、肢体浮肿、面色萎黄；以及慢性肾功能衰竭（氮质血症期或尿毒症早期）见上述证候者。

【用法与用量】温开水冲服。1 日 4 次：6、12、18 时各服 1 袋；22 时服 2 袋。每日最大服用量为 8 袋；也可另定服药时间，但两次服药间隔勿超过 8 小时。

【注意】肝肾阴虚证慎用。因服药每日大便超过 2 次，可酌情减量，避免营养吸收不良和脱水。对 24 小时尿量 <1500mL 患者，服药时应监测血钾。慢性肾功能衰竭、尿毒症晚期非本品所宜。避免与肠道吸附剂同时服用。忌食肥肉、动物内脏、豆类及坚果果实等高蛋白食物。应低盐饮食，并严格控制入水量。

【规格】颗粒剂：每袋装 5g。

3. 清热通淋

癃清片（胶囊）

【处方】泽泻、车前子、败酱草、金银花、牡丹皮、白花蛇舌草、赤芍、仙鹤草、黄连、黄柏。

【功能与主治】清热解毒，凉血通淋。用于下焦湿热所致的热淋，症见尿频、尿急、尿痛、腰痛、小腹坠胀；亦用于慢性前列腺炎湿热蕴结兼瘀血证，症见小便频急，尿后余沥不尽，尿道灼热，会阴少腹腰骶部疼痛或不适等。

【用法与用量】口服。片剂：1次6片，1日2次；重症1次8片，1日3次。胶囊剂：1次6粒，1日2次；重症1次8粒，1日3次。

【注意】体虚胃寒者不宜服用。淋证属于肝郁气滞或脾肾两虚，膀胱气化不行者不宜使用。肝郁气滞，脾虚气陷，肾阳衰惫，肾阴亏耗所致癃闭不宜。

【规格】片剂：每片重0.6g。胶囊剂：每粒0.4g、0.5g。

三金片

【处方】金樱根、菝葜、羊开口、金沙藤、积雪草。

【功能与主治】清热解毒，利湿通淋，益肾。用于下焦湿热所致的热淋，症见小便短赤、淋沥涩痛、尿急频数；急慢性肾盂肾炎、膀胱炎、尿路感染见上述证候者。

【用法与用量】口服。片剂：小片1次5片，大片1次3片，1日3~4次。

【注意】淋证属于肝郁气滞或脾肾两虚者慎用。服药期间，忌烟酒及辛辣、油腻食物，宜多饮水，避免劳累。

【规格】片剂：每片相当于原药材2.1g、3.5g。

4. 化瘀通淋

癃闭舒胶囊

【处方】补骨脂、益母草、金钱草、海金沙、琥珀、山慈菇。

【功能与主治】益肾活血，清热通淋。用于肾气不足、湿热瘀阻所致的癃闭，症见腰膝酸软、尿频、尿急、尿痛、尿线细，伴小腹拘急疼痛；前列腺增生症见上述证候者。

【用法与用量】口服。1次3粒，1日2次。

【注意】孕妇、出血证、有肝肾功能损害者禁用。肺热壅盛、肝郁气滞、脾虚气陷所致的癃闭慎用。服药期间，忌食辛辣、生冷、油腻食物及饮酒。有慢性肝脏疾病者慎用。

【规格】胶囊：每粒装 0.3g、0.45g。

5. 扶正祛湿

尪痹颗粒（胶囊、片）

【处方】地黄、熟地黄、续断、附子（制）、独活、骨碎补、桂枝、淫羊藿、防风、威灵仙、皂角刺、羊骨、白芍、狗脊（制）、知母、伸筋草、红花。

【功能与主治】补肝肾，强筋骨，祛风湿，通经络。用于肝肾不足、风湿阻络所致的尪痹，症见肌肉、关节疼痛，局部肿大，僵硬畸形，屈伸不利，腰膝酸软，畏寒乏力；类风湿性关节炎见有上述证候者。

【用法与用量】口服。颗粒剂：开水冲化，1 次 6g，1 日 3 次。胶囊剂：1 次 5 粒，1 日 3 次。片剂：糖衣片 1 次 7~8 片，薄膜衣片 1 次 4 片，1 日 3 次。

【注意】孕妇慎用。

【规格】颗粒剂：每袋装 3g、6g。胶囊剂：每粒 0.55g。片剂：每片重 0.25g、0.5g。

风湿液

【处方】独活、寄生、羌活、防风、秦艽、木瓜、鹿角胶、鳖甲胶、牛膝、当归、白芍、川芎、红花、白术、甘草、红曲。

【功能与主治】补养肝肾，养血通络，祛风除湿。用于肝肾血亏、风寒湿痹引起的骨节疼痛，四肢麻木，以及风湿性、类风湿性疾病见上述证候者。

【用法与用量】口服。每次 10~15mL，每日 2~3 次。

【注意】孕妇忌服。

【规格】酒剂：每瓶装 10mL、100mL、250mL。

6. 益肾通淋

普乐安胶囊（片）

【处方】油菜花花粉。

【功能与主治】补肾固本。用于肾气不固，腰膝酸软，尿后余沥或失禁，以及慢性前列腺炎、前列腺增生具有上述证候者。

【用法与用量】口服。片剂：每次 3～4 片，1 日 3 次。胶囊剂：每次 4～6 粒，1 日 3 次。

【注意】少数患者用药后有轻度大便溏薄现象，但不影响继续治疗。

【规格】胶囊：每粒装 0.375g。片剂：每片重 0.57g（含油菜花粉 0.5g）、0.64g（含油菜花粉 0.5g）。

（十五）固 涩 剂

缩泉丸（胶囊）

【处方】益智仁（盐炒）、乌药、山药。

【功能与主治】补肾缩尿。用于肾虚所致的小便频数、夜间遗尿。

【用法与用量】口服。丸剂：1 次 3～6g，1 日 3 次。胶囊剂：成人每次 6 粒，5 岁以上儿童每次 3 粒，1 日 3 次。

【注意】肝经湿热所致的遗尿与膀胱湿热所致的小便频数忌用。服药期间，饮食宜清淡，忌饮酒，忌食辛辣、生冷及冰镇食物。

【规格】丸剂：每 20 粒重 1g。胶囊剂：每粒装 0.3g。

二、外科用药

（一）清热剂

1. 清热利湿

消炎利胆片（颗粒、胶囊）

【处方】穿心莲、溪黄草、苦木。

【功能与主治】清热，祛湿，利胆。用于肝胆湿热所致的胁痛、口苦；急性胆囊炎、胆管炎见上述证候者。

【用法与用量】口服。片剂：1次6片（小片）或3片（大片），1日3次。颗粒剂：1次1袋，1日3次，温开水化服。胶囊剂：1次4粒，1日3次，或遵医嘱。

【注意】孕妇慎用。脾胃虚寒者慎用。服药期间，饮食宜清淡，忌食辛辣食物，并戒酒。用治急性胆囊炎感染时，应密切观察病情变化，若发热、黄疸、上腹痛等症加重则须及时请外科诊治。因所含苦木有一定毒性，故不宜久服。

【规格】片剂：薄膜衣小片0.26g（相当于饮片2.6g），大片0.52g（相当于饮片5.2g）；糖衣片片芯重0.25g（相当于饮片2.6g）。胶囊剂：每粒装0.45g。颗粒剂：每袋装2.5g。

2. 清热解毒

连翘败毒丸（膏、片）

【处方】连翘、金银花、苦地丁、天花粉、黄芩、黄连、大黄、苦参、荆芥穗、防风、白芷、羌活、麻黄、薄荷、柴胡、当归、赤芍、甘草。

【功能与主治】清热解毒，消肿止痛。用于热毒蕴结肌肤所致的疮疡，症见局部红肿热痛、未溃破者。

【用法与用量】口服。丸剂：水丸1次6g，1日2次。煎膏剂：每次15g，1日2次。片剂：1次4片，1日2次。

【注意】孕妇禁用。疮疡属阴证者慎用。肝功能不良者须在医生指导下使用。忌食辛辣、油腻食物及海鲜等发物。

【规格】丸剂：每袋装9g，每100粒重6g。煎膏剂：每袋装15g，每瓶装60g、120g、180g。片剂：每片重0.6g。

如意金黄散

【处方】姜黄、大黄、黄柏、苍术、厚朴、陈皮、甘草、生天南星、白芷、天花粉。

【功能与主治】清热解毒，消肿止痛。用于热毒瘀滞肌肤所致疮疡肿痛、丹毒流注，症见肌肤红、肿、热、痛，亦可用于跌打损伤。

【用法与用量】外用。红肿、烦热、疼痛，用清茶调敷；漫肿无头，用醋或葱酒调敷；亦可用植物油或蜂蜜调敷。1日数次。

【注意】疮疡阴证者禁用。孕妇慎用。皮肤过敏者慎用。不可内服。忌食辛辣、油腻食物及海鲜等发物。

【规格】散剂：每袋（瓶）装 3g、6g、9g、12g、30g。

地榆槐角丸

【处方】地榆炭、蜜槐角、炒槐花、大黄、黄芩、地黄、当归、赤芍、红花、防风、荆芥穗、枳壳（麸炒）。辅料为赋形剂蜂蜜。

【功能与主治】疏风润燥，凉血泄热。用于痔疮便血，发炎肿痛。

【用法与用量】口服。1次1丸，1日2次。

【注意】孕妇忌服。忌食烟、酒及辛辣食物。

【规格】丸剂：每丸重9g，每100丸重10g。

3. 通淋消石

排石颗粒

【处方】连钱草、车前子（盐水炒）、关木通、徐长卿、石韦、忍冬藤、滑石、瞿麦、苘麻子、甘草。

【功能与主治】清热利水，通淋排石。用于下焦湿热所致的石淋，症见腰腹疼痛、排尿不畅或伴有血尿；泌尿系统结石见上述证候者。

【用法与用量】开水冲服。1次1袋，1日3次；或遵医嘱。

【注意】孕妇禁用。久病伤正兼见肾阴不足或脾气亏虚等证者慎用。双肾结石或结石直径≥1.5cm，或结石嵌顿时间长的病例慎用，或根据需要配合其他治疗方法。治疗期间不宜进食辛辣、油腻和煎炸类食物，并宜多饮水、配合适量运动。

【规格】颗粒剂：含蔗糖者每袋装20g，无蔗糖者每袋装5g。

4. 清热消肿

马应龙麝香痔疮膏

【处方】人工麝香、人工牛黄、珍珠、煅炉甘石、硼砂、冰片、琥珀。辅料为凡士林、羊毛脂、二甲基亚砜。

【功能与主治】清热燥湿，活血消肿，去腐生肌。用于湿热瘀阻所致的痔疮、肛裂，症见大便出血，或疼痛、有下坠感；亦用于肛周湿疹。

【用法与用量】外用。涂擦患处。

【注意】不可内服。孕妇慎用或遵医嘱。用药后如出现皮肤过敏反应或月经不调者需及时停用。忌食辛辣、油腻食物及海鲜等发物。

【规格】每支装10g。

5. 软坚散结

内消瘰疬丸

【处方】夏枯草、玄参、大青盐、海藻、浙贝母、薄荷、天花粉、蛤壳（煅）、白蔹、连翘、大黄（熟）、甘草、地黄、桔梗、枳壳、当归、玄明粉。辅料为淀粉、蜂蜜。

【功能与主治】化痰，软坚，散结。用于痰湿凝滞所致的瘰疬，症见皮下结块、不热不痛。

【用法与用量】口服。1次9g，1日1~2次。

【注意】疮疡属阳证者禁用。孕妇慎用。忌食辛辣、油腻食物及海鲜等发物。

【规格】丸剂：每 10 丸重 1.85g，每 100 粒重 6g，每瓶装 9g。

（二）温经理气活血剂

小金丸（胶囊、片）

【处方】人工麝香、木鳖子（去壳去油）、制草乌、枫香脂、乳香（制）、没药（制）、五灵脂（醋炒）、当归（酒炒）、地龙、香墨。

【功能与主治】散结消肿，化瘀止痛。用于痰气凝滞所致的瘰疬、瘿瘤、乳岩、乳癖，症见肌肤或肌肤下肿块一处或数处、推之能动，或骨及骨关节肿大、皮色不变、肿硬作痛。

【用法与用量】口服。丸剂：1 次 1.2～3g，打碎后服，1 日 2 次；小儿酌减。胶囊剂：1 次 4～10 粒，1 日 2 次；小儿酌减。片剂：1 次 2～3 片，1 日 2 次；小儿酌减。

【注意】孕妇、哺乳期妇女禁用。疮疡阳证者禁用。脾胃虚弱者慎用。不宜长期使用。肝、肾功能不全者慎用。忌食辛辣、油腻及海鲜等发物。

【规格】丸剂：每 100 丸重 3g 或 6g，或每 10 丸重 6g。

（三）活血化瘀剂

1. 化瘀通脉

脉管复康片（胶囊）

【处方】人工麝香、木鳖子（去壳去油）、制草乌、枫香脂、乳香（制）、没药（制）、五灵脂（醋炒）、当归（酒炒）、地龙、香墨。

【功能与主治】散结消肿，化瘀止痛。用于痰气凝滞所致的瘰疬、瘿瘤、乳岩、乳癖，症见肌肤或肌肤下肿块一处或数处、推之能动，或骨及骨关节肿大、皮色不变、肿硬作痛。

【用法与用量】口服。胶囊剂：1 次 4 ~ 10 粒，1 日 2 次；小儿酌减。片剂：1 次 2 ~ 3 片，1 日 2 次；小儿酌减。

【注意】孕妇、哺乳期妇女禁用。疮疡阳证者禁用。脾胃虚弱者慎用。不宜长期使用。肝、肾功能不全者慎用。忌食辛辣、油腻及海鲜等发物。

【规格】片剂：每片重 0.3g、0.6g。胶囊剂：每粒装 0.45g。

2. 消肿活血

京万红软膏

【处方】白蔹、白芷、半边莲、冰片、苍术、赤芍、川芎、穿山甲、大黄、当归、地黄、地榆、红花、胡黄连、槐米、黄柏、黄连、黄芩、金银花、苦参、没药、木鳖子、木瓜、乳香、桃仁、土鳖虫、乌梅、五倍子、血竭、血余炭、罂粟壳、栀子、紫草、棕榈。

【功能与主治】活血解毒，消肿止痛，去腐生肌。用于轻度水、火烫伤，疮疡肿痛，创面溃烂。

【用法与用量】用生理盐水清理创面，涂敷本品或将本品涂于消毒纱布上，敷盖创面，消毒纱布包扎，每日换药 1 次。

【注意】本品为外用药，不可内服。孕妇慎用。

【规格】软膏剂：每支装 10g、20g，每瓶装 30g、50g。

三、妇科用药

(一) 理血剂

1. 活血化瘀

益母草膏（颗粒、胶囊、片）

【处方】益母草。

【功能与主治】活血调经。用于血瘀所致的月经不调、产后恶露不绝，症见经水量少、淋沥不净、产后出血时间过长；产后子宫复旧不全见上述证候者。

【用法与用量】口服。膏剂：1 次 10g，1 日 1 ~ 2 次。颗粒剂：1 次 15g，开水冲化，1 日 2 次。胶囊剂：1 次 2 ~ 4 粒，1 日 3 次。片剂：1 次 3 ~ 4 片，1 日 2 ~ 3 次。

【注意】孕妇禁用。月经量多或气血亏虚、肝肾不足之月经不调者当慎用。不宜过量服用。

【规格】煎膏剂：每瓶装 125g、250g。颗粒剂：每袋装 15g。胶囊剂：每粒装 0.36g（每粒相当于原药材 2.5g）。片剂：每片含盐酸水苏碱 15mg。

少腹逐瘀丸（颗粒、胶囊）

【处方】当归、蒲黄、五灵脂（醋制）、赤芍、小茴香（盐制）、延胡索（醋制）、没药（炒）、川芎、肉桂、炮姜。

【功能与主治】温经活血，散寒止痛。用于寒凝血瘀所致的月经后期、痛经、产后腹痛，症见行经后错，经行小腹冷痛，经血紫暗、有血块，产后小腹疼痛喜热、拒按。

【用法与用量】口服。丸剂：1 次 1 丸，1 日 2 ~ 3 次，用黄酒或温开水送下。颗粒剂：1 次 5g，1 日 3 次，或遵医嘱。胶囊剂：温开水送服，1 次 3 粒，1 日 3 次，或遵医嘱。

【注意】孕妇忌服。湿热或阴虚有热者慎用。治产后腹痛应排除胚胎或胎盘组织残留。服药期间忌食寒凉食物。

【规格】丸剂：每丸重 9g。颗粒剂：每袋装 5g。

2. 化瘀止血

茜芷胶囊

【处方】川牛膝、三七、茜草、白芷。

【功能与主治】活血止血，祛瘀生新，消肿止痛。用于气滞血瘀所致子宫出血过多，时间延长，淋沥不止，小腹疼痛；药物流产后子宫出血量多见上述症候者。

【用法与用量】饭后温开水送服。1次5粒，1日3次，连服9日为1个疗程，或遵医嘱。

【注意】大出血者注意综合治疗。

【规格】每粒装0.4g。

3. 收敛止血

葆宫止血颗粒

【处方】牡蛎（煅）、白芍、侧柏叶（炒炭）、地黄、金樱子、柴胡（醋炙）、三七、仙鹤草、椿皮、大青叶。

【功能与主治】固经止血，滋阴清热。用于冲任不固、阴虚血热所致月经过多、经期延长，症见月经量多或经期延长，经色深红、质稠，或有小血块，腰膝酸软，咽干口燥，潮热心烦，舌红少津，苔少或无苔，脉细数，功能性子宫出血及上环后子宫出血见上述证候者。

【用法与用量】开水冲服。1次1袋，1日2次。月经来后开始服药，14日为1个疗程，连续服用2个月经周期。

【规格】每袋装15g。

4. 养血舒肝

妇科十味片

【处方】香附（醋炙）、当归、熟地黄、川芎、延胡索（醋炙）、白术、赤芍、白芍、红枣、甘草、碳酸钙。辅料为蔗糖、淀粉。

【功能与主治】养血舒肝，调经止痛。用于血虚肝郁所致月经不调、痛经、月经前后诸证，症见行经后错、经水量少、有血块，行经小腹疼痛，血块排出痛减，经前双乳胀痛，烦躁，食欲不振。

【用法与用量】口服。1次4片，1日3次。

【注意】气血两虚之月经不调者慎用。服药期间慎食辛辣刺激食物。

【规格】每片重0.3g。

（二）清热剂

1. 清热除湿

妇科千金片（胶囊）

【处方】千斤拔、金樱根、穿心莲、功劳木、单面针、当归、鸡血藤、党参。

【功能与主治】清热除湿，益气化瘀。用于湿热瘀阻所致的带下病、腹痛，症见带下量多、色黄质稠、臭秽、小腹疼痛、腰骶酸痛、神疲乏力；慢性盆腔炎、子宫内膜炎、慢性宫颈炎见有上述证候者。

【用法与用量】口服。片剂：1次6片，1日3次。胶囊剂：1次2粒，1日3次，14日为1疗程；温开水送下。

【注意】气滞血瘀、寒凝血瘀证者慎用。孕妇慎用。饮食宜清淡，忌辛辣食物。糖尿病患者慎用。

【规格】胶囊：每粒装0.4g。

花红片（颗粒、胶囊）

【处方】一点红、白花蛇舌草、鸡血藤、桃金娘根、白背叶根、地桃花、菥蓂。

【功能与主治】清热解毒，燥湿止带，祛瘀止痛。用于湿热瘀滞所致带下病、月经不调，症见带下量多、色黄质稠、小腹隐痛、腰骶酸痛、经行腹痛；慢性盆腔炎、附件炎见上述证候者。

【用法与用量】口服。片剂：1次4~5片，1日3次，7日为1疗程，必要时可连服2~3个疗程，每疗程之间停药3天。颗粒剂：1次10g，开水冲化，1日3次；7日为1疗程，必要时可连服2~3疗程，每疗程之间停服3日。胶囊剂：1次3粒，1日3次。7日为1疗程，必要时可连服2~3疗程，每疗程之间休息3日。

【注意】孕妇禁用。气血虚弱所致腹痛、带下者慎用。忌食生冷、厚味及辛辣食物。

【规格】片剂：薄膜衣片每片重 0.29g，糖衣片片芯重0.28g。颗粒剂：每袋装 2.5g、10g。胶囊剂：每粒装0.25g。

宫炎平片（胶囊）

【处方】地稔、两面针、当归、五指毛桃、穿破石。

【功能与主治】清热利湿，祛瘀止痛，收敛止带。用于急、慢性盆腔炎见下腹胀痛、腰痛、带下增多、月经不调等症属于湿热下注、瘀阻胞宫所致者。

【用法与用量】口服。片剂：1次3~4片，1日3次。胶囊剂：1次2粒，1日3次。

【注意】本品不能过量服用，忌与酸味食物同服。

【规格】片剂：薄膜衣片每片重 0.26g，糖衣片片芯重0.25g。胶囊剂：每粒装 0.2g、0.25g、0.35g。

2. 清热解毒

妇炎消胶囊

【处方】酢浆草、败酱草、天花粉、大黄、牡丹皮、苍术、乌药。

【功能与主治】清热解毒，行气化瘀，除湿止带。用于妇女生殖系统炎症，痛经带下。

【用法与用量】口服。1次3粒，1日3次。

【注意】孕妇及哺乳期妇女禁用。

【规格】每粒装 0.45g。

金刚藤糖浆

【处方】金刚藤。

【功能与主治】清热解毒，消肿散结。用于附件炎和附件炎性包块及妇科多种炎症。

【用法与用量】口服，1 次 20mL，1 日 3 次。

【规格】糖浆剂：每瓶装 150mL。

（三）扶正剂

1. 养血理气

艾附暖宫丸

【处方】艾叶（炭）、香附（醋炙）、吴茱萸（制）、肉桂、当归、川芎、白芍（酒炒）、地黄、黄芪（蜜炙）、续断。辅料为赋形剂蜂蜜。

【功能与主治】理气养血，暖宫调经。用于血虚气滞、下焦虚寒所致的月经不调、痛经，症见行经后错、经量少、有血块、小腹疼痛、经行小腹冷痛喜热、腰膝酸痛。

【用法与用量】口服。小蜜丸 1 次 9g，大蜜丸 1 次 1 丸。1 日 2~3 次。

【注意】孕妇禁用。热证、实热证者慎用。服药期间忌食寒凉食物。

【规格】大蜜丸：每丸重 9g。

2. 益气养血

乌鸡白凤丸（胶囊、片）

【处方】乌鸡（去毛爪肠）、鹿角胶、鳖甲（制）、牡蛎

（煅）、桑螵蛸、人参、黄芪、当归、白芍、香附（醋制）、天冬、甘草、地黄、熟地黄、川芎、银柴胡、丹参、山药、芡实（炒）、鹿角霜。辅料为蜂蜜。

【功能与主治】补气养血，调经止带。用于气血两虚，身体瘦弱，腰膝酸软，月经不调，崩漏带下。

【用法与用量】口服。丸剂：水蜜丸1次6g，小蜜丸1次9g，大蜜丸1次1丸，1日2次。胶囊剂：1次2~3粒，1日3次。片剂：1次2片，1日2次。

【注意】月经不调或崩漏属血热实证者慎用。服药后出血不减或带下量仍多者请医生诊治。服药期间慎食辛辣。

【规格】丸剂：每丸重9g，每袋装6g、9g，每10丸重1g。胶囊剂：每粒装0.3g。片剂：每片重0.5g。

八珍益母丸（胶囊）

【处方】益母草、党参、白术、茯苓、甘草、当归、白芍（酒炒）、川芎、熟地黄。

【功能与主治】益气养血，活血调经。用于气血两虚兼有血瘀所致的月经不调，症见月经周期错后、行经量少、淋沥不净、精神不振、肢体乏力。

【用法与用量】口服。丸剂：水蜜丸1次6g，小蜜丸1次9g，大蜜丸1次1丸，1日2次。胶囊剂：1次3粒，1日3次。

【注意】孕妇、月经过多者禁用。湿热所致的月经不调者慎用。

【规格】大蜜丸：每丸重9g。胶囊剂：每粒装0.28g。

3. 滋阴安神

更年安片（胶囊）

【处方】地黄、泽泻、麦冬、熟地黄、玄参、茯苓、仙茅、磁石、牡丹皮、珍珠母、五味子、首乌藤、制何首乌、浮小麦、钩藤。辅料为硬脂酸镁、薄膜包衣剂。

【功能与主治】滋阴清热，除烦安神。用于肾阴虚所致的绝经前后诸证，症见烘热出汗、眩晕耳鸣、手足心热、烦躁不安；更年期综合征见上述证候者。

【用法与用量】口服。片剂：1 次 6 片，1 日 2 ~ 3 次。胶囊剂：1 次 3 粒，1 日 3 次。

【注意】孕妇禁用。脾肾阳虚及糖尿病患者慎用。服药期间，应忌辛辣食物。

【规格】片剂：薄膜衣片每片重 0.31g，糖衣片每片片芯重 0.3g。胶囊剂：每粒装 0.3g。

坤泰胶囊

【处方】熟地黄、黄连、白芍、黄芩、阿胶、茯苓。

【功能与主治】滋阴清热、安神除烦。用于绝经期前后诸证。阴虚火旺者，症见潮热面红，自汗盗汗，心烦不宁，失眠多梦，头晕耳鸣，腰膝酸软，手足心热；妇女卵巢功能衰退更年期综合征见上述表现者。

【用法与用量】口服，1 次 4 粒，1 日 3 次，2 ~ 4 周为 1 疗程，或遵医嘱。

【注意】偶见服药后腹胀、胃痛，可改为饭后服药或停药处理。

【规格】每粒装 0.5g。

（四）散结剂

1. 消肿散结

乳癖消颗粒（胶囊、片）

【处方】鹿角、蒲公英、昆布、天花粉、鸡血藤、三七、赤芍、海藻、漏芦、木香、玄参、牡丹皮、夏枯草、连翘、红花。

【功能与主治】软坚散结，活血消瘀，清热解毒。用于乳癖结块，乳痈初起；乳腺囊性增生病及乳腺炎前期。

【用法与用量】口服。颗粒剂：1次8g，1日3次。胶囊剂：1次5~6粒，1日3次。片剂：小片1次5~6片，大片1次3片，1日3次。

【注意】孕妇慎用。若因服该药引起全身不适者需及时停药。

【规格】颗粒剂：每袋装8g。胶囊剂：每粒装0.32g。片剂：薄膜衣片每片重0.34g或0.67g；糖衣片每片片芯重0.34g。

桂枝茯苓丸（胶囊）

【处方】桂枝、桃仁、牡丹皮、赤芍、茯苓。

【功能与主治】活血，化瘀，消癥。妇人宿有癥块，或血瘀经闭，行经腹痛，以及产后恶露不尽等。

【用法与用量】口服。丸剂：1次1丸，1日1~2次。胶囊剂：1次3粒，1日3次，饭后服。前列腺增生疗程8周，其余适应证疗程12周，或遵医嘱。

【注意】孕妇慎用。素有癥瘕、妊娠后漏下不止、胎动不安者需遵医嘱，以免误用伤胎。经期及经后3日禁用。服药期间，忌食生冷、肥腻、辛辣食物。

【规格】丸剂：每丸重6g，每100丸重10g，素丸每10丸重1.5g、2.2g。胶囊：每粒装0.31g。

乳块消颗粒（胶囊、片）

【处方】橘叶、丹参、皂角刺、王不留行、川楝子、地龙。

【功能与主治】疏肝理气，活血化瘀，消散乳块。用于肝气郁结，气滞血瘀，乳腺增生，乳房胀痛。

【用法与用量】开水冲服。颗粒剂：1 次 1 袋，1 日 3 次或遵医嘱。胶囊剂：1 次 4~6 粒，1 日 3 次。片剂：1 次 4~6 片，1 日 3 次。

【注意】孕妇忌服。

【规格】颗粒剂：每袋装 5g、10g。胶囊剂：每粒装 0.3g。片剂：薄膜衣片每片重 0.36g。

宫瘤清胶囊（颗粒）

【处方】熟大黄、土鳖虫、水蛭。

【功能与主治】活血逐瘀，消癥破积，养血清热。用于瘀血内停所致的小腹胀痛，经色紫暗有块，以及子宫壁间肌瘤及浆膜下肌瘤见上述症状者。

【用法与用量】口服。胶囊剂：1 次 3 粒，1 日 3 次，或遵医嘱。颗粒剂：1 次 1 袋，1 日 3 次，或遵医嘱。

【注意】经期停服，孕妇禁服。

【规格】胶囊剂：每粒装 0.37g。颗粒剂：每袋装 4g。

2. 行气破瘀

保妇康栓

【处方】莪术油、冰片。

【功能与主治】行气破瘀，生肌止痛。用于湿热瘀滞所致的带下病，症见带下量多、色黄，时有阴部瘙痒；霉菌性阴道炎、老年性阴道炎、宫颈糜烂见有上述证候者。

【用法与用量】栓剂：洗净外阴部，将栓剂塞入阴道深部，或在医生指导下用药，每晚 1 粒。泡沫剂：为阴道用药，1 日 1 次，睡前使用。使用前先装上导管，振摇均匀，倒置容器，将导管轻轻插入阴道约 7cm，掀压阀门，以泡沫刚好溢出阴道口为准。

【注意】孕妇禁用。带下属脾肾阳虚者慎用。月经前至经净 3

日内停用。用药期间，饮食宜清淡，忌食辛辣食物。

【规格】栓剂：每粒重 1.74g。泡沫剂：每瓶装 30g（除去抛射剂后内容物为 18g）。

四、眼科用药

（一）清热剂

1. 清热散风

明目上清丸（片）

【处方】桔梗、熟大黄、天花粉、石膏、麦冬、玄参、栀子、蒺藜、蝉蜕、甘草、陈皮、菊花、车前子、当归、黄芩、赤芍、黄连、枳壳、薄荷脑、连翘、荆芥油。

【功能与主治】清热散风，明目止痛。用于暴发火眼。

【用法与用量】口服。丸剂：1 次 9g，1 日 1~2 次。片剂：每次 4 片，每日 2 次。

【注意】孕妇、年老体弱、白内障患者忌服。

【规格】丸剂：每袋（瓶）装 9g。片剂：素片每片重 0.6g，薄膜衣片每片重 0.63g。

明目蒺藜丸

【处方】黄连、川芎、白芷、蒺藜（盐水炙）、地黄、荆芥、旋覆花、菊花、薄荷、蔓荆子（微炒）、黄柏、连翘、密蒙花、防风、赤芍、栀子（姜水炙）、当归、甘草、决明子（炒）、黄芩、蝉蜕、石决明、木贼。

【功能与主治】清热散风，明目退翳。用于上焦火盛引起的暴发火眼、云蒙障翳、羞明多眵、眼边赤烂、红肿痛痒、迎风流泪。

【用法与用量】口服。1 次 9g，1 日 2 次。

【注意】阴虚火旺及年老体弱者慎用。服药期间忌食辛辣、肥甘厚味之品，禁吸烟饮酒。

【规格】每 20 粒重 1g。

2. 泻火明目

黄连羊肝丸

【处方】黄连、胡黄连、黄芩、黄柏、龙胆、柴胡、青皮（醋炒）、木贼、密蒙花、茺蔚子、决明子（炒）、石决明（煅）、夜明砂、鲜羊肝。辅料为水、蜂蜜。

【功能与主治】泻火明目。用于肝火旺盛，目赤肿痛，视物昏暗，羞明流泪，胬肉攀睛。

【用法与用量】口服。1 次 1 丸，1 日 1~2 次。

【注意】本品苦寒，故阴虚火旺、体弱年迈及脾胃虚寒者慎用，不可过量或持久服用。服药期间忌食辛辣、肥甘之物。

【规格】每丸重 9g。

珍珠明目滴眼液

【处方】珍珠液、冰片。

【功能与主治】清热泻火，养肝明目。用于视力疲劳症和慢性结膜炎。

【用法与用量】滴入眼睑内，1 次 1~2 滴，1 日 3~5 次。

【规格】滴眼剂：每支装 8mL、10mL、12mL、15mL。

（二）扶正剂

1. 滋阴养肝

明目地黄丸

【处方】熟地黄、山茱萸（制）、牡丹皮、山药、茯苓、泽泻、枸杞子、菊花、当归、白芍、蒺藜、石决明（煅）。辅料为淀粉、糊精。

【功能与主治】滋肾，养肝，明目。用于肝肾阴虚所致的目涩畏光、视物模糊、迎风流泪。

【用法与用量】口服。水蜜丸 1 次 6g，小蜜丸 1 次 9g，大蜜丸 1 次 1 丸，1 日 2 次。

【注意】肝经风热、肝胆湿热、肝火上扰，以及脾胃虚弱、运化失调者慎用。服药期间，不宜食油腻肥甘、辛辣燥热之物。

【规格】大蜜丸：每丸重 9g。

障眼明片（胶囊）

【处方】石菖蒲、决明子、肉苁蓉、葛根、青葙子、党参、蔓荆子、枸杞子、车前子、白芍、山茱萸、甘草、菟丝子、升麻、蕤仁（去内果皮）、菊花、密蒙花、川芎、黄精、熟地黄、关黄柏、黄芪。

【功能与主治】补益肝肾，退翳明目。用于肝肾不足所致的干涩不舒，单眼复视，腰膝酸软，或轻度视力下降；早、中期老年性白内障。

【用法与用量】口服。片剂：1 次 4 片，1 日 3 次。胶囊剂：1 次 4 粒，1 日 3 次。

【注意】脾胃虚寒、消化不良及老人用量酌减。如遇外感发热等应停用本药。

【规格】片剂：糖衣片片芯重 0.21g，薄膜衣片每片重 0.21g、0.42g。胶囊剂：每粒装 0.25g、0.4g。

2. 益气养阴

复方血栓通胶囊（片）

【处方】三七、黄芪、丹参、玄参。

【功能与主治】活血化瘀，益气养阴。用于血瘀兼气阴两虚证的视网膜静脉阻塞，症见视力下降或视觉异常、眼底瘀血征象、神疲乏力、咽干、口干等；以及血瘀兼气阴两虚的稳定性劳累型心绞痛，症见胸闷痛、心悸、心慌、气短、乏力、心烦、口干等。

【用法与用量】口服。胶囊剂：1 次 3 粒，1 日 3 次。片剂：1 次 3 片，1 日 3 次。

【注意】孕妇及痰瘀阻络、气滞血瘀者慎用。用药期间，不宜食用辛辣厚味、肥甘滋腻食物。

【规格】胶囊：每粒装 0.5g。片剂：每片重 0.35g、0.4g。

五、耳鼻喉科用药

（一）耳病

1. 滋肾平肝

耳聋左慈丸

【处方】磁石（煅）、熟地黄、山药、山茱萸（制）、牡丹皮、泽泻、竹叶、柴胡。

【功能与主治】滋肾平肝。用于肝肾阴虚所致的耳鸣耳聋、头晕目眩。

【用法与用量】口服。水蜜丸 1 次 6g，小蜜丸 1 次 9g，大蜜丸 1 次 1 丸，1 日 2 次。

【注意】痰瘀阻滞者慎用。服药期间，注意饮食调理，忌食或少食辛辣刺激及油腻之物。

【规格】水蜜丸：每 10 丸重 1g，或每 15 丸重 3g。大蜜丸：每丸重 9g。

通窍耳聋丸

【处方】柴胡、龙胆、芦荟、熟大黄、黄芩、青黛、天南星

（矾炙）、木香、青皮（醋炙）、陈皮、当归、栀子（姜炙）。

【功能与主治】清肝泻火，通窍润便。用于肝经热盛，头目眩晕，耳聋蝉鸣，耳底肿痛，目赤口苦，胸膈满闷，大便燥结。

【用法与用量】口服。1次6g（1瓶），1日2次。

【注意】

①本品清肝泻火，通窍润便，为治疗肝经热盛所致耳聋、耳疖的中成药。若阴虚火旺、脾胃虚寒者忌用。

②方中含有泻下药及苦寒泄降之品，有碍胎气，孕妇慎用。

③本药苦寒，易伤正气，体弱年迈及脾胃虚寒者慎服。

④服药期间饮食宜清淡，忌食辛辣、油腻之品，以免助热生湿。

⑤服用本品期间，应注意保持耳道卫生。

【规格】每100粒重6g。

（二）鼻病

1. 宣肺通窍

鼻炎康片

【处方】广藿香、鹅不食草、野菊花、黄芩、薄荷油、苍耳子、麻黄、当归、猪胆粉、马来酸氯苯那敏。

【功能与主治】清热解毒，宣肺通窍，消肿止痛。用于风邪蕴肺所致的急、慢性鼻炎，过敏性鼻炎。

【用法与用量】口服。1次4片，1日3次。

【注意】过敏性鼻炎属虚寒证者慎用；肺脾气虚或气滞血瘀者慎用；运动员慎用。服药期间，戒烟酒，忌辛辣食物。所含苍耳子有小毒，故不宜过量或持久服用；又含马来酸氯苯那敏，易引起嗜睡，服药期间不得驾驶车、船，不得从事高空作业、机械作业及操作精密仪器等；又因其对 H_1 受体有阻断作用，故膀胱颈梗阻、甲状腺功能亢进、青光眼、高血压和前列腺肥大者慎用；孕妇及哺乳期妇女慎用。

【规格】每片重 0.37g（含马来酸氯苯那敏 0.1mg）。

2. 清热通窍

藿胆丸（片、滴丸）

【处方】广藿香叶、猪胆粉。辅料为滑石粉、黑氧化铁。

【功能与主治】芳香化浊，清热通窍。用于湿浊内蕴、胆经郁火所致的鼻塞、流清涕或浊涕、前额头痛。

【用法与用量】口服。丸剂：1 次 3～6g（半瓶盖至 1 瓶盖），1 日 2 次。片剂：1 次 3～5 片，1 日 2～3 次，儿童酌减或饭后服用，遵医嘱。滴丸：1 次 4～6 粒，1 日 2 次。

【注意】对本品过敏者禁用。过敏体质者慎用。不宜在服药期间同时服用滋补性中药。有高血压、心脏病、肝病、糖尿病、肾病等慢性病严重者应在医师指导下服用。儿童、孕妇、哺乳期妇女、年老体弱或脾虚便溏者应在医师指导下服用。服药 3 日症状未缓解，应去医院就诊。

【规格】丸剂：每瓶装 36g，每 10 丸重 0.24g，每 195 粒约重 3g。滴丸剂：每丸重 50mg。

3. 疏风清热

辛夷鼻炎丸

【处方】辛夷、薄荷、紫苏叶、甘草、广藿香、苍耳子、鹅不食草、板蓝根、山白芷、防风、鱼腥草、菊花、三叉苦。

【功能与主治】祛风，清热，解毒。用于鼻炎。

【用法与用量】口服，1 次 3g，1 日 3 次。

【注意】用药后如感觉唇部麻木者应停药。服药 3 日后症状无改善，或出现其他症状，应去医院就诊。

【规格】丸剂：每 10 丸重 0.75g。

香菊胶囊（片）

【处方】化香树果序、夏枯草、野菊花、生黄芪、辛夷、防风、白芷、甘草、川芎。

【功能与主治】辛散祛风，清热通窍。用于急、慢性鼻窦炎，鼻炎。

【用法与用量】口服。胶囊剂：1 次 2 ~ 4 粒，1 日 3 次。片剂：1 次 2 ~ 4 片，1 日 3 次。

【注意】孕妇慎用。

【规格】胶囊：每粒装 0.3g。片剂：素片每片重 0.3g，薄膜衣片每片重 0.32g。

4. 扶正解表

辛芩颗粒

【处方】细辛、黄芩、苍耳子、白芷、荆芥、防风、石菖蒲、白术、桂枝、黄芪。

【功能与主治】益气固表，祛风通窍。用于肺气不足、风邪外袭所致的鼻痒、喷嚏、流清涕、易感冒；过敏性鼻炎见上述证候者。

【用法与用量】口服。1 次 1 袋，开水冲化，1 日 3 次。20 日为 1 个疗程。

【注意】外感风热或风寒化热者慎用。服药期间，戒烟酒，忌食辛辣之物。处方中有具小毒的苍耳子与细辛，故不宜过量或持久服用。

【规格】含蔗糖者每袋装 20g，无蔗糖者每袋装 5g。

（三）咽喉、口腔病

1. 化痰利咽

黄氏响声丸

【处方】薄荷、浙贝母、连翘、蝉蜕、胖大海、酒大黄、川芎、儿茶、桔梗、诃子肉、甘草、薄荷脑。辅料为药用炭、蜂蜜、虫白蜡。

【功能与主治】疏风清热，化痰散结，利咽开音。用于风热外束、痰热内盛所致的急、慢性喉瘖，症见声音嘶哑、咽喉肿痛、咽干灼热、咽中有痰，或寒热头痛，或便秘尿赤；急、慢性喉炎及声带小结、声带息肉初起见上述证候者。

【用法与用量】口服。炭衣丸：1 次 8 丸（每丸重 0.1g）或 6 丸（每丸重 0.133g）。糖衣丸：1 次 20 粒，1 日 3 次。饭后服用，儿童减半。

【注意】阴虚火旺、素体脾胃虚弱或胃寒便溏者慎用。老人、儿童慎用。服药期间，忌食辛辣、油腻、鱼腥食物，戒烟酒。儿童服用该药应遵医嘱。

【规格】炭衣丸：每丸重 0.1g 或 0.133g。糖衣丸：每瓶装 400 丸。

清咽滴丸

【处方】薄荷脑、青黛、冰片、诃子、甘草、人工牛黄。辅料为聚乙二醇 6000。

【功能与主治】疏风清热，解毒利咽。用于外感风热所致的急喉痹，症见咽痛、咽干、口渴，或微恶风、发热、咽部红肿、舌边尖红、苔薄白或薄黄、脉浮数或清数；急性咽炎见上述证候者。

【用法与用量】含服。1次4~6粒，1日3次。

【注意】孕妇、虚火喉痹及素体脾胃虚弱者慎用。老人、儿童慎服。服药期间，忌食辛辣、油腻之物。

【规格】每丸重20mg。

2. 滋阴清热

口炎清颗粒

【处方】天冬、麦冬、玄参、山银花、甘草。辅料为可溶性淀粉、糊精、蛋白糖。

【功能与主治】滋阴清热，解毒消肿。用于阴虚火旺所致的口腔炎症。

【用法与用量】口服。1次2袋，1日1~2次。

【注意】脾虚便溏者慎服。湿热内蕴、食积内停者忌服。服药期间，忌食辛辣、酸甜、油腻之物。

【规格】含蔗糖者每袋装9g，不含蔗糖者每袋装3g。

玄麦甘桔颗粒（胶囊）

【处方】玄参、麦冬、甘草、桔梗。辅料为蔗糖、糊精。

【功能与主治】清热滋阴，祛痰利咽。用于阴虚火旺，虚火上浮，口鼻干燥，咽喉肿痛。

【用法与用量】开水冲服。1次10g，1日3~4次。胶囊剂：1次3~4粒，1日3次。

【规格】颗粒剂：每袋装10g。胶囊：每粒装0.35g。

3. 清热凉血

口腔溃疡散

【处方】青黛、白矾、冰片。

【功能与主治】清热敛疮。用于口腔溃疡。

【用法与用量】用消毒棉球蘸药擦患处，1 日 2～3 次。

【注意】本品不可内服。一般症状在 1 周内未改善，或加重者，应去医院就诊。

【规格】每瓶装 3g。

4. 清热解毒

冰硼散

【处方】冰片、硼砂（煅）、朱砂、玄明粉。

【功能与主治】清热解毒，消肿止痛。用于热毒蕴结所致的咽喉疼痛、牙龈肿痛、口舌生疮。

【用法与用量】吹敷患处，每次少量，1 日数次。

【注意】孕妇及哺乳期妇女禁用。虚火上炎者慎用。服药期间，忌食油腻食物，戒烟，忌饮酒。因含朱砂（硫化汞），故不宜长期大剂量使用，以免引起汞的蓄积而中毒。

【规格】每瓶 0.6g。

六、骨科用药

1. 接骨续筋

接骨七厘散（丸、片）

【处方】乳香（制）、没药（制）、当归、土鳖虫、熟大黄（酒蒸）、血竭、骨碎补（烫）、自然铜（醋煅）、硼砂。

【功能与主治】活血化瘀，接骨续筋。用于跌打损伤，闪腰岔气，骨折筋伤，瘀血肿痛。

【用法与用量】口服。散剂：1 次 1.5g，1 日 2 次；小儿酌减。丸剂：1 次 1 袋，1 日 2 次，小儿酌减。片剂：1 次 5 片，1 日 2 次。黄酒送下。

【注意】孕妇禁用。骨折、脱臼者应先复位后再用本品治疗。

脾胃虚弱者慎用。

【规格】散剂：每袋装1.5g。丸剂：每袋装1.5g、2g。片剂：每片相当于原生药量0.3g。

伤科接骨片

【处方】红花、土鳖虫、朱砂、马钱子粉、炙没药、三七、海星、炙鸡骨、冰片、煅自然铜、炙乳香、甜瓜子。

【功能与主治】活血化瘀，消肿止痛，舒筋壮骨。用于跌打损伤，闪腰岔气，伤筋动骨，瘀血肿痛，损伤红肿等症。对骨折患者需经复位后配合使用。

【用法与用量】口服。成人1次4片；10~14岁儿童1次3片。1日3次，以温开水或温黄酒送服。

【注意】本品不可随意增加服量，增加时须遵医嘱。孕妇忌服。10岁以下小儿禁服。

2. 活血化瘀

云南白药（胶囊、膏、酊、气雾剂）

【处方】国家保密方。

【功能与主治】化瘀止血，活血止痛，解毒消肿。跌打损伤，用于瘀血肿痛，吐血、咯血、便血、痔血、崩漏下血，疮疡肿毒及软组织挫伤，闭合性骨折，支气管扩张及肺结核咯血，溃疡病出血，以及皮肤感染性疾病。

【用法与用量】散剂：刀、枪伤、跌打诸伤，无论轻重，出血者用温开水送服；瘀血肿痛及未流血者用酒送服；妇科各病证，用酒送服；但月经过多、红崩，用温水送服。毒疮初起，服0.25g，另取药粉，用酒调匀，敷患处，如已化脓只需内服。其他内出血各病证均可内服。口服，1次0.25~0.5g，1日4次（2~5岁按1/4剂量服用，5~12岁按1/2剂量服用）。凡遇较重的跌打损伤可先服保险子 1 粒，轻伤及其他病证不必服。

胶囊剂：刀、枪伤、跌打诸伤，无论轻重，出血者用温开水送服；瘀血肿痛及未流血者用酒送服；妇科各病证，用酒送服；但月经过多、红崩，用温水送服。毒疮初起，服 1 粒，另取药粉，用酒调匀，敷患处，如已化脓只需内服。其他内出血各病证均可内服。口服。1 次 1 ~ 2 粒，1 日 4 次（2 ~ 5 岁按 1/4 剂量服用；6 ~ 12 岁按 1/2 剂量服用）。凡遇较重的跌打损伤可先服保险子 1 粒，轻伤及其他病证不必服。

贴膏剂：贴患处。

酊剂：口服，按剂量杯所示刻度量取，常用量 1 次 3 ~ 5 格（3 ~ 5mL），1 日 3 次，最大量 1 次 10 格（10mL）；外用，取适量擦揉患处，每次 3 分钟左右，1 日 3 ~ 5 次，可止血消炎；风湿筋骨疼痛，蚊虫叮咬，一、二度冻伤可擦揉患处数分钟，1 日 3 ~ 5 次。

气雾剂：外用，喷于伤患处。使用云南白药气雾剂，1 日 3 ~ 5 次。凡遇较重闭合性跌打损伤者，先喷云南白药气雾剂保险液，若剧烈疼痛仍不缓解，间隔 1 ~ 2 分钟重复给药，1 日使用不得超过 3 次。喷云南白药气雾剂保险液间隔 3 分钟后，再喷云南白药气雾剂。

【注意】孕妇禁用。妇女月经期及哺乳期慎用；运动员慎用；过敏体质及有用本品过敏史者慎用。服药 1 日内，忌食蚕豆、鱼类及酸冷食物。外用前必须清洁创面。用药后如出现过敏反应，应立即停用，并视症状轻重给予抗过敏治疗，若外用可先清除药物。

【规格】散剂：每瓶装 4g，保险子 1 粒。胶囊剂：每粒装 0.25g，每板 16 粒、保险子 1 粒。酊剂：每瓶装 60mL。气雾剂：云南白药气雾剂每瓶 85g，云南白药气雾剂保险液每瓶 30g。

活血止痛散（胶囊）

【处方】当归、三七、乳香（制）、冰片、土鳖虫、自然铜（煅）。

【功能与主治】活血散瘀，消肿止痛。用于跌打损伤，瘀血肿痛。

【用法与用量】口服。散剂：用温黄酒或温开水送服，1次1.5g，1日2次。胶囊剂：用温黄酒或温开水送服，1次4粒，1日2次。

【注意】孕妇禁用。宜在饭后半小时服用。脾胃虚弱者慎用。不宜大剂量使用。妇女月经期及哺乳期慎用。服药期间忌生冷、油腻食物。

【规格】散剂：每袋（瓶）装1.5g。胶囊剂：每粒装0.37g。

七厘散（胶囊）

【处方】血竭、乳香（制）、没药、红花、儿茶、冰片、麝香、朱砂。

【功能与主治】化瘀消肿，止痛止血。用于跌打损伤，血瘀疼痛，外伤出血。

【用法与用量】散剂：口服，1次1~1.5g，1日1~3次；外用，调敷患处。胶囊剂：口服，1次2~3粒，1日1~3次；外用，以内容物调敷患处。

【注意】本品应在医生指导下使用。孕妇禁用。骨折、脱臼者宜手法先复位后，再用本品治疗。不宜过量或长期服用。饭后服用可减轻肠胃反应。皮肤过敏者不宜使用。

【规格】散剂：每瓶装1.5g或3g。胶囊剂：每粒装0.5g。

消痛贴膏

【处方】独一味、棘豆、姜黄、花椒、水牛角（炙）、水柏枝。

【功能与主治】活血化瘀，消肿止痛。用于急慢性扭挫伤、跌打瘀痛、骨质增生、风湿及类风湿疼痛、落枕、肩周炎、腰肌劳损和陈旧性伤痛。

【用法与用量】外用。清洁患部皮肤，将药贴的塑料薄膜揭除，将小袋内润湿剂均匀涂在药垫表面，敷于患处或穴位，轻压周边使胶布贴实，每贴敷 24 小时。急性期 1 贴 1 个疗程，慢性期 5 贴 1 个疗程。

【注意】孕妇慎用，开放性创伤忌用。

【规格】90mm×120mm/贴（含生药 1.2g/贴）。

3. 活血通络

颈舒颗粒

【处方】三七、当归、川芎、红花、天麻、肉桂、人工牛黄。辅料为 β-环糊精、糊精。

【功能与主治】活血化瘀，温经通窍止痛。适用于神经根型颈椎病瘀血阻络证，症见颈肩部僵硬、疼痛，患侧上肢窜痛等。

【用法与用量】温开水冲服。1 次 6g（1 袋），1 日 3 次。疗程 1 个月。

【注意】孕妇忌用。

【规格】每袋装 6g。

颈复康颗粒

【处方】羌活、川芎、葛根、秦艽、威灵仙、苍术、丹参、白芍、地龙（酒炙）、红花、乳香（制）、黄芪、党参、地黄、石决明、花蕊石（煅）、黄柏、王不留行（炒）、桃仁（焯）、没药（制）、土鳖虫（酒炙）。

【功能与主治】活血通络，散风止痛。用于风湿瘀阻所致的颈椎病，症见头晕、颈项僵硬、肩背酸痛、手臂麻木。

【用法与用量】开水冲服。1 次 1~2 袋，1 日 2 次，饭后服。

【注意】孕妇忌服。消化道溃疡、肾性高血压患者慎服。服药期间，忌生冷、油腻食物。有高血压、心脏病、肝病、糖尿病、肾病等慢性病严重者应在医师指导下服用。

【规格】每袋装 5g。

腰痹通胶囊

【处方】三七、川芎、延胡索、白芍、牛膝、狗脊、熟大黄、独活。

【功能与主治】活血化瘀，祛风除湿，行气止痛。用于血瘀气滞，脉络闭阻所致腰痛，症见腰腿疼痛，痛有定处，痛处拒按，轻者俯仰不便，重者剧痛不宜转侧；腰椎间盘突出。

【用法与用量】口服。1 次 3 粒，1 日 3 次，宜饭后服。30 日为 1 疗程。

【注意】消化性溃疡者慎服或遵医嘱。

【规格】胶囊剂：每粒装 0.42g。

4. 祛风活络

舒筋活血丸（片）

【处方】土鳖虫、红花、桃仁、牛膝、骨碎补、续断、熟地黄、白芷、栀子、赤芍、桂枝、三七、乳香（制）、苏木、自然铜（醋煅）、大黄、儿茶、马钱子（制）、当归、冰片。

【功能与主治】舒筋活络，活血止痛。用于跌打损伤、伤筋动骨、疯血痹痛等症。临床多用于软组织挫伤、擦伤、脱臼、骨折及风湿性关节炎、类风湿性关节炎。

【用法与用量】口服。丸剂：黄酒或温开水送服。1 次 1 丸，1 日 2 次或遵医嘱。片剂：每次 5 片，每日 3 次。

【注意】孕妇忌服。

【规格】丸剂：每丸重 6g。片剂：每片重 0.3g。

狗皮膏

【处方】生川乌、生草乌、羌活、独活、青风藤、香加皮、防风、铁丝威灵仙、苍术、蛇床子、麻黄、高良姜、小茴香、官桂、当归、赤芍、木瓜、苏木、大黄、油松节、续断、川芎、白芷、乳香、没药、冰片、樟脑、丁香、肉桂。

【功能与主治】祛风散寒，活血止痛。用于风寒湿邪、气血瘀滞所致的痹病，症见四肢麻木、腰腿疼痛、筋脉拘挛，或跌打损伤、闪腰岔气、局部肿痛；或寒湿瘀滞所致的脘腹冷痛、行经腹痛、寒湿带下、积聚痞块。

【用法与用量】外用。用生姜擦净患处皮肤，将膏药加温软化，贴于患处或穴位。

【注意】孕妇忌贴腰部、腹部。

【规格】每张净重12g、15g、24g、30g。

骨痛灵酊

【处方】雪上一枝蒿、干姜、龙血竭、乳香、没药、冰片。

【功能与主治】温经散寒，祛风活血，通络止痛。用于腰、颈椎骨质增生，骨性关节炎，肩周炎，风湿性关节炎。

【用法与用量】外用。1次10mL，1日1次。将药液浸于敷带上贴敷患处30~60分钟；20天为1疗程。

【注意】孕妇禁用。类风湿患者关节红肿热痛时禁用。

【规格】酊剂：每袋装10mL，每瓶装30mL、60mL、100mL、250mL。

通络祛痛膏

【处方】当归、川芎、红花、山柰、花椒、胡椒、丁香、肉桂、荜茇、干姜、大黄、樟脑、冰片、薄荷脑。

【功能与主治】活血通络，散寒除湿，消肿止痛。用于腰部、膝部骨性关节炎属瘀血停滞、寒湿阻络证，症见关节刺痛或钝痛，关节僵硬，屈伸不利，畏寒肢冷。

【用法与用量】外贴患处，每次 1~2 贴，1 日 1 次。

【注意】皮肤破损处忌用。孕妇慎用。

【规格】贴膏剂：7cm×10cm。

复方南星止痛膏

【处方】生天南星、生川乌、丁香、肉桂、白芷、细辛、川芎、徐长卿、乳香（制）、没药（制）、樟脑、冰片。

【功能与主治】散寒除湿，活血止痛。用于寒湿瘀阻所致的关节疼痛，肿胀，活动不利，遇寒加重。

【用法与用量】外贴。选最痛部位，最多贴 3 个部位，贴 24 小时，隔日 1 次，共贴 3 次。

【注意】皮肤病者、孕妇禁用。

【规格】贴膏剂：10cm×13cm。

5. 补肾壮骨

仙灵骨葆胶囊（片）

【处方】淫羊藿、续断、丹参、知母、补骨脂、地黄。

【功能与主治】滋补肝肾，活血通络，强筋壮骨。用于肝肾不足，瘀血阻络所致的骨质疏松症，症见腰脊疼痛、足膝酸软、乏力。

【用法与用量】口服。胶囊剂：1 次 3 粒，1 日 2 次，4~6 周为 1 疗程。片剂：1 次 3 片，1 日 2 次；4~6 周为 1 疗程。

【注意】孕妇及肝功能失代偿者禁用。对本品过敏者禁用。过敏体质、湿热痹者慎用。高血压、心脏病、糖尿病、肝病、肾病等慢性病严重者慎用。感冒时不宜服用。服药期间，忌食生冷油腻食物。

【规格】胶囊：每粒装 0.5g。片剂：每片重 0.3g。

第七章　小包装中药饮片调剂

长期以来，已被老百姓普遍接受的传统汤药，通常是患者到医院就诊，医生诊断后开出中药处方，药房按医生处方手工抓药、过秤、分包后的中药饮片。患者因"不识药"，不能自行核对，取回家直接煎药服用，如果对中药的数量和重量表示怀疑，只能到药检处请药检员复检，既麻烦又费时费力。因此产生了小包装中药饮片，通过对中药饮片进行小袋包装，在小包装袋上注明中药的名称和重量，使患者在检查中药品种和数量时一目了然，自己可以跟病历上的药方一一对照，就知道是否少了药，从而增加了中药的透明度。

第一节　小包装中药饮片的基础知识

一、小包装中药饮片的概念

小包装中药饮片一般是指中药饮片厂特制的以全透明聚乙烯塑料或无纺布等作为包装材料的小规格包装的中药饮片。中药饮片厂按所需定制了 3g、6g、9g、12g、15g、30g 等不同规格的小包装。中药饮片配方人员再根据临床医生的处方直接"数包"配方。

二、小包装中药饮片的兴起与使用现状

虽然"手抓戥称纸包"的中药饮片调剂方式经过了上千年的时间历练直至今日仍广为沿用，但实际上随着经济的发展、人口的增长与人口的老龄化等诸多因素的变化，其弊端亦不断地显现

出来，而社会与科学技术发展至今，也具备了对其进行现代化的优化改良的条件。

（一）小包装中药饮片的兴起

20 世纪 90 年代，北京同仁堂饮片厂在"优质饮片"系列的基础上开发了一系列"旅游饮片"。其中将半夏、川乌、草乌等毒性药制成了铝箔袋小包装饮片，剂量准确、方便卫生，为调剂提供了便利的同时也为患者的用药安全提供了保障。

2000 年前后，许多医药行业人士呼吁并设想利用以常用剂量单独分装的小包装饮片替代传统的散装饮片，试图克服传统调剂方式称不准、分不匀、效率低、复核难、养护难、浪费大、卫生差等若干弊端。2002 年 1 月，北京市食品药品监督管理局印发了《小包装中药饮片管理暂行办法及在北京地区实施小包装中药饮片生产试点的通知》；同年 2 月，公布了北京市小包装中药饮片试点生产企业名单；同年 4 月，北京市宣武中医医院率先开始使用小包装中药饮片；到同年下半年，小包装中药饮片已被北京市多家医院采用。随后的几年间，全国亦不断有大型的中医医院开始采用小包装饮片。

国家中医药管理局在分析比较小包装中药饮片与散装中药饮片的配方调剂情况后，于 2007 年 8 月在全国范围选择了 19 家三级、二级中医医院，开展推广使用小包装中药饮片的试点工作；2008 年 8 月，下发了《小包装中药饮片医疗机构应用指南》和《国家中医药管理局办公室关于推广使用小包装中药饮片的通知》，逐步全面推广小包装中药饮片的使用。

（二）小包装中药饮片的使用现状

据 2010 年的统计数据，在全国范围内调查的 2845 所中医医院中有 970 所使用了小包装中药饮片，使用率为 34.09%，其中三级中医医院使用比例高于其他级中医医院近 20%。

在中国中医科学院西苑医院的实地考察中，得知该医院使用的小包装饮片有 300 多个品种，而算上不同规格的小包装饮片则有上千种。这些品种及规格的小包装饮片都是饮片厂家按照医院提出的需求进行生产的。

2014 年 6 月初，山东百味堂中药饮片有限公司为青岛中西医结合医院开发的全自动小包装中药饮片抓药机投入使用，是我国北方地区使用全自动小包装饮片调剂设备的先例。此外，这种机器还实现了与医院 HIS 系统对接，将饮片管理的自动化信息化也推进了一大步，极大地提高了药房的工作效率。

三、传统散装饮片存在的主要问题

（一）称不准、分不匀

1. 称准分匀即剂量准确，是确保中药处方调剂质量的基本要求。为此，国家有关部门先后制定了一系列相关规定（表 7 - 1）。

表 7 - 1　国家对调剂中药处方制定的相关规定

时间	依据	日调剂限量/人	称量误差	其他
1983 年	文明中医院建设标准	≥160 剂	≤ ±5%	凡调配 60 岁以上或 1 周岁以下患者处方，必须逐剂逐味称量
1991 年	中医医院分级管理标准	未定	≤ ±5%	一律逐剂逐味称量
1997 年	中药饮片质量管理规定	≤150 剂	≤ ±5%	一律逐剂逐味称量
2007 年	医院中药饮片管理规范		≤ ±5%	一律逐剂逐味称量

从表 7 - 1 可知，中药配方单剂的称量误差应 ≤ ±5%。然而，配方所用的戥子，其最小称量（感量）为 1g，按照衡器的称

量误差＝P/Q×100%（P 为感量，Q 为要称取的量）计算，欲称取 10g 饮片，其称量误差为 ±10%，显然超过 ≤ ±5% 的规定，调剂质量得不到保证。

2. 中医处方多为复方，且一方多剂。按现行的配方方法，调剂人员在实际操作中都是按剂数称取每味药的总量，再估量分剂。这不但违背逐剂逐味称量的规定，还造成一方中每剂药之间必然存在重量差异（分不匀），势必影响疗效。

（二）效率低

从表 7 – 1 可知，按 1983 年的规定，中药调剂人员每人每日调剂剂数应 ≥160 剂，且只对 60 岁以上、1 岁以下患者的处方实施逐剂逐味称量。以每天 8 小时计，那么，每配一剂药应在 3 分钟内完成；这样虽有利于提高配方效率，缩短患者候药时间，但要在 3 分钟内配完一剂药，调剂人员只能"以手代戥、天女散花"，根本不能保证剂量准确。

于是，其后的有关规定试图用限制每人每日的配方剂数及强调逐剂逐味称量来控制称量误差。比如按 1998 年的规定"每人每日调剂剂数应 ≤120 剂"。以每方 5 剂计算，则配一张处方至少需要 20 分钟，每一调剂人员每 1 日调剂处方仅 24 张，调剂效率降低，患者候药时间延长，不适应人们快节奏的生活方式。

（三）复核难

1. 中药处方多为复方，而使用散装饮片配方，是将每剂药中多种饮片混合，增加了复核的难度，降低了复核的效率。

2. 使用散装饮片调剂的处方，复核时也只能确认所调剂的处方有无"错漏"，不可能复核方中每味药的称量是否准确。

3. 就患者而言，因其"不识药"，则不能自行核对，其知情权得不到满足，极易导致心存疑虑，不利治疗，有时还因此引发医患纠纷，双方的合法权益得不到有效保护。

（四）养护难

供配方所用的散装饮片因其完全裸露，易受日光、空气、温度、湿度的影响，极易发生质量变异，使饮片质量降低，直接影响疗效。

1. 易污染。完全裸露的散装饮片，因受空气与温湿度的影响，加之本身含有养分，极易被细菌、虫螨等污染或寄生，产生霉变、虫蛀等质量变异现象，导致其质量不符合"药品卫生学标准"的相关规定。

2. 因受日光和高温的影响，裸露的散装饮片极易产生变色、变味、"走油"等质量变异现象。

（五）浪费大

1. 使用散装饮片调配处方，一旦配方有误，或在"上斗"时发生"串斗"，则分拣困难，只得弃用，造成浪费。

2. 由于传统的配方方法是手抓戥称，难以避免漏撒，因而造成浪费。

（六）卫生差

1. 中药饮片取材于动物、植物、矿物，难以避免附着灰尘与杂质，纯净度降低。

2. 由于散装饮片极易附着灰尘，加之部分饮片本身呈粉末状，一旦取料"上斗"或称量调剂则粉末飞扬，污染环境。导致库房与药房均不能使用空调等装置有效地控温调湿，工作环境较差，不利于对饮片的养护，也不利于从业人员的身心健康，影响他们及广大群众对中药的信赖。

四、小包装中药饮片的特点与优势

（一）保持传统特色

使用小包装中药饮片仍遵循中医药理论，不改变中医临床以饮片入药、临用煎汤、诸药共煎的用药特色，且不限制临床医师的处方用药剂量。

（二）质量控制提高

散装中药饮片许多品种含有较多的琐屑、灰尘，并因其裸露而受日光、空气及温度、湿度等因素影响发生质量变异。

小包装中药饮片大多采用全透明的聚乙烯塑料小包装袋，故饮片的质量要求更高，特别是纯净度与干燥度。饮片厂将原净制饮片过 0.3cm 甚至 0.5cm 筛，确保每一小包装饮片内无碎末。另外，为有效防止中药饮片的生虫、长霉等，供制备小包装的中药饮片通常经过干燥灭菌处理，有的还采用真空包装，保证了中药饮片的纯净度与质量，并有利于贮存与养护。

（三）剂量准确

小包装中药饮片是采用感量为 0.1g 的电子秤，按设定的剂量精确称量后包装，有效地控制了每包饮片的装量差异。因而，确保了调剂剂量的准确，使调剂质量得以提高。克服了用散装饮片调剂所存在的既称不准、又分不匀的弊端。

（四）调剂简易化

中药配方工作人员在调配散装的中药饮片时会遇到"尘、扎、碎、轻、沉"的困难。如皂荚刺、功劳叶等满身带刺非常扎手；旋覆花、藏红花、蒲黄等质地轻扬，很难称量准确；丝瓜络、锦灯笼、茵陈等体大质轻，剂量稍大就需多次称量；海金沙、生石膏、生牡蛎等沉重压秤；青黛、自然铜、各种炭制药材多带有颜色，污染量具；且散装中药饮片在调配时经常存在灰土尘扬的情况。在使用定量小包装后，中药配方工作人员可以根据处方所需，直接整包拿取，不再需要使用提秤，从而避免"尘、扎、碎、轻、沉"的调配困难。

（五）易于复核

中药饮片处方多为复方，其调剂复核应当包括中药饮片的种类和每种饮片的剂量。使用散装中药饮片配方，将每剂药中多种饮片混合，复核时只能确认所调剂的处方中药饮片种类有无"错漏"，不可能复核方中每味药的称量是否准确。

小包装中药饮片保持了原饮片的性状及片形，并采用透明的材料包装，且在包装袋上均有品名、规格、产地、煎煮方法等说明文字，还可采用色标管理，使调剂复核真正能做到既复核处方中的中药饮片种类有无"错漏"，又能复核每种中药饮片的剂量。

（六）提高效率

使用散装中药饮片配方，通过逐剂逐味称量来控制称量误差，平均每配一张中药饮片处方用时应在 20 分钟以上。

使用小包装中药饮片调剂，实现了变"戥药"配方为"数包"配方，配方的速度得以提高。每张处方的平均用时为 5.28 分钟，速度提高了近 4 倍。

（七）减少浪费

使用散装中药饮片调配处方，如果发生配方错误，或在"上斗"时发生"串斗"，因分拣困难，只得弃用，造成浪费。同时，散装中药饮片调剂时手抓戥称，难以避免漏撒，也容易造成浪费。

使用小包装中药饮片调剂，一旦调剂有误，极易分拣，且能有效避免使用散装中药饮片"上斗"与称量时的"串斗"及"漏撒"，从而减少了浪费。另外，采用小包装中药饮片减少了霉变、虫蛀、变色、变味、走油等现象的发生，减少了因质量变异而造成的浪费。

（八）改善环境

中药饮片取材于动物、植物、矿物，难以避免附着灰尘与杂质，散装中药饮片就更容易附着灰尘，加之部分中药饮片本身呈粉末状，一旦取料、"上斗"或称量调剂则粉末飞扬，工作环境较差，不利于工作人员的身心健康；库房与药房均不能使用空调等装置以有效地控温调湿，不利于对中药饮片的养护。

小包装中药饮片由于有包装材料屏蔽，因而能有效防止取料、"上斗"及称量时产生粉尘，显著改善了工作环境，控温调湿装置也能得到良好的使用。

（九）利于贮存

中药饮片小包装改变了中药饮片直接堆积放置的情况。饮片小包装相当于给每个极微量单位的中药材提供了一个贮存的小室。一是由于中药饮片生产出来后即用袋装密封，隔绝了与外界的接触，可减少自然环境中不利因素对饮片质量的影响，既可防止虫蛀、霉变及药物氧化而"走油""变色"等现象，又可防止药物中有效成分的挥发，延长了部分药物的保质期。特别是对一些易生虫、生霉、变色、走油、易挥发的品种，更有着十分重要的意义。二是解决了饮片散装时"串斗""串味""沉灰"的现象。中药饮片散装在药屉内，易出现"串斗""串味"，在调剂过程中经常拌动药物，时间一长，若不及时"清斗"，则易使药屉下部出现灰屑增多或尽是碎末粉渣的现象，从而影响药效。采用小包装中药饮片就克服了这一不足。

（十）有利管理

1. 量化管理　由于使用散装中药饮片调剂存在称不准、分不匀、浪费大等问题，因而不可能对其进、销及存量实施量化管理。使用小包装中药饮片调剂处方，则克服了前述问题，使其接近于成药的管理，从而为医院对中药饮片实施量化管理提供了可能，进而促进管理的规范化。

2. 计算机管理　有条件的中药房可针对使用小包装中药饮片调剂的特点，开发相应的计算机管理软件。该软件可设置审方核对、订正药名、标定区位、确定流程、规定配伍等功能，以利规范操作、统一调剂、避免差错、方便核对、降低劳动强度、提高调剂效率，并可自动生成"调剂清单"，为调剂人员提供调剂操作指南，为患者提供核对便利。

3. 色标管理　小包装中药饮片可以对所设置的规格统一实施色标管理，便于入库验收、调剂复核，提高效率、防止差错。

（十一）提高透明度

2004 年 1 月 21 日，国家食品药品监督管理局发出《关于加强中药饮片包装监督管理的通知》。根据这一通知，生产中药饮片应选用与药品性质相适应并符合药品质量要求的包装材料和容器；包装上必须印有或贴有标签，并注明品名、规格、产地、生产企业、产品批号、生产日期，实施批准文号管理的中药饮片还必须注明批准文号；中药饮片在发运过程中也必须要有包装，每件包装上必须注明品名、产地、日期、调出单位等，并附有质量合格标志。

散装中药饮片配方，就患者而言，因其"不识药"而不能自行核对，其知情权得不到满足，极易导致心存疑虑，不利治疗，有时还由此引发医患纠纷，双方的合法权益得不到有效保护。

小包装中药饮片能直接在小包装上标注产品信息，为患者提供诸如生产厂家、品名规格、商标、生产日期、批号、保质期等信息。患者可根据包装袋上的标注与处方进行核对，尊重了患者的知情权，有利于患者监督调剂质量，提高患者对调剂质量的信任度，有效维护医患双方的权益。同时还可使广大患者在感受中医药服务的同时，认识中药，了解中医，从而有利于普及中医药知识。目前，药厂一般采用两种方式提供饮片厂方面的信息：一是常用品种塑袋直接制版印刷；二是不常用品种采用不干胶印字粘贴。

五、小包装中药饮片存在的问题及对策

1. 一药多名问题 大部分中药都有别名，即一药多名。如中药重楼又叫七叶一枝花、枝花头、蚤休，定量小包装饮片的小包装袋只能印上一个名称，如重楼或蚤休等。目前小包装饮片生产单位使用的饮片名称习惯以商品名为主，而大多数医院在使用电子处方后饮片名称以《中国药典》为准，二者之间有出入，心细的患者拿回家发现处方药名与实际药名不相符，不敢使用而要向药房讨说法。要解决这个问题，虽然需要生产与使用单位共同协调，统一名称并向患者做好解释工作，但饮片生产单位应该争取主动，首先保证提供的饮片名称以《中国药典》及各地炮制规范为准，而不是自己习用的商品名为准，避免一些不必要的麻烦。此外，饮片包装上的名称标签要醒目，要方便调剂人员校对。

2. 规格问题 小包装中药饮片包装规格还不能完全满足临床各科医生的用药剂量需要。如儿科用药，有时需要拆散调配；用量组合有所欠缺，有时需要临方调配。

3. 白色污染问题 小包装中药饮片在应用最常涉及的是"白色污染"问题。因为中药饮片小包装的包装物料使用了大量聚乙烯塑料和复合膜 BOPP/LDPE，这种材料对环境的污染是显而易见的。如果能在包装材料上做些改进，如完全用无纺布替代，则能从根本上解决这一问题。当然，这样势必会增加中药饮片小包装的成本投入，这对小包装中药饮片技术的发展是不利的。另外，

还可以考虑用水溶性的包装材料替代塑料薄膜材料。这样，患者就不需要将塑料包装袋剪开，而可以直接将小包装的中药投入煎药容器中去了。目前市场上常见的水溶性包装材料均采用淀粉制造，不但成本高，而且投入热水中时易煳化，显然不能作为小包装中药饮片包装材料的替代品。这就有待材料科学的进一步发展，以便解决"白色污染"问题。

4. 质量控制不足问题　目前的小包装饮片生产上规模的厂家很少，特别是利用现代化科学技术实行自动化、流线型生产的更是屈指可数，绝大多数还停留在手工作坊式生产阶段。这种生产方式因生产条件有限，生产人员技术水平参差不齐，对中药饮片炮制质量的认定标准不一，极易影响中药饮片的质量。

小包装中药饮片的包装中允许含一定比例的水分，存放时间过长，会引起中药生虫、霉变，因此，它的存放周期不能太长。为此，一些中药饮片生产企业采用微波辐照工艺做防治处理，但对不同质地中药材所选波长、辐照时间、传送带的速度等，尚无供规范操作的技术参数，对微波处理前后中药材的理化性质与卫生状况等也还缺乏比照性研究。

另外，一些临配时需要打碎的种子类药材，如桃仁、杏仁等采用种子不打碎的小包装，配方给患者后，患者在临煎药时如果不打碎，就会影响疗效。只有先拆除小包装，再将这些种子类中药饮片打碎后煎药。如果采用种子打碎的小包装，像桃仁、杏仁这类药材很容易"走油""变色"而变质，影响疗效。

5. 患者使用不便问题　如果患者配的都是小包装中药饮片，每周配1次中药，每次7剂，每剂一般至少含10多味中药，每次就有70多个小药包拿回家，煎药前则要一包一包拆开来。患者回家后仅自行拆开就要耗费很多精力，费时费力，还搞得家里都是粉尘。如果能在包装材料上做些改进，如改用无纺布等新材料替代，则能从根本上解决这一问题。

6. 成本问题　采用小包装中药饮片必须投入必要的生产设备，增加包装材料、人工等，增加生产成本，从而使小包装中药饮片的价格大幅提高。一般价格较低的药材，如果采用小包装，其包装费用远远超过中药饮片本身价格的几倍，甚至十几倍。

7. 场地问题　小包装中药饮片的体积增大，再加上规格多，所需调剂室、库房面积要相应增加。

六、小包装中药饮片的发展空间及障碍

1. 生产效率及技术革新　据悉，小包装中药饮片在生产过程中，如分装等过程实际多由人工操作，这也是小包装饮片较之传统饮片成本提高的主要原因之一。而导致小包装饮片的生产过程无法达到成药剂及食品包装的机械化、自动化程度的原因可分析归纳为以下三点：①小包装饮片受其分装的剂量限制，包装容积不大，而中药饮片的体积较之于小包装偏大，因此小包装的中药饮片往往都切制得比传统包装细小，以减少装量差异，但饮片切碎的程度还需控制在适宜的程度之内，不能无限制粉碎，因此还是不能很好地供自动分装使用。②小包装饮片兴起时间不长，其生产的技术改革尚未到收获成果的时候。③小包装饮片的市场需求量尚未达到饮片厂家及包装机械生产厂家等单位认为有必要投入大量成本进行技术改革的程度。

可见小包装饮片的生产设备及技术确实有可发展的空间及方向，但受到中药饮片本身某些性质，及当下需求量的限制，技术革新的进程易受约束，需要经过时间与实践的验证，使其存在的价值得到足够的肯定后，才能够向更先进的生产方式发展。

2. 加强对饮片质量的保护　目前的小包装饮片并未较大程度

地避免饮片变质、发霉、生虫等现象的发生，而由于包装具有保护内容物的功能，通过改进包装来促进饮片质量的保护的方法是十分可行的，如灭菌包装、真空包装等形式均可迁移到中药饮片的小包装上。

3. 进一步提高中药房的工作效率　小包装饮片的产生，对中药饮片的调剂、管理都提供了新的改革方向，而现在的小包装饮片使用方式，并未充分地发挥出它的便利之处。

目前使用小包装饮片进行调剂的过程中，最耗费时间的一个步骤是穿梭于药房药柜间拿药配药，最理想的解决方案是让配药过程实现自动化，而这也是相关企业正在着力研发的方向。

然而结合西药房的自动发药机的使用经验，对于调剂工作量巨大的医院来说使用自动抓药机亦可能面临着同样的一些障碍。例如饮片消耗快而机器储药量有限，需要人工频繁地补充；器械无法承受每日高强度的使用，易出现故障等。所以设备的改良仍然任重道远。

4. 包装设计　同一厂家不同饮片间所使用的小包装设计往往十分相似，甚至同一个包装模板被数十种饮片所使用，这样即使包装上喷打了饮片的名称、炮制规格和剂量等信息，区分程度仍不够明显。在药房繁忙的调剂工作中，往往来不及仔细辨认包装袋上打印的信息，识别饮片主要还是借助于货架上的标签，这样如果货架上的小包装饮片出现了串位问题，很难及时发现，管理不当的话会导致混乱。所以理想的情况是不同的饮片包装之间能有十分明显的区分，然而药房所使用的不同规格的中药饮片有数百种，即便并不要求针对每种饮片都一一量身定制特征明显的包装，而只是部分程度地加强包装区分度，也并不是一件能够简单解决的事情。

有许多患者抱怨，小包装饮片在使用时拆包麻烦，这种问题事实上也可以通过改良包装的设计进行一定程度的改善。

第二节 小包装中药饮片的规格设定

规格设定系指每种中药饮片在进行小包装时，应设几种规格（品规数）及每一规格（每包）的含药量（品规量）。规格设定是否合理，是医疗机构运用小包装中药饮片进行调剂能否成功的关键。

如甘草这一中药饮片，进行小包装时设 3 种规格，分别是每包 3g、6g、10g，则甘草的品规数为 3 个，而品规量分别为 3g、6g、10g。

一、规格设定的基本原则

1. 因药而异原则　不同的中药饮片品种，在采用小包装时，要设定不同的品规数和品规量。如麻黄、细辛与石膏、白花蛇舌草的品规设定应有显著差异。

2. 满足临床常用剂量需要原则　每种中药饮片的品规数和品规量，应最大限度地满足临床医师处方的常用剂量，尽量减少因使用小包装中药饮片而对临床医师处方剂量的限制。

3. 品规最少原则　一种中药饮片，在采用小包装时，应在最大限度满足临床医师常用处方剂量的前提下，尽量设定最少的品规数。

4. 高频多规原则　对于使用频率高的中药饮片品种，在中药饮片调剂室面积允许的条件下，根据临床常用剂量，可设定多种品规，以提高中药饮片处方的配方效率。

二、规格设定的基本步骤

（一）统计调查

通过查询统计本医院以往中药饮片处方数据，结合本医院名老中医临床用药特点及经典中药处方的特殊性，以确定适合本医院临床用药习惯的各中药饮片品种的品规数和品规量。

1. 统计样本选择

（1）时间跨度应以上年度 3 个月至一年为宜，应以所选取的处方量确定。如以 1 年为时间跨度，可在每个季度中选择 1 个月。

（2）所抽处方应涵盖本医院各临床科室及在本医院坐诊的名老中医的中药饮片处方。

（3）抽取处方应遵循随机原则，抽取一定数量。

（4）抽取处方的方法，可通过计算机进行，也可采用手工方法进行。

2. 统计数据处理

（1）统计内容　包括两个方面。

一是统计各种中药饮片的使用频率（M），即统计某种中药饮片在用于统计的全部处方中出现的次数（X），则该饮片的使用频率为：$M = X/$处方总张数 $\times 100\%$。

比如茯苓在用于统计的 106670 张处方中出现的次数为 43510 次，则茯苓的使用频率为：$M = 43510/106670 \times 100\% = 40.79\%$。

二是统计每一种中药饮片的各种剂量的使用频率（N），即统计某种中药饮片的某一剂量在用于统计的全部处方中出现的次数（Y），则该剂量对此种饮片而言，其使用频率为：$N = Y/$处方总张数 $\times 100\%$。

比如茯苓 10g 剂量在用于统计的 106670 张处方中出现的次数为 21106 次，则茯苓该剂量的使用频率为：$M = 21106/106670 \times 100\% = 19.79\%$。

（2）统计方法

①电脑统计：将所抽取的每张处方中所含的每味中药饮片及其剂量，连同该张处方所属科室，一并输入计算机，编程统计处方中每种中药饮片及其各种剂量的使用频率。

②人工统计：将本医院所用的全部中药饮片列表，取所抽取的处方，按上述方法，逐项统计每种中药饮片及其各种剂量的出现次数，汇总统计每种中药饮片及其各种剂量的使用频率。

（3）结果处理　将用于统计的全部处方中所含每种中药饮片及其所用到的各种剂量，按使用频率由高至低排序；上述结果，既要含全部处方的汇总统计，又要按不同科室及名老专家分类统计。

（二）初定规格

1. 品规数的确定　依据汇总统计的结果，可按下表确定每种中药饮片的品规数。

中药饮片的使用频率（M）	品规数
$\geq 5\%$	3 ~ 4
$1\% \leq M < 5\%$	3
$0.1\% \leq M < 1\%$	2 ~ 3
$< 0.1\%$	1 ~ 2

2. 品规量的确定　取每个中药饮片品种使用频率最高的 5 个剂量（$N_1 \sim N_5$），经甄别其可组合性与代用性后，再按设定的品规数确定其品规量。例如甘草，使用频率最高的前 5 个剂量分别是 10g、9g、6g、3g、12g，则甘草的品规数可设定为 3 个，品规量分别为 3g、6g、10g，即可满足 5 种剂量的配方需要。

（三）模拟测试

1. 测试方法　将初步设定的每种中药饮片的规格输入计算机，另取本医院上年度的部分中药饮片处方（注意：时间跨度应与选择统计样本的时间跨度一样，但不得抽取供初定规格时已用过的处方），再将所抽取的每张处方中所含的每味中药饮片及其剂量输入计算机，进行测试。

2. 测试指标

（1）可配处方的张数比，即可配处方数与测试的处方总数之比。从试点单位经验看，该比例应≥95%。只要处方中出现某种中药饮片的剂量不能用所设定的规格调剂，则该处方为不可配处方。

（2）单张处方的用包数与该处方的药味数之比。从试点单位经验看，该比例应≤1.3，且每味中药饮片的用包数应≤2。

3. 结果处理　对不符合两项测试指标要求的每一中药饮片品种的原定规格重新调整，直至达到测试指标的要求。

（四）征求意见

将经测试后设定的每种中药饮片的规格及分类统计的结果，印发至全院各临床科室及有关专家，广泛征求各方面意见。

根据各方面的意见，对初步设定的每种中药饮片规格进行调整。

（五）审定发布

1. 将每种中药饮片的规格呈交医院药事管理委员会进行专题讨论，修改后确定本医院小包装中药饮片的规格方案。

在与临床医师充分协商的前提下，宜尽量减少每种中药饮片的规格数。如深圳市中医院，每种中药饮片设定两种规格，也较好地满足了临床医师的处方需要。

2. 将上述方案印发医院各临床科室（有条件的医院，应在内部计算机网络上发布），让全体医师及时了解掌握，使其能在开设处方时，所用中药饮片的剂量尽量符合所设定的品规，或是所设定品规的二倍量，也可以是所设定品规可组合的剂量。

（六）反馈调整

由于中医用药剂量往往因人、因时而异。因此，对所设定的小包装中药饮片规格，应根据实际使用情况，及时调整相关品种的品规数和品规量。为此，医院应当建立跟踪监测体系。

1. 信息收集　有条件的医院（建立计算机管理系统的医院），可在每张处方划价收费后，将该处方的下列信息贮存在用于划价的计算机源程序所设数据库中。

（1）每张处方中的每味中药饮片的品种及其剂量。

（2）每张处方中不能使用所设定的规格进行调剂的中药饮片。

（3）每张处方中所用中药饮片的总味数及其调配该处方的小包装中药饮片用包数。

（4）每张处方中每味小包装中药饮片的用包数。

未建立计算机管理系统的医院，应记录调配处方总数和不可配处方数，以及不可配的中药饮片品种与剂量，记录调配一张处方时使用小包装中药饮片的包数超过 3 包的中药饮片品种及其剂量。

2. 监测项目　一段时间后，对所收集的信息，按前述两项"测试指标"进行统计分析评估。

3. 及时调整　根据监测结果，及时调整医院的小包装中药饮片的规格，以进一步适应临床需求和提高配方速度。

第三节　小包装中药饮片的注意事项

包装是指将中药饮片按设定的剂量，通过机械或人工方式将一定量的中药饮片装入符合药用规定的包装材料内并封口，同时进行包装标识的操作过程。

包装标识是通过看包装的标签及颜色等，就能知道内装药物的部分信息的一种标示。标识分标签和色标两部分。小包装中药饮片的包装，主要由中药饮片生产企业负责。本节从包装材料、包装方法、标签印制、色标应用、外包装等几方面进行介绍，目的是使医院在应用小包装中药饮片时，便于就有关内容向小包装中药饮片的生产企业提出建议和要求。

一、包装材料

（一）包装材料的选择原则

1. 应符合国家对药品（或食品）包装材料的标准，禁止使用含"氯"成分和再生利用的有毒材料。

2. 应透明或部分透明，以便直观地看到内装饮片。无纺布等特殊用法的可不透明。

3. 包装材料应由符合资质的企业生产。

4. 为了适应环保需要，应尽可能选择可降解的环保材料。

（二）常用包装材料

1. 聚乙烯塑料单膜　使用聚乙烯塑料单膜作为包装材料，适用于手工定量包装中药饮片。

2. 聚乙烯复合塑料膜　使用聚乙烯复合塑料膜作为包装材料，适用于机械自动或半自动定量包装中药饮片。

3. 纤维滤纸　使用纤维滤纸作包装袋，适用于煎煮时易煳化而需要做包煎处理的中药饮片，如车前子等。所用滤纸的厚度应大于20μm，平均过滤率应小于12μm，旨在阻拦药材中所含淀粉、果胶等分子量大于5000的成分通过，从而防止药液因煳化导致"溢出"或"焦底"。使用包装滤纸的不足之处是无法看到包装的中药饮片，不便于验收和养护。

4. 无纺布　无纺布可用作替代纤维滤纸。

（1）无纺布袋的优点　用在需包煎的药物时能起到有效的过滤作用。能做降解处理，属环保产品。

（2）无纺布袋的不足　不适合自动和半自动包装使用。调剂时要在需包煎的药物中加放无纺布袋，增加了一道调剂操作程序，并易发生因疏忽而漏放的情况。

5. 汗衫布　传统的 28～32 支纱的汗衫布包替代纤维滤纸袋，但禁止使用纱布包，因为纱布孔隙较大，不能阻拦无效成分通过。如用汗衫布包做包装时，不应直接将饮片放入布包中，而应将饮片先装入较薄、透明的塑料中，不必封口，而只要将袋口折弯，并将此袋与布包一起放入印有标识或无标识而带有色标的包装袋中封口。

（1）汗衫布袋包装的优点　①避免了不放布袋的包装在调剂时需另外发布袋给患者，既可少一道操作，也可防止因疏忽而漏发布袋给患者。②布袋与饮片分离可避免饮片的粉末、颜色污染在白色的布袋上，造成浪费药物又不美观的结果。③能直观地看到包装袋内饮片的质量，便于验收和保养。

（2）汗衫布袋包装的缺点　①不适合自动和半自动包装，包装效率偏低。②包装使用材料多，生产成本偏高。③有的汗衫布可能有漂白剂残留成分。

二、包装方法

根据不同形状、质地的中药饮片，可采取自动、半自动、抽真空和人工四种包装方法。

（一）全自动包装

使用全自动颗粒包装机包装的方法，适用于体积小、颗粒均匀、流动性好的种子类中药饮片包装。

（二）半自动包装

使用半自动包装机包装的方法，适用于密度、比重较大，但片形均匀的根、茎、藤、木类中药饮片包装。

（三）抽真空包装

使用真空包装机，先将中药饮片按定量装入包装袋内，再将单包或数包未封口的药包放入真空包装机内进行排空封口。此类包装方法，适用于不能用常规高温干燥灭菌处理的中药饮片包装，能有效防止中药饮片出现虫蛀、霉变和走油等现象。

（四）人工包装

通过人工用电子秤精确称量后，装入塑料袋中再封口。此类包装方法，适用于体积较大、质地较轻且蓬松的花、草、叶类中药饮片。

三、标签印制

（一）印制原则

应当符合国家药品监督管理部门对药品标签的有关要求。

（二）印制内容

应当包括下列内容：

1. 名称（应以《中国药典》或"炮制规范"所列的标准名称为准，不要印刷异名或别名）。

2. 产地。

3. 规格。

4. 特殊煎煮方法（如先煎、后下、烊化、包煎、冲服等）。

5. 生产批号。

6. 生产日期。

7. 生产企业。

四、色标应用

（一）应用目的

小包装中药饮片的色标应用，是指在小包装中药饮片的包装袋上或标签上，使用不同的颜色来代表不同的规格。

从试点单位的经验看，小包装中药饮片的色标应用，能达到快速识别的目的，方便中药饮片在医院中各个环节的验收和中药饮片处方的调配、复核。

（二）应用原则

1. 醒目　使用的颜色应当醒目，并应当与标签的颜色、内装中药饮片的颜色有明显的区别。

2. 色差大　同一医院使用的不同颜色之间，色差应尽量大，便于识别。

3. 同一规格不同品种使用同一种颜色　同一医院，每种中药饮片的同一规格，应尽量采用相同颜色。

（三）印制方法

1. 将不同的颜色直接印制在小包装中药饮片的包装袋上。如武汉市中医医院的做法是每种中药饮片设定大、中、小三种品规，分别用红色、蓝色、棕色标示。此法适用于透明塑料袋用色带打印标签和在透明塑料袋上印刷专用标签的小包装。

2. 使用多种不同底色的不干胶纸来印制标签，每种颜色代表一种规格。如上海中医药大学附属龙华医院的做法是用蓝底色标签代表 10g、棕底色标签代表 15g，不管什么品种，只要重量一样，颜色就相同。此法适用于全透明塑料袋等加贴标签的小包装。

五、外包装

（一）目的

外包装的目的为方便药物的验收、清点和装斗。

（二）原则

1. 一个中包装、大包装中，只能装一种小包装中药饮片的一个规格，禁止不同品种、同一品种的不同规格混装。

2. 包装量不宜过大，否则容易造成药物积压。

3. 使用色标的，小包装、中包装、大包装上都应当使用色标，并且颜色一致。

（三）包装形式

1. 中包装　一般以每 50～100 袋为 1 个中包装为宜。

2. 大包装　可根据医院实际仓储条件和需求，与供货企业协商确定。

六、注意事项

1. 凡麻醉药（罂粟壳）不得制成小包装中药饮片，在调剂时应当按规定将其他小包装的中药饮片拆包后与麻醉药（罂粟壳）混合后发药，并在调剂时严格按处方剂量临方处理。

2. 凡《中国药典》及"炮制规范"注明"有毒"的中药饮片（非毒性饮片），如白附子、甘遂等，其最大规格的设定，应不超过规定的最大剂量。

3. 毒性中药饮片不得制成小包装中药饮片。

4. 凡不以重量为剂量单位的中药饮片，如灯心草（支、扎）、蜈蚣（条）等，可不设定品规，调剂时应按处方标定的剂量，临方处理。

第四节　小包装中药饮片的操作规程

使用小包装中药饮片进行中药饮片处方调剂，与使用散装中药饮片进行调剂相比，在调剂室的面积安排与布局设计、调剂设备与器具的配备、斗谱的编排及具体的调剂操作规程等方面，需要进行调整，以适应小包装中药饮片的特点，更好地发挥小包装中药饮片的优势。

一、调剂室面积与布局设计

（一）调剂室面积

与散装中药饮片相比，小包装中药饮片因其每个品种都有几个规格，而且每包饮片之间的空隙要比散装的饮片与饮片之间空隙大，单位体积增加。因此，调剂室的面积应相应增加。

小包装中药饮片调剂室面积，可按以下方式计算（供参考）：面积以 $50m^2$ 为基数（M）；处方调剂量以 10 万剂为基数（X）；年实际调剂量（Y）；每 10 万剂/年增加面积 $14m^2$（Z）。其计算式为：$W = Y \div X \times Z + M$。例如，年调剂门诊小包装中药饮片处方 100 万剂（Y），则调剂室面积应为：$100 \div 10 \times 14 + 50 = 190m^2$。部分试点单位通过改革药斗、加快上药频率等，尽量减少了理论计算所需要的面积。

（二）调剂室的布局设计

科学、合理的布局，是提高小包装中药饮片调剂工作效率、创造良好的调剂工作环境的重要前提。小包装中药饮片调剂室的布局设计，应根据本医院所设定小包装中药饮片的品规总数、饮片处方调剂量、调剂人员数等因素确定所需调剂台、药柜、药橱（或货架）等的数量，再根据调剂室的面积及房屋的实际（尺寸）情况，确定调剂台、药柜、药橱的尺寸。如调剂室面积紧张，则药柜、药橱的尺寸可设计得高一点，以充分利用空间，上层可放置一些非常用的品种。

通道的设计也是调剂室布局设计中不可忽视的内容，应根据调剂室的面积、中药饮片处方调剂量及调剂人员数、所用调剂设备（如使用调剂车，通道应适当加宽）、加药车的大小等因素综合考虑。一般主通道以 1.2m 左右、次通道以 1m 左右为宜。

二、调剂室设备及器具

（一）调剂台

调剂室宜有与中药饮片处方调剂量相适应的调剂台。有条件的医院，每个调剂员可设一组调剂台。如因调剂室面积所限，可两个或多个调剂员合用一组，并可采用流水操作的方式，即取药者专事取药，分剂者专事分剂。

调剂台的尺寸，如为一人一组的，一般以长 120～150cm，宽60cm，高90cm 为宜。

调剂台的材质可使用木质或铁质，木质的优点是透气性相对较好。铁质的优点是实际利用的空间相对较大，耐磨性好，密闭性好。

如因调剂室面积所限无法设置调剂台的，可采用调剂车或调剂篮等进行饮片调配。

（二）药柜

调剂室应有与中药饮片处方调剂量相适应的药柜，确保本医院所有小包装中药饮片的各种规格都能够安置。

与散装中药饮片相比，小包装中药饮片除可使用传统的带抽斗的药橱（习称百眼橱）外，可结合医院自身的实际情况，采用药橱、货架多种形式。

（三）其他器具

1. 配药桶　在利用调剂台分剂时，可使用配药桶。配药桶可备大、小两种，小的用于一般处方的调配；大的用于药味多、剂量大的处方的调配。

2. 药袋　一般情况下，纸袋比较适合于不使用调剂台的使用。为节约成本，药袋宜备大小两种，视药味的多少、药量的大小选用合适的药袋。

三、斗谱编排

斗谱编排是否合理，直接影响调剂效率。

（一）斗谱编排原则

1. 通常应将最常用的品规编排在调剂台的周围（不用调剂台

的可编排在调剂路线的最前端），极少使用的品规编排在离调剂台最远的位置（或调剂路线的最远端）。

2. 常用的品规编排在药柜（橱）或货架的中层，非常用的品规编排在药柜（橱）的最上层和最底层。

3. 质坚量重的品种及质地松泡体积较大的品种，宜放置在药柜的底层。

4. 经常连用的药物，如知母和黄柏、天冬和麦冬、生地黄和熟地黄应编排在一起，方便装药与调剂。

（二）斗谱编排方法

斗谱的编排大致有以下四种方法，彼此各有千秋，且互有交叉，各医院可根据实际情况，选择合适的方法进行排列。

1. 从最常用的到非常用的依一定顺序排列，并将药柜（斗）位置编列序号，电子处方（配方清单）的药名可按药柜（斗）的顺序，在每味药名左侧打印药柜（斗）的序号。

2. 根据药用部位排列，处方也按药用部位打印，将药柜（斗）编列序号，电子处方（配方清单）药名左侧亦打印上药柜（斗）的序号（序号的编列与上条类同）。

3. 参照散装中药饮片斗谱编排方法，结合本医院医师用药习惯，先按常用和非常用，再按药用部位及处方中常联用的品种（如知母、黄柏；紫菀、款冬花；山楂、六曲）等因素而编排的方法。上海龙华医院斗谱的编排即采用本办法，本法的优点是调剂效率较高，缺点是调剂人员开始熟悉区位的过程较长。

4. 以全院所有品种（规格）为一套，编排方法按上述三条中任意一种均可，视中药饮片处方量及调剂室面积等情况，设置若干套，部分极少使用的品种（规格）可两套或几套共用。

四、调剂操作

（一）基本原则

使用小包装中药饮片调剂与散装中药饮片调剂有很大差异，操作中应当遵循以下几项原则：

1. 为保证处方的完整性，同时不给患者增加不必要的麻烦，小包装中药饮片调剂时，应当按照处方的剂量，将每味中药饮片分至每剂，不应按每一味小包装中药饮片总包，让患者自己分剂。

2. 小包装中药饮片不宜与散装中药饮片混合使用。

3. 调剂过程中应遵循最少用包原则，如某单位甘草有 3g、6g、9g 三种规格，处方剂量为 9g，应付 9g 一包，而不应付 6g、3g 各一包，更不应付 3 包 3g，以提高调剂效率、减少差错，同时不人为增加小包装中药饮片的加工成本。

（二）操作步骤

科学、合理的调剂操作步骤是确保调剂质量、提高调剂效率、防止和杜绝差错发生的重要环节。

1. 取药 根据处方（或者调剂清单）顺序取药，取药时必须关注包装上的标签内容与内装药物是否一致及药物是否有变质情况。每取一味药须将所需包数数准，取完药后在药名右上角做标记，以示该药已取过。

2. 分剂 使用调剂台的，分剂时可先将药袋套到配药桶上，药配完后把药袋拎起扎好。分剂时应按一定的顺序，每分一味药最好中途不要停顿，以免搞不清停顿前分到哪一剂，也可每分一味药后在处方该药名处做标记。

使用调剂车（调剂篮）的，也可先将药袋放在调剂车上（或调剂篮内），在取药的同时进行分剂，药配完后把药袋扎好。

3. 特殊药物处理　处方中如有需特殊处理的品种，如先煎、后下、包煎、冲服、烊化等，最好使用专用标签（标签内容为"注意：内有需先煎、后下、包煎、冲服、烊化的药物，请仔细阅读说明书并按相应的方法操作"），在相应项目上打勾，并将专用标签贴在外面的药袋上，以提醒患者注意。

4. 自查　处方调配完毕，调剂人员取一剂药自行检查后在处方（配药清单）上签名，然后交复核人员复核。

5. 复核　复核人员依据处方（有医生工作站的可按配方清单）仔细复核。复核时应当既要核对药名，又要核对剂量。复核完毕后，应当在该处方（或配方清单）上签名，并在自己复核过的这一剂药的包装袋上写上患者的姓名，表示这一剂是自己复核过的。

将配方清单的一联或领药证存根（使用手写处方的）固定在外面的药袋上，并在药袋上写上领药号及患者姓名，以防配药清单（领药证存根）掉落后核查。

6. 发药　发药时应严格执行《处方管理办法》之规定，仔细核对患者姓名、药剂数等，收回具医师签章的纸质处方，同时将一份配方清单交患者，以便患者自行核对。

有条件的中药房可针对使用小包装中药饮片配方的特点，开发相应的计算机管理软件，以调控、统一配方操作。

第五节　小包装中药饮片的仓储管理

小包装中药饮片具有一个品种多种规格和分剂量采用包装材料密闭包装的特点，因此在仓储工作中，除按中药饮片常规要求管理外，还应充分注意到它的特殊性。

一、仓储设施

1. 仓储面积　小包装中药饮片的一个品种多种规格的特点，

比散装中药饮片占用更多的仓储面积。同时应综合考虑医院的用药量、小包装中药饮片的品种规格数、门诊住院患者数量，以及近几年的变化情况等，确定医院中药饮片的仓储面积。

小包装中药饮片库、周转库均以 $50m^2$ 为基数，另以中药饮片处方量 10 万剂/年计为基数，每增加 10 万剂/年计，相应增加中药饮片库房面积 $8m^2$、中药饮片周转库面积增加 $10m^2$。

2. 仓库设备和用具配备　小包装中药饮片仓库应配备的设备和用具，与散装中药饮片基本相同。根据试点单位经验，推荐使用多层货架，且每层可设置不同的层高，以方便同种中药饮片的不同规格因用量不同而需要不同的储备量。特别要注意的是，由于小包装中药饮片采用的是密闭包装形式，为保证中药饮片在医院仓储期间不发霉变质等，应设置足够的控温设备，有条件的可设阴凉库。

二、仓储管理工作

仓储管理工作是保证小包装中药饮片质量和供应工作的重要环节，包括采购、入库验收、在库养护、出库验收等环节。其要求与散装中药饮片基本相同，但由于其一个品种多种规格和密闭包装的特点，决定了其管理具有某些特殊性，如对小包装中药饮片仓储货位的合理设置、同一中药饮片不同规格的采购量和仓储量可能不同、仓储温度控制等应充分重视。

1. 货位设置　小包装中药饮片具有一个品种多种规格的特点，货位设置时应当按照品种和规格设置，即不同的中药饮片和相同中药饮片的不同规格均应设置不同的货位，或者同一中药饮片品种的不同规格应视作不同药品来设置货位。货位设置应当相对固定，做到一药一规格一货位。

货位的大小可视每个规格用量大小进行设置，即相同中药饮片的不同规格的用量不尽相同，其货位大小应视实际情况进行调整。对易走油、发霉、虫蛀等易变质的小包装中药饮片，其货位宜设置在单独配备控温设备的仓储空间内，以保证饮片质量。

2. 采购　应当注意同种中药饮片的不同规格用量是不同的。可以依据一定时间段内的出库记录，统计各中药饮片品种的各种规格的使用量，将每种小包装中药饮片按不同品种规格分为常用、非常用、极少使用3种情况，针对不同规格制定具体的采购计划，以保证临床配方需要，并控制库存量。

3. 入库验收　应当包括品种、规格、数量和质量的验收。

不同品种、不同规格，应分别进行。同一品种、同一规格，大、中、小包装应同时验收。

数量验收，应包括所有大包装、中包装的数量，对小包装的数量可根据入库情况进行全部或抽样验收。

质量验收，除按散装中药饮片的要求进行外，应当特别注意对每一小包装的重量差异的测定；同一品种、同一规格，大、中、小包装上的各种标识（包括色标）及标识的一致性的验收。

同一品种、不同规格的小包装中药饮片，应当建立不同账目和货位卡。

4. 在库养护　包括小包装中药饮片的品种、规格、数量、质量和库房温度、湿度监控等。其中因小包装中药饮片采用密闭包装形式，所以在库质量养护和温度、湿度监控尤为重要。质量养护可采用抽样检查药品质量的方法，内容包括含水量、小包装外观及标识是否完整、是否气鼓、是否霉变虫蛀等，有条件的可测定指标性成分含量。在库房的温度控制方面，根据试点单位经验，储存温度比散装中药饮片适当降低为宜。

5. 出库验收　应对小包装中药饮片的品名、规格、数量及包装完整性、内装中药饮片质量（如发霉、变质、虫蛀等）进行出库验收。

6. 出库明细账目和货位卡的记录处理　认真做好小包装中药饮片的出库明细账目和货位卡的处理，要求及时准确地将所有出库小包装中药饮片，按领用部门、品种、规格入账并打印出库单；并在每种小包装中药饮片的每种规格的货位卡上，记录出库日期、出库数量、领药部门。

第八章　中药配方颗粒调剂

第一节　中药配方颗粒的概述

一、中药配方颗粒的概念

中药配方颗粒是由单味中药饮片经一种或多种工艺提取浓缩制成的、供中医临床配方用的颗粒。

中药配方颗粒自在我国生产以来，其名称屡有变化，如被称为单味中药浓缩颗粒剂、单味中药颗粒、颗粒性饮片、免煎中药饮片、新饮片、精制饮片、饮料型饮片、科学中药、粉剂、煮散、免煎汤剂、中药袋煎剂等十多种名称。直至 2001 年 7 月 5 日，国家中医药管理局印发《中药配方颗粒管理暂行规定》将其正式命名为"中药配方颗粒"。

二、中药配方颗粒的历史沿革

中药配方颗粒的研发，最早始于 20 世纪 70 年代的日本，其后韩国和我国台湾地区也开始开发使用这种颗粒，并逐渐被国际市场所接受。

我国从 1993 年开始研究开发中药配方颗粒，并于 1998 年底通过验收。2001 年 11 月国家食品药品监督管理局发布《中药配方颗粒管理暂行规定》，该规定要求自 2001 年 12 月 1 日起将中药配方颗粒纳入中药饮片管理范畴。现在国内已有 5 家合法的中药配方颗粒试点生产企业。

目前中药配方颗粒在北京市、广东省深圳市等多个地区逐步进入基本医保药品目录。

三、中药配方颗粒的使用状况

目前，国内外均有中药配方颗粒及成药颗粒剂。国内中药配方颗粒在临床上是单独使用的，未与成药颗粒剂搭配。国际上已发展到以相当数量的成方颗粒为基础，配备一些单味颗粒，以便随症添加变化。这种情况在我国台湾、韩国、日本、美国（作食品补充剂）、欧洲等国家和地区较为普遍。如台湾胜昌制药厂生产成药颗粒 300 余种，中药配方颗粒 400 余种，日本有单味及成药颗粒各 200 种以上，韩国有 300 种以上的中药配方颗粒。

中药配方颗粒使用时是将每个单味药合而冲之，即冲即服，即所谓"以冲代煎"。

四、中药配方颗粒的临床调剂

研究近年统计数据发现，中药配方颗粒的使用频率与经济效益在逐渐增加。以 2009 年为例，该年度全国中药配方颗粒年试制产量约 2500 吨，年销售额 10.9 亿元人民币，占中药饮片年销售额的 6%，且每年正以 30% 以上的速度递增，正逐步形成产业化趋势。

伴随着其临床应用的增多，对中药配方颗粒的研究探讨正不断深入，对其优势和存在的问题的认识也日趋系统，这势必为中药配方颗粒的长远发展提供有益的借鉴。

五、中药配方颗粒的调剂优势

1. 中药配方颗粒易于贮藏保管，有利于饮片质量的提高　相比于中药饮片日久受自然环境的影响易霉变、走油、生虫的特点，中药配方颗粒一般以单位剂量的小包进行包装，方便运输和贮藏。大小包装上都有批号，符合中药调剂先进先出的原则，且更具操作性，较好地防止库存时间过长而变质。外包装多采用药品专用塑料复合薄膜包装材料，可减少受空气、阳光等自然因素的影响，并可防虫、防潮，减少贮藏保管期内的氧化、变质和再次污染，利于保证调剂质量。

2. 中药配方颗粒调剂提高了工作效率 实行中药配方颗粒调剂，调配人员审方后，按照医师处方将中药配方颗粒进行搭配，省去了调配流程中称量、分剂量、捆扎包等多项操作，提高了工作效率，缩短了患者的取药时间。

3. 中药配方颗粒调剂减小了劳动强度 中药配方颗粒从药库发出后，经核对即可直接上架，养护人员不需对饮片进行翻晒，且配方颗粒多性状规则，剂量较拿饮片亦减轻，在调剂工作中降低了工作人员的劳动强度。

4. 中药配方颗粒调剂提高了调剂准确性，减少称量误差 传统散装饮片调剂多使用戥称手分，逐一调配，故中药在称量、分剂量等环节出现剂量误差的可能性大，调剂质量难保证，也难保证疗效的稳定性。中药配方颗粒根据用药需要和用药习惯制定不同的药品品规，用于组合调配。由于是按袋计量，因而保证了剂量的准确。

5. 中药配方颗粒调剂提高了药品的可追溯性 传统散装中药饮片在流通环节中常存在不同厂家、不同批次等难以避免的产品追溯障碍，而中药配方颗粒的名称、规格、生产厂家、生产日期、生产批号等标识清晰，强化了中药使用的源头保证，减少了用药风险。

6. 中药配方颗粒调剂改善了调剂环境，降低了饮片损耗 相对于传统散装饮片调配时尘土飞扬的外界环境状况，使用中药配方颗粒，极大地减少了药品调配时的粉尘状况，改善了调配环境。同时，中药配方颗粒避免了药斗内的药末沉积、饮片串斗等影响调配效益的状况，降低了损耗。

7. 中药配方颗粒调剂拓展了中药临床应用的范围 中药配方

颗粒因其即冲即饮、以冲代煎的特点，减少了煎服时间，提高了使用效率，利于急症患者的服用。

六、中药配方颗粒调剂遇到的问题

1. 企业间生产工艺不一致，有些中药配方颗粒的有效成分丢失严重，影响了调剂效果　我国最早批准了江阴天江药业、广东一方制药有限公司两家企业试产中药配方颗粒，截至 2010 年全国共有 6 家企业生产中药配方颗粒，但目前尚无全国统一的中药配方颗粒的生产工艺标准，且亦缺乏统一的评价指标。

一般情况下，中药配方颗粒的生产工艺流程需经原材料的筛选与处理、提取、分离、精制、浓缩、干燥、粉碎、制粒、包装等多个工序。提取工艺是否科学合理、是否能把药材饮片所含有效成分最大限度地提取出来，这是制备过程中的难点之一。由于每味中药本身都是多种成分的复合体，提取过程中所选择的指标成分不同，提取工艺就会有很大的区别，由此导致临床疗效差异在所难免。这成为制约临床调剂工作科学性的主要问题。

2. 同品种的规格不统一，难以形成标准化使用规范　由于不同的中药配方颗粒使用者对药品的品规有不同的要求，且各生产企业制定的品规亦存在一定的盲目性，难以形成固定的行业标准，由此制约了中药配方颗粒调剂使用的普遍性。

3. 中药配方颗粒不能充分体现中药炮制的完整性　中药饮片炮制是中药临床调剂的重要内容，但限于目前的中药配方颗粒生产实际，一方面中药配方颗粒炮制品种明显不足，不能满足临床调剂需要，另一方面受限于当前中药饮片炮制机制研究状况，不能充分体现不同炮制品种的功效属性，也成为制约临床调剂的重要问题。

4. 中药配方颗粒制备与传统煎剂制备间的功效差异难以有效跨越是中药临床药学的研究难点　传统汤剂在群药共煎过程中能

产生一系列物理、化学变化，达到相互制约、相互促进、提高药效、降低毒副作用的目的，充分发挥中医方剂中药物之间的配伍作用。中药化学成分是多成分混合物，中药合煎存在溶出、沉淀，甚至产生新的化合物的表面活性剂，有助溶和增溶的作用，促进新的化合物溶出。这也是中医中药所强调的"临床疗效往往体现在复方配伍的综合作用和整体作用上"。

中药配方颗粒却先天不足，研究证明中药汤剂单煎合并液与合煎液在化学成分和药效方面有明显差异，故中药配方颗粒尚无法解决汤剂的药理活性不等于配方颗粒之和，在方剂中起特殊作用的中药不能用配方颗粒替代这一核心争议点。

5. 中药配方颗粒价格相对偏高，制约其临床应用　由于中药配方颗粒生产环节多，制备要求标准较高，及其固有的原辅料成本、人工成本、设备成本和包装成本等，必然导致中药配方颗粒普遍价格较传统饮片高出 20% ~ 40% 或以上，制约了其临床应用。

七、中药配方颗粒的调剂展望

中药配方颗粒作为中药饮片的新形式，其未来发展应该克服以下两个关键性问题。

首先，解决中药配方颗粒与传统汤剂"同药不同效"问题是中药配方颗粒发展的根本命题。如前所述，中药配方颗粒作为中药饮片的新形式，尚不能完全体现中药的复杂性，而这恰是中药一以贯之的确切临床疗效的基础所在，因此中药配方颗粒必须在有效成分等效性研究上取得突破性进展，并以此为基础沟通和界定中药配方颗粒与传统汤剂的共通处和差异性，才能从根源上为中药配方颗粒的应用提供理论支持和现实依据。

其次，形成稳定统一的中药配方颗粒质量评价体系是其广泛应用的前提条件。中药材与中药饮片、药用辅料质量的不稳定性影响中药配方颗粒的质量评价，因此要稳定中药配方颗粒质量，必须加强药材、饮片和辅料的质量控制。增强药材饮片来源的准入控制是保障中药配方颗粒有效成分稳定的决定性因素。而药用辅料是保证药物制剂生产和发展的物质基础，与提高药物的疗效、降低不良反应关系密切，其质量可靠性和多样性是保证剂型和制剂先进性的基础。研发更适宜的新辅料，优选复合辅料的配伍比例，改善中药配方颗粒的生物药剂学性能也成为中药配方颗粒研究的重要前提。

中药配方颗粒的研制，是传统中药饮片改革的一个方面，随着研究的深入，新技术、新设备的引入，中药配方颗粒的研究不断推进，在重视并遵循以中医药理论为指导的同时，积极适应了现代临床用药需求，才能真正推动中药饮片及其新形式调剂的不断发展，使中药真正地走向世界。

第二节　中药配方颗粒的操作规程

参照国家药品监督管理局（现国家食品药品监督管理总局）关于印发《中药配方颗粒管理暂行规定》的通知（国药监注〔2001〕325 号），国家中医药管理局　卫生部（现卫生和计划生育委员会）关于印发《医院中药饮片管理规范》的通知（国中医药发〔2007〕11 号），医疗机构制定中药配方颗粒的使用管理制度。

（一）中药配方颗粒的采购

1. 采购中药配方颗粒，由颗粒剂负责人依据本单位临床用药情况提出计划，经本单位主管工作的负责人审批签字后，依照药品监督管理部门有关规定从合法的供应单位购进。

2. 医院采购中药配方颗粒，应当验证生产经营企业的《药品生产许可证》或《药品经营许可证》《企业法人营业执照》和销售人员的授权委托书、资格证明、身份证，并将复印件存档备查。

3. 医院与供应单位应当签订"质量保证协议书"。

4. 医院应当定期对供应单位供应的中药质量进行评估，并根据评估结果及时调整供应单位和供应方案。

（二）中药配方颗粒的验收

1. 医院对所购的中药配方颗粒，应当按照国家药品标准和省、自治区、直辖市药品监督管理部门制定的标准和规范进行验收，验收不合格的不得入库或者销毁。

2. 购进中药配方颗粒，验收人员应当对品名、产地、生产企业、产品批号、生产日期、有效期、合格标识、质量检验报告书、数量、验收结果及验收日期逐一登记并签字。

（三）中药配方颗粒的保管

1. 中药配方颗粒仓库应当有与使用量相适应的面积，具备通风、调温、调湿、防潮、防虫、防鼠等条件及设施。

2. 中药配方颗粒出入库应当有完整记录。

3. 应当定期进行中药配方颗粒养护检查并记录检查结果。养护中发现质量问题，应当及时上报本单位领导处理并采取相应措施。

（四）中药配方颗粒的调剂发药

中药配方颗粒调剂室应当有与调剂量相适应的面积，配备通风、调温、调湿、防潮、防虫、防鼠、除尘设施，工作场地、操作台面应当保持清洁卫生。

中药饮片调剂室的药斗等储存中药配方颗粒的容器应当排列合理，有品名标签。药品名称应当符合《中国药典》或省、自治区、直辖市药品监督管理部门制定的规范名称。标签和药品要相符。

中药配方颗粒上药时要认真核对，装量适当，不得错装。

鉴于现在的配方颗粒有两种形式（人机混合调配和纯人工调配），所以调配方法不同。机器调配的准确率能达到100%，装量精度：$0.2 \sim 0.5g < 10\%$，$0.5 \sim 1.5g < 8\%$，$1.5 \sim 3g < 7\%$。而小包装的要人工操作，难免会有误差。

第九章　特殊中药的调剂与管理

《中华人民共和国药品管理法》规定："国家对麻醉药品、精神药品、毒性药品、放射性药品，实行特殊的管理办法。"其目的在于正确发挥特殊药品防病治病的积极作用，严防因管理不善或使用不当而造成对人民健康、公共卫生及社会治安的危害。对于需要特殊管理的麻醉中药和毒性中药，在使用中应严格执行国务院颁布的《麻醉药品管理办法》和《毒性药品管理办法》。

第一节　麻醉中药的调剂与管理

麻醉中药是指连续使用后易产生生理依赖性、能成瘾癖的一类中药。中药罂粟壳被列入国务院 1996 年 1 月颁布的《麻醉药品品种目录》。国务院 1987 年 11 月 28 日颁布的《麻醉药品管理办法》是从事麻醉药品研制、生产、经营和使用的法定依据。医疗单位和药品经营企业在经营和使用麻醉中药时应结合本地区的《麻醉药品管理实施办法》执行。

1. 罂粟壳的供应必须根据医疗、教学和科研的需要，有计划地进行。罂粟壳可供医疗单位配方使用和县以上卫生行政部门指定的经营单位凭盖有医疗单位公章的医师处方配方使用，不得零售。麻醉中药罂粟壳每张处方不超过 3 日常用量（3~6g/d），即总共 18g，且不得单包，必须混入群药，防止变相套购。连续使用不得超过 7 日。处方由经营或使用单位留存 2 年备查。

2. 经营和使用单位应加强对罂粟壳的管理，禁止非法使用、贮存、转让或借用罂粟壳。必须指定具备资格的药学技术人员负责罂粟壳的采购、保管和按处方调剂；设专账管理，用具备一定安全设施的专库（柜）保存。罂粟壳出、入库均需两人清点复核。每月将"麻醉药品逐日登记表"的小结记入"麻醉药品保存登记表"内。

3. 使用罂粟壳的医务人员必须是执业医师，经考核能正确使用麻醉药品，由单位所在区（县）卫生局颁发"麻醉药品使用资格证书"，并将签名字样交药剂科备案后方可行使麻醉药品处方权。

无麻醉药品处方权的医师在夜班急救需给患者使用罂粟壳时，可限开1次量，事后需由处方医师所在科室负责人签字，方可销账。

4. 凡使用罂粟壳的患者必须建立病历。开具罂粟壳需使用专用处方。处方应书写完整，字迹清晰，除写清处方一般内容外，必须注明病历号、病名及简要病情，并签写处方医师姓名。

5. 医疗单位调配罂粟壳处方必须由具备资格的药学技术人员调剂，实行双人签章制度。对书写不清、缺项或有疑问的处方，不得调配。每日按处方实际消耗逐一填写"麻醉药品逐日登记表"，并定期转交药库。麻醉药品专用处方应由药剂科留存3年备查。

麻醉药品逐日登记表的内容包括处方日期、科别、患者姓名、病历号、性别、年龄、病名、罂粟壳用法用量、医师姓名。

6. 晚期癌症患者持"麻醉药品专用卡"不受剂量和时间的限制，可连续超量使用。

第二节　有毒中药的调剂与管理

一、有毒中药管理

毒性中药系指毒性剧烈、治疗量与中毒量相近、使用不当会致人中毒或死亡的一类中药。

毒性中药的管理品种，由卫计委会同国家食品药品监督管理总局、国家中医药管理局规定。为加强医疗用毒性药品的管理，保证患者用药的安全有效，防止中毒和死亡事故的发生，国务院1988 年 12 月 27 日颁布了《医疗用毒性药品管理办法》。医疗单位和药品经营企业在经营和使用毒性中药时应结合本地区的《毒性中药管理实施办法》执行。

1. 毒性中药的收购、经营，由各级医药管理部门指定的药品经营单位负责；配方用药由国营药店、医疗单位负责。其他任何单位或个人均不得从事毒性中药的收购、经营和配方业务。

2. 收购、经营、加工、使用毒性中药的单位必须建立健全保管、验收、领发、核对等制度，严防收假、发错，严禁与其他药品混杂，做到入库有验收有复核、出库有发药有复核，划定仓间或仓位，专柜加锁保管，有专人专账管理。

毒性中药的包装容器上必须印有毒药标志。在运输毒性中药的过程中应当采取有效措施，防止发生事故。

3. 凡加工炮制毒性中药，必须按照《中国药典》或者省、自治区、直辖市卫生行政部门制定的炮制规范的规定进行。药材符合药用要求的，方可供应、配方和用于中成药生产。

4. 制备含毒性中药的制剂，必须严格执行制剂工艺操作规程，在本单位检验人员的监督下准确投料，并建立完整的制剂记录，保存 5 年备查。制剂过程中的废弃物，必须妥善处理，不得污染环境。

5. 医疗单位供应和调配毒性中药，凭医师签名的正式处方。每次处方剂量不得超过 2 日极量。

调配处方时必须认真负责，使用与其剂量等级相适应的戥称或天平称量，保证计量准确，按医嘱注明要求调配，并由配方人员和具备资格的药学技术人员复核人员签名（盖章）后方可发出。对处方未注明"生用"的毒性中药，应当付炮制品。如发现处方有疑问时，须经原处方医师审定后再行调配。处方 1 次有效，取药后处方保存 2 年。

6. 特殊管理的毒性中药的品种、用法用量及注意事项见表 9-1。其他品种的用法用量及注意事项参见《中药大辞典》及相关书籍。

表 9-1　毒性中药品种

名称	用法用量	注意事项
砒石 （红砒、 白砒）	内服：0.03 ~ 0.075g，入丸、散用； 外用：研末撒、调敷或入膏药中贴之	有大毒，用时宜慎体虚，孕妇禁用
砒霜	0.009g，入丸、散用；外用适量	不能久服，口服、外用均可引起中毒
雄黄*	0.05 ~ 0.1g，入丸、散用。外用适量，熏涂患处	内服宜慎，不可久用；孕妇禁用
水银	外用适量	不可内服，孕妇禁用
红粉*	外用适量，研极细粉单用或与其他药味配成散剂或制成药捻	本品有毒，只可外用，不可内服。外用亦不宜持久用
轻粉*	内服：0.1 ~ 0.2 克/次，2 次/日，多入丸剂或装胶囊，服后漱口。外用适量，研末掺敷患处	本品有毒，不可过量；内服慎用；孕妇禁用
白降丹	外用适量	不可内服
生马钱子*	0.3 ~ 0.6g，炮制后入丸、散用	不宜生用、多服久服，孕妇禁用
生川乌*	一般炮制后用	生品内服宜慎。不宜与贝母类、半夏、白及、白蔹、天花粉、瓜蒌同用
生草乌*	一般炮制后用	一般不内服。同生川乌
生附子*	3 ~ 15g	孕妇禁用。不宜与半夏、瓜蒌、天花粉、贝母、白蔹、白及同用
雪上一枝蒿	内服：研末，0.062 ~ 0.125g，或浸酒外用，研末调敷	有剧毒，未经炮制，不宜内服；服药期间，忌食生冷、豆类及牛羊肉，孕妇禁用

续表

名称	用法用量	注意事项
生白附子*	外用适量捣烂，熬膏或研末以酒调敷患处	孕妇慎用。生品内服宜慎
生半夏*	3～9g。外用适量，磨汁涂或研末以酒调敷患处	不宜与乌头类药材同用
生天南星*	外用适量，研末涂患处，或捣烂以纱布包擦患处	孕妇禁用；不宜与牵牛子同用
生千金子*	1～2g；去壳、去油用，多入丸、散服。外用适量，捣烂敷患处	孕妇禁用
生甘遂*	0.5～1.5g，炮制后多入丸、散用	孕妇禁用，不宜与甘草同用
生狼毒△	熬膏外敷	不宜与密陀僧同用
生藤黄	0.03～0.06g；外用适量	内服慎用
天仙子*	0.06～0.6g；外用适量	心脏病、心动过速、青光眼患者及孕妇禁用
洋金花*	0.3～0.6g，宜入丸、散。亦可作卷烟燃吸（分次用，每日不超过1.5g）。外用适量	青光眼、外感及痰热咳喘、心动过速、高血压患者及孕妇禁用
闹羊花*	0.6～1.5g，浸酒或入丸、散，外用适量，煎水洗或鲜品捣敷	不宜多服、久服。体虚者及孕妇禁用
斑蝥*	0.03～0.06g，炮制后多入丸、散。外用适量，研末或浸酒，或制成油膏涂敷患处，不宜大面积用	本品有大毒，内服慎用，孕妇禁用
青娘虫	0.05～0.1g，外用适量	体虚及孕妇忌服
红娘虫	0.05～0.1g，外用适量	体虚及孕妇忌服
蟾酥*	0.015～0.03g，多入丸散用。外用适量	孕妇慎用

带＊者为《中国药典》（2010 年版）收载品种；带△者为局颁药品标准收载品种。

二、有关法律责任

擅自生产、收购和经营毒性中药，或药材收购经营单位因混杂、错发毒性中药，给购用单位或个人造成损失，甚至严重事故者；饮片炮制、制剂生产单位因违反工艺操作规程，给购用单位或个人造成损失，甚至严重事故者；零售配方单位因调配错发毒性中药致人伤残或死亡者，均应查明原因，由县以上卫生行政部门执行行政处罚，或经济处罚。对情节严重而构成犯罪的，由司法机关依法追究其刑事责任。

第三节　有毒中药的炮制与管理

中药的炮制是随着中药的发现和应用而产生的，有了中药就有中药的炮制，其历史可追溯到原始社会。有些中药虽有较好的疗效，因其毒性或副作用太大，临床应用不安全。为了达到医疗用药安全，历代对有毒药物的炮制都非常重视，各代都有较好的除毒方法，如川乌有浸、漂、煮、蒸、加辅料等炮制方法，以降低毒性及副作用。有毒中药材不能直接应用于临床，必须经过炮制后，使毒性降低或消失才能用于临床配方。

斑　蝥

【炮制方法】

（1）斑蝥　去头足翅及杂质。

（2）米炒斑蝥　米置锅中加热至冒烟，投入净斑蝥，炒至米呈深黄色，斑蝥挂火色，出锅，筛去米，摊开放凉。

每100kg斑蝥，用米20kg。

【炮制作用】生斑蝥有大毒，气味奇臭，米炒后降低毒性、矫正气味。

【炮制研究】

（1）斑蝥含斑蝥素、脂肪等。

（2）斑蝥米炒后减毒，为有毒物质斑蝥素部分升华的结果，斑蝥素在84℃开始升华，其升华点是110℃。

马 钱 子

【炮制方法】

（1）马钱子 去杂质。

（2）砂炒马钱子 将砂置热锅内，武火加热至灵活状态，投入大小分档的马钱子，炒至药物外皮灰褐色，内部鼓起小泡。取出，筛去砂，放凉，除去绒毛。

【炮制作用】马钱子有大毒，砂炒可降低其毒性，可以使其质地酥脆，便于粉碎及除去绒毛。

【炮制研究】

（1）马钱子中含有生物碱：士的宁和马钱子碱是其主要有效成分，其能够兴奋中枢神经系统和骨骼肌并改善肌肉无力症状；同时两者也是毒性成分，剂量过大，易造成脊髓性强直、角弓反张和呼吸麻痹死亡。

（2）砂炒法以230℃～240℃和3～4分钟为炮制温度和时间。

蕲 蛇

【炮制方法】

（1）生蕲蛇 去头、鳞，切成段。

（2）蕲蛇肉 去头，用酒润透后，除去鳞、骨，干燥。

（3）酒蕲蛇 取蕲蛇段，加酒拌匀，稍闷，置锅内用文火炒干，取出，放凉。

每100kg蕲蛇，用酒20kg。

【炮制作用】蕲蛇去头能消除毒性。本品酒制矫其腥气，并能增强祛风活络作用。

【炮制研究】

（1）蕲蛇主要含蛋白质、脂肪、皂苷。

（2）头部毒腺中含有多量的出血性毒和溶血性毒。被咬伤中毒后，内脏广泛出血，极为危险。故古代医家认为应除去头部使用，以免发生中毒。

川　乌

【炮制方法】

（1）生川乌　取原药材，洗净杂质，晒干。

（2）制川乌　大小个分开，用水浸泡至内无干心，取出，加水煮沸 4～6 小时（或蒸 6～8 小时）至取大个及实心者切开内无白心，口尝微有麻舌感时，取出，晾至六成干，切片，干燥。

【炮制作用】川乌有毒，多外用，制后降低毒性，可供内服。

【炮制研究】

（1）川乌含乌头碱等生物碱。

（2）川乌炮制的减毒原理。

（3）川乌炮制程度，传统经验要求达到口尝无或微有麻舌感。

半　夏

【炮制方法】

（1）生半夏　取原材料，除去杂质，洗净干燥。

（2）清半夏　将备用半夏置锅内，加入白矾水煮，并不断搅拌，2～3 小时，至切开内无白心时，捞出，晾至六成干，切薄片，干燥即得。

（3）姜半夏　按每 100kg 半夏加生姜 25kg、白矾 12.5kg 的比例，取生姜片煎汤，然后加入白矾，再加上述备用半夏共煮，至切开内无白心时，取出，晾至六成干，切薄片，干燥即得。

（4）法半夏　按每 100kg 半夏加甘草 15kg、生石灰 10kg 的比例，取甘草煎汤，再将生石灰投入汤中搅拌，略沉淀，取上清液，将上述备用半夏投入其中，浸泡 4～5 日，至药材变黄，切开内无白心时，捞出，冲洗干净，阴干即得。

【炮制作用】半夏生用辛温有毒，能使人呕吐，咽喉肿痛，失音，多外用。炮制后，一方面降低了毒性，保证用药安全；另一方面采用各种辅料改变了半夏的药性，从而扩大了半夏的应用范围，提高了半夏的疗效。其中清半夏可以增强燥湿化痰作用，姜半夏增强了降逆止呕作用，法半夏增强了燥湿和胃、温化寒痰作用。

【炮制研究】

（1）半夏含挥发油、棕榈酸、植物固醇、生物碱、黏液质、油酸、硬脂酸、亚麻仁酸等。

（2）生半夏有毒，主要表现为对眼、咽喉、声带、胃肠等黏膜的强烈刺激性。半夏的毒性成分不溶于水，不能单独被水漂、姜浸所破坏，也不能在 100℃加热 3 小时完全破坏。白矾能解除半夏的毒性，生姜似有协同止呕作用。半夏止咳和镇吐的有效成分能溶解于热水。也有实验用生姜、白矾、甘草、皂角，均可降低消除半夏的毒性。

天　南　星

【炮制方法】

（1）生天南星　取原材料，除去杂质，洗净，干燥。

（2）制天南星　取天南星，大小分开，清水浸泡，每日换水 2~3 次，如水面起白沫时，换水后每 100kg 加白矾 2kg，泡 1 日，再换水漂至切开口尝微有麻舌感取出。另取白帆、生姜片各 12.5kg，加适量水煮沸，倒入天南星共煮至无干心时取出，除去姜片，晾至 4~6 成干，切薄片。

（3）胆南星　取制天南星细粉，每 100kg 加入净胆汁 400kg （或胆膏粉 400kg 及适量水）拌匀，蒸 60 分钟至透，切块。或取生南星粉加入同样量的净胆汁拌匀，放温暖处，发酵 5~7 日后，再连续蒸或隔水炖 9 昼夜，每 2 小时搅拌 1 次，至呈黑色浸膏状，口尝无麻味为度，晾干。再蒸软切小块。

【炮制作用】

（1）天南星　味苦、辛，性温；有毒。生品辛温燥烈，多外用。也有内服者，以祛风止痉为主。外用治疗痈肿疮疥，蛇虫咬伤。

（2）制南星 毒性降低，燥湿化痰作用增强。多用于顽痰咳嗽。

（3）胆南星 毒性降低，燥烈之性缓和，药性由温转凉，味由辛转苦，功能温化寒痰转为清化热痰。多用于热痰咳喘、癫痫、急惊风。

【炮制研究】

（1）天南星含生物碱、皂苷、安息香酸等。

（2）传统的炮制方法能降低天南星的毒性，但同时也导致了有效成分的流失。

巴　豆

【炮制方法】

（1）生巴豆 暴晒或烘干后去外壳，取仁。

（2）巴豆霜 取净巴豆仁，碾如泥状，里层用纸，外层用布包严，蒸热，压榨去油，反复数次，至药物松散成粉，不再黏结成饼为度。或取净巴豆仁碾细，蒸约半小时，测定脂肪油含量，加入适量淀粉稀释，使脂肪油含量符合规定，混匀过筛，即得。

质量要求：含脂肪油应为18%~20%。

【炮制作用】巴豆味辛，性热，有大毒。具有峻下积滞，逐水消肿，豁痰利咽，蚀疮的功能。生品仅供外用蚀疮。

去油制霜后，降低毒性，缓和其泻下作用，可用于寒积便秘，乳食停滞，腹水，二便不通等。

【炮制研究】巴豆中含有巴豆毒素，属一种毒性球蛋白。加热到110℃失活，毒性即可消失。口服巴豆油半滴，即产生口腔、咽及胃部灼热感，并有催吐作用。至肠内水解产生巴豆酸，刺激肠黏膜，促进肠蠕动，引起剧烈腹泻。

蜈 蚣

【炮制方法】

（1）蜈蚣 取原材料，除去竹片及头足，用时折断或捣碎。

（2）焙蜈蚣 取净蜈蚣，除去头足，用文火焙至黑褐色脆时，放凉。

【炮制作用】蜈蚣生品有毒，多外用，焙后能降低毒性，便于粉碎。

【炮制研究】

（1）蜈蚣含两类似蜂毒的有毒成分，即组织胺样物质及溶血蛋白质；此外尚含有酪氨酸、亮氨酸、蚁酸、脂肪油、胆固醇等。

（2）有人主张蜈蚣使用时，应全体入药。

朱 砂

【炮制方法】

朱砂粉 取原材料，用磁铁吸尽铁屑，置乳钵内，加适量清水研磨成糊状，然后加多量清水搅拌，倾取混悬液。下沉的粗粉再如上法，反复操作多次，直至手捻细腻，无亮星为止，弃去杂质，合并混悬液，静置后倾去上面的清水，取沉淀晾干，再研细即可。

【炮制作用】朱砂有毒，不入煎剂，经水飞后能使药物达到纯净极细，便于制剂及服用。同时还可以降低毒性。

【炮制研究】

（1）朱砂主含硫化汞（HgS）。

（2）水飞可降低游离汞和可溶性汞的含量，降低毒性。

雄 黄

【炮制方法】

雄黄粉 取净雄黄粉加适量清水共研至细，加多量清水搅拌，倾取混悬液，下沉部分再如上法反复多次，除去杂质，合并混悬液，静置后分取沉淀，晾干，研细。

【炮制作用】雄黄有毒，水飞后使药物达到极细和纯净，降低毒性，便于制剂。

【炮制研究】

（1）雄黄主含硫化砷（As_2S_2）。

（2）水飞炮制的雄黄所含可溶性砷量比其他方法更低。

第四节　贵细中药的调剂与管理

贵重药品没有一个很确切的含义，也没有一个确切的品名范围。它一般是指某些疗效显著，来源特殊或生产年限长、产量稀少、价格昂贵和市场紧缺的药物。在市场管理方面，国家有关部门确定麝香等 34 种中药材为贵重中药材。对此类药品的管理目的是确保它们根据临床需要使用，防止发生丢失或其他原因给国家集体财产造成损失。因此，应根据有关规定，结合本单位实际情况，对贵重药品品名的确定、领取、使用、保管等做出一些具体规定，以规范有关工作人员的作为，增强其责任心。该规定涉及内容应包括：

1. 贵重药品品名由药剂科会同财务科提出，交院药事委员会审定。少数品种需限定使用范围或单位时间内使用量者，由药剂科提出，报批后由调剂室具体执行。

2. 列入贵重药品品名范围内的药品均应分品种、规格上专用账册，凭处方消耗，定期盘存清点，发现短缺及时查找原因。确定相应的短缺赔偿等规定。

3. 以克为单位的贵重药品（多指中药材及饮片），应实行专人、专柜加锁、专账册的"三专"管理。所谓"专人"可根据调剂室工作人员数确定，一般为总人数的 40% ~ 60%。领取时，由专管人填写请领单，自行领取规定的或适当的量，必要时应检查包装标示量与实际装量有无差异，领回即按品种与规格、单价上专用账册。

4. 以瓶（盒）为单位的贵重药品（多指中成药）也应实行"三专"管理，但为了工作方便，在专管人不当班时，由专管人与当班负责人共同清点，并填写有双人签字的交接单，定品名、定位、定量取出存放于非加锁橱柜架上。专管人上班后，再行清点处方与实物，无误后填写交接单，双方签名。每次取出的品种和规格不宜过多，以常用为主，次常用为辅，每个品种和规格一般为 2 日常用量。领取、上账同上。

5. 贵重药品的使用必须坚持优先供急、重症，优先饮片配方使用的原则。

6. 贵重药品处方不得涂改。特殊情况更改者，原处方医师应在更改处签字方能调配。

7. 贵重药品计价必须在其品名右上角标明其等级规格，以便于调配。

8. 贵重药品处方由专管人分品名、规格存放，定期盘点后，装订成册，做好封面，该封面除处方张数、总金额外，还应有品种、规格数量和金额。

附录

中药调剂相关法律法规

中药临床调剂是一项负有法律责任的专业操作技术。在临床调剂过程中，应该掌握一定的法律知识，以保障医患双方的责任和权利。现摘录部分中药调剂相关法律法规，以供参考。

一、中华人民共和国药品管理法

(1984 年 9 月 20 日第五届全国人民代表大会常务委员会第七次会议通过，2001 年 2 月 28 日第九届全国人民代表大会常务委员会第二十次会议修订)

第三章　药品经营企业管理

第十九条　药品经营企业销售药品必须准确无误，并正确说明用法、用量和注意事项；调配处方必须经过核对，对处方所列药品不得擅自更改或者代用。对有配伍禁忌或者超剂量的处方，应当拒绝调配；必要时，经处方医师更正或者重新签字，方可调配。

药品经营企业销售中药材，必须标明产地。

第四章　医疗机构的药剂管理

第二十七条　医疗机构的药剂人员调配处方，必须经过核对,对处方所列药品不得擅自更改或者代用。对有配伍禁忌或者超剂量的处方,应当拒绝调配;必要时,经处方医师更正或者重新签字,方可调配。

二、中华人民共和国药品管理法实施条例

(中华人民共和国国务院令第 360 号:《中华人民共和国药品管理法实施条例》,自 2002 年 9 月 15 日起施行)

第四章　医疗机构的药剂管理

第二十五条　医疗机构审核和调配处方的药剂人员必须是依法经资格认定的药学技术人员。

第二十七条　医疗机构向患者提供的药品应当与诊疗范围相适应,并凭执业医师或者执业助理医师的处方调配。

计划生育技术服务机构采购和向患者提供药品,其范围应当与经批准的服务范围相一致,并凭执业医师或者执业助理医师的处方调配。

三、处方管理办法

(中华人民共和国卫生部令第 53 号:《处方管理办法》已于 2006 年 11 月 27 日经卫生部部务会议讨论通过,现予发布,自 2007 年 5 月 1 日起施行)

第一章　总　　则

第一条　为规范处方管理,提高处方质量,促进合理用药,保障医疗安全,根据《执业医师法》《药品管理法》《医疗机构管理条例》《麻醉药品和精神药品管理条例》等有关法律、法规,

制定本办法。

第二条　本办法所称处方，是指由注册的执业医师和执业助理医师（以下简称医师）在诊疗活动中为患者开具的、由取得药学专业技术职务任职资格的药学专业技术人员（以下简称药师）审核、调配、核对，并作为患者用药凭证的医疗文书。处方包括医疗机构病区用药医嘱单。

本办法适用于与处方开具、调剂、保管相关的医疗机构及其人员。

第三条　卫生部负责全国处方开具、调剂、保管相关工作的监督管理。

县级以上地方卫生行政部门负责本行政区域内处方开具、调剂、保管相关工作的监督管理。

第四条　医师开具处方和药师调剂处方应当遵循安全、有效、经济的原则。处方药应当凭医师处方销售、调剂和使用。

第二章　处方管理的一般规定

第五条　处方标准由卫生部统一规定，处方格式由省、自治区、直辖市卫生行政部门（以下简称省级卫生行政部门）统一制定，处方由医疗机构按照规定的标准和格式印制。

第六条　处方书写应当符合下列规则：

（一）患者一般情况、临床诊断填写清晰、完整，并与病历记载相一致。

（二）每张处方限于一名患者的用药。

（三）字迹清楚，不得涂改；如需修改，应当在修改处签名并注明修改日期。

（四）药品名称应当使用规范的中文名称书写，没有中文名称的可以使用规范的英文名称书写；医疗机构或者医师、药师不得自行编制药品缩写名称或者使用代号；书写药品名称、剂量、规格、用法、用量要准确规范，药品用法可用规范的中文、英文、拉丁文或者缩写体书写，但不得使用"遵医嘱""自用"等含糊不清字句。

（五）患者年龄应当填写实足年龄，新生儿、婴幼儿写日、月龄，必要时要注明体重。

（六）西药和中成药可以分别开具处方，也可以开具一张处方，中药饮片应当单独开具处方。

（七）开具西药、中成药处方，每一种药品应当另起一行，每张处方不得超过5种药品。

（八）中药饮片处方的书写，一般应当按照"君、臣、佐、使"的顺序排列；调剂、煎煮的特殊要求注明在药品右上方，并加括号，如布包、先煎、后下等；对饮片的产地、炮制有特殊要求的，应当在药品名称之前写明。

（九）药品用法用量应当按照药品说明书规定的常规用法用量使用，特殊情况需要超剂量使用时，应当注明原因并再次签名。

（十）除特殊情况外，应当注明临床诊断。

（十一）开具处方后的空白处画一斜线以示处方完毕。

（十二）处方医师的签名式样和专用签章应当与院内药学部门留样备查的式样相一致，不得任意改动，否则应当重新登记留样备案。

第七条　药品剂量与数量用阿拉伯数字书写。剂量应当使用法定剂量单位：重量以克（g）、毫克（mg）、微克（μg）、纳克（ng）为单位；容量以升（L）、毫升（ml）为单位；国际单位（IU）、单位（U）；中药饮片以克（g）为单位。

片剂、丸剂、胶囊剂、颗粒剂分别以片、丸、粒、袋为单位；溶液剂以支、瓶为单位；软膏及乳膏剂以支、盒为单位；注射剂以支、瓶为单位，应当注明含量；中药饮片以剂为单位。

第三章　处方权的获得

第八条　经注册的执业医师在执业地点取得相应的处方权。

经注册的执业助理医师在医疗机构开具的处方，应当经所在执业地点执业医师签名或加盖专用签章后方有效。

第九条　经注册的执业助理医师在乡、民族乡、镇、村的医疗机构独立从事一般的执业活动，可以在注册的执业地点取得相应的处方权。

第十条　医师应当在注册的医疗机构签名留样或者专用签章备案后，方可开具处方。

第十一条　医疗机构应当按照有关规定，对本机构执业医师和药师进行麻醉药品和精神药品使用知识和规范化管理的培训。执业医师经考核合格后取得麻醉药品和第一类精神药品的处方权，药师经考核合格后取得麻醉药品和第一类精神药品调剂资格。

医师取得麻醉药品和第一类精神药品处方权后，方可在本机构开具麻醉药品和第一类精神药品处方，但不得为自己开具该类药品处方。药师取得麻醉药品和第一类精神药品调剂资格后，方可在本机构调剂麻醉药品和第一类精神药品。

第十二条　试用期人员开具处方，应当经所在医疗机构有处方权的执业医师审核、并签名或加盖专用签章后方有效。

第十三条　进修医师由接收进修的医疗机构对其胜任本专业工作的实际情况进行认定后授予相应的处方权。

第四章　处方的开具

第十四条　医师应当根据医疗、预防、保健需要，按照诊疗规范、药品说明书中的药品适应证、药理作用、用法、用量、禁忌、不良反应和注意事项等开具处方。

开具医疗用毒性药品、放射性药品的处方应当严格遵守有关法律、法规和规章的规定。

第十五条　医疗机构应当根据本机构性质、功能、任务，制定药品处方集。

第十六条　医疗机构应当按照经药品监督管理部门批准并公布的药品通用名称购进药品。同一通用名称药品的品种，注射剂型和口服剂型各不得超过 2 种，处方组成类同的复方制剂 1～2 种。因特殊诊疗需要使用其他剂型和剂量规格药品的情况除外。

第十七条　医师开具处方应当使用经药品监督管理部门批准并公布的药品通用名称、新活性化合物的专利药品名称和复方制剂药品名称。

医师开具院内制剂处方时应当使用经省级卫生行政部门审核、药品监督管理部门批准的名称。

医师可以使用由卫生部公布的药品习惯名称开具处方。

第十八条　处方开具当日有效。特殊情况下需延长有效期的，由开具处方的医师注明有效期限，但有效期最长不得超过 3 天。

第十九条　处方一般不得超过 7 日用量；急诊处方一般不得超过 3 日用量；对于某些慢性病、老年病或特殊情况，处方用量可适当延长，但医师应当注明理由。

医疗用毒性药品、放射性药品的处方用量应当严格按照国家有关规定执行。

第二十条　医师应当按照卫生部制定的麻醉药品和精神药品临床应用指导原则，开具麻醉药品、第一类精神药品处方。

第二十一条　门（急）诊癌症疼痛患者和中、重度慢性疼痛患者需长期使用麻醉药品和第一类精神药品的，首诊医师应当亲自诊查患者，建立相应的病历，要求其签署《知情同意书》。

病历中应当留存下列材料复印件：

（一）二级以上医院开具的诊断证明。

（二）患者户籍簿、身份证或者其他相关有效身份证明文件。

（三）为患者代办人员身份证明文件。

第二十二条　除需长期使用麻醉药品和第一类精神药品的门（急）诊癌症疼痛患者和中、重度慢性疼痛患者外，麻醉药品注射剂仅限于医疗机构内使用。

第二十三条　为门（急）诊患者开具的麻醉药品注射剂，每张处方为 1 次常用量；控缓释制剂，每张处方不得超过 7 日常用量；其他剂型，每张处方不得超过 3 日常用量。

第一类精神药品注射剂，每张处方为 1 次常用量；控缓释制剂，每张处方不得超过 7 日常用量；其他剂型，每张处方不得超过 3 日常用量。哌甲酯用于治疗儿童多动症时，每张处方不得超过 15 日常用量。

第二类精神药品一般每张处方不得超过 7 日常用量；对于慢性病或某些特殊情况的患者，处方用量可以适当延长，医师应当注明理由。

第二十四条　为门（急）诊癌症疼痛患者和中、重度慢性疼痛患者开具的麻醉药品、第一类精神药品注射剂，每张处方不得超过 3 日常用量；控缓释制剂，每张处方不得超过 15 日常用量；其他剂型，每张处方不得超过 7 日常用量。

第二十五条　为住院患者开具的麻醉药品和第一类精神药品处方应当逐日开具，每张处方为 1 日常用量。

第二十六条　对于需要特别加强管制的麻醉药品，盐酸二氢埃托啡处方为 1 次常用量，仅限于二级以上医院内使用；盐酸哌替啶处方为 1 次常用量，仅限于医疗机构内使用。

第二十七条　医疗机构应当要求长期使用麻醉药品和第一类精神药品的门（急）诊癌症患者和中、重度慢性疼痛患者，每 3 个月复诊或者随诊 1 次。

第二十八条　医师利用计算机开具、传递普通处方时，应当同时打印出纸质处方，其格式与手写处方一致；打印的纸质处方经签名或者加盖签章后有效。药师核发药品时，应当核对打印的纸质处方，无误后发给药品，并将打印的纸质处方与计算机传递处方同时收存备查。

第五章　处方的调剂

第二十九条　取得药学专业技术职务任职资格的人员方可从事处方调剂工作。

第三十条　药师在执业的医疗机构取得处方调剂资格。药师签名或者专用签章式样应当在本机构留样备查。

第三十一条　具有药师以上专业技术职务任职资格的人员负责处方审核、评估、核对、发药及安全用药指导；药士从事处方调配工作。

第三十二条　药师应当凭医师处方调剂处方药品，非经医师处方不得调剂。

第三十三条　药师应当按照操作规程调剂处方药品：认真审核处方，准确调配药品，正确书写药袋或粘贴标签，注明患者姓名和药品名称、用法、用量，包装；向患者交付药品时，按照药品说明书或者处方用法，进行用药交代与指导，包括每种药品的用法、用量、注意事项等。

第三十四条　药师应当认真逐项检查处方前记、正文和后记书写是否清晰、完整，并确认处方的合法性。

第三十五条　药师应当对处方用药适宜性进行审核，审核内容包括：

（一）规定必须做皮试的药品，处方医师是否注明过敏试验及结果的判定。

（二）处方用药与临床诊断的相符性。

（三）剂量、用法的正确性。

（四）选用剂型与给药途径的合理性。

（五）是否有重复给药现象。

（六）是否有潜在临床意义的药物相互作用和配伍禁忌。

（七）其他用药不适宜情况。

第三十六条　药师经处方审核后，认为存在用药不适宜时，应当告知处方医师，请其确认或者重新开具处方。

药师发现严重不合理用药或者用药错误，应当拒绝调剂，及时告知处方医师，并应当记录，按照有关规定报告。

第三十七条　药师调剂处方时必须做到"四查十对"：查处方，对科别、姓名、年龄；查药品，对药名、剂型、规格、数量；查配伍禁忌，对药品性状、用法用量；查用药合理性，对临床诊断。

第三十八条　药师在完成处方调剂后，应当在处方上签名或者加盖专用签章。

第三十九条　药师应当对麻醉药品和第一类精神药品处方，按年月日逐日编制顺序号。

第四十条　药师对于不规范处方或者不能判定其合法性的处方，不得调剂。

第四十一条　医疗机构应当将本机构基本用药供应目录内同类药品相关信息告知患者。

第四十二条　除麻醉药品、精神药品、医疗用毒性药品和儿科处方外，医疗机构不得限制门诊就诊人员持处方到药品零售企业购药。

第六章　监督管理

第四十三条　医疗机构应当加强对本机构处方开具、调剂和保管的管理。

第四十四条　医疗机构应当建立处方点评制度，填写处方评价表（附件2），对处方实施动态监测及超常预警，登记并通报不合理处方，对不合理用药及时予以干预。

第四十五条　医疗机构应当对出现超常处方3次以上且无正当理由的医师提出警告，限制其处方权；限制处方权后，仍连续

2 次以上出现超常处方且无正当理由的，取消其处方权。

第四十六条　医师出现下列情形之一的，处方权由其所在医疗机构予以取消：

（一）被责令暂停执业。

（二）考核不合格离岗培训期间。

（三）被注销、吊销执业证书。

（四）不按照规定开具处方，造成严重后果的。

（五）不按照规定使用药品，造成严重后果的。

（六）因开具处方牟取私利。

第四十七条　未取得处方权的人员及被取消处方权的医师不得开具处方。未取得麻醉药品和第一类精神药品处方资格的医师不得开具麻醉药品和第一类精神药品处方。

第四十八条　除治疗需要外，医师不得开具麻醉药品、精神药品、医疗用毒性药品和放射性药品处方。

第四十九条　未取得药学专业技术职务任职资格的人员不得从事处方调剂工作。

第五十条　处方由调剂处方药品的医疗机构妥善保存。普通处方、急诊处方、儿科处方保存期限为 1 年，医疗用毒性药品、第二类精神药品处方保存期限为 2 年，麻醉药品和第一类精神药品处方保存期限为 3 年。

处方保存期满后，经医疗机构主要负责人批准、登记备案，方可销毁。

第五十一条　医疗机构应当根据麻醉药品和精神药品处方开具情况，按照麻醉药品和精神药品品种、规格对其消耗量进行专册登记，登记内容包括发药日期、患者姓名、用药数量。专册保存期限为 3 年。

第五十二条　县级以上地方卫生行政部门应当定期对本行政区域内医疗机构处方管理情况进行监督检查。

县级以上卫生行政部门在对医疗机构实施监督管理过程中，发现医师出现本办法第四十六条规定情形的，应当责令医疗机构取消医师处方权。

第五十三条　卫生行政部门的工作人员依法对医疗机构处方管理情况进行监督检查时，应当出示证件；被检查的医疗机构应当予以配合，如实反映情况，提供必要的资料，不得拒绝、阻碍、隐瞒。

第七章　法律责任

第五十四条　医疗机构有下列情形之一的，由县级以上卫生行政部门按照《医疗机构管理条例》第四十八条的规定，责令限期改正，并可处以 5000 元以下的罚款；情节严重的，吊销其《医疗机构执业许可证》：

（一）使用未取得处方权的人员、被取消处方权的医师开具处方的。

（二）使用未取得麻醉药品和第一类精神药品处方资格的医师开具麻醉药品和第一类精神药品处方的。

（三）使用未取得药学专业技术职务任职资格的人员从事处方调剂工作的。

第五十五条　医疗机构未按照规定保管麻醉药品和精神药品处方，或者未依照规定进行专册登记的，按照《麻醉药品和精神药品管理条例》第七十二条的规定，由设区的市级卫生行政部门责令限期改正，给予警告；逾期不改正的，处 5000 元以上 1 万元以下的罚款；情节严重的，吊销其印鉴卡；对直接负责的主管人员和其他直接责任人员，依法给予降级、撤职、开除的处分。

第五十六条　医师和药师出现下列情形之一的，由县级以上卫生行政部门按照《麻醉药品和精神药品管理条例》第七十三条的规定予以处罚：

（一）未取得麻醉药品和第一类精神药品处方资格的医师擅自开具麻醉药品和第一类精神药品处方的。

（二）具有麻醉药品和第一类精神药品处方医师未按照规定开具麻醉药品和第一类精神药品处方，或者未按照卫生部制定的麻醉药品和精神药品临床应用指导原则使用麻醉药品和第一类精神药品的。

（三）药师未按照规定调剂麻醉药品、精神药品处方的。

第五十七条　医师出现下列情形之一的，按照《执业医师法》第三十七条的规定，由县级以上卫生行政部门给予警告或者责令暂停六个月以上一年以下执业活动；情节严重的，吊销其执业证书：

（一）未取得处方权或者被取消处方权后开具药品处方的。

（二）未按照本办法规定开具药品处方的。

（三）违反本办法其他规定的。

第五十八条　药师未按照规定调剂处方药品，情节严重的，由县级以上卫生行政部门责令改正、通报批评，给予警告；并由所在医疗机构或者其上级单位给予纪律处分。

第五十九条　县级以上地方卫生行政部门未按照本办法规定履行监管职责的，由上级卫生行政部门责令改正。

第八章　附　　则

第六十条　乡村医生按照《乡村医生从业管理条例》的规定，在省级卫生行政部门制定的乡村医生基本用药目录范围内开具药品处方。

第六十一条　本办法所称药学专业技术人员，是指按照卫生部《卫生技术人员职务试行条例》规定，取得药学专业技术职务任职资格人员，包括主任药师、副主任药师、主管药师、药师、药士。

第六十二条　本办法所称医疗机构，是指按照《医疗机构管理条例》批准登记的从事疾病诊断、治疗活动的医院、社区卫生服务中心（站）、妇幼保健院、卫生院、疗养院、门诊部、诊所、卫生室（所）、急救中心（站）、专科疾病防治院（所、站）及护理院（站）等医疗机构。

第六十三条　本办法自 2007 年 5 月 1 日起施行。《处方管理办法（试行）》（卫医发〔2004〕269 号）和《麻醉药品、精神药品处方管理规定》（卫医法〔2005〕436 号）同时废止。

四、药品经营质量管理规范

（局令第 20 号：《药品经营质量管理规范》于 2000 年 3 月 17 日经国家药品监督管理局局务会审议通过，自 2000 年 7 月 1 日起施行）

第二节　人员与培训

第十二条　企业质量管理机构的负责人，应是执业药师或具有相应的药学专业技术职称，并能坚持原则、有实践经验，可独立解决经营过程中的质量问题。

第六节　销售与服务

第八十一条　销售药品时，处方要经执业药师或具有药师以上（含药师和中药师）职称的人员审核后方可调配和销售。对处方所列药品不得擅自更改或代用。对有配伍禁忌或超剂量的处方，应当拒绝调配、销售，必要时，需经原处方医生更正或重新签字方可调配和销售。审核、调配或销售人员均应在处方上签字或盖章，处方按有关规定保存备查。

第八十二条　药品拆零销售使用的工具、包装袋应清洁和卫生，出售时应在药袋上写明药品名称、规格、服法、用量、有效期等内容。

第八十三条　销售特殊管理的药品，应严格按照国家有关规定，凭盖有医疗单位公章的医生处方限量供应，销售及复核人员均应在处方上签字或盖章，处方保存两年。

五、药品经营质量管理规范实施细则

（国家食品药品监督管理局：为贯彻实施《药品经营质量管理规范》，根据《规范》的有关规定，制定本细则，药品批发和零售连锁企业应按照依法批准的经营方式和经营范围，从事药品经营活动，该细则自2000年11月16日起施行）

第二节　人员与培训

第九条　药品批发和零售连锁企业质量管理工作的负责人，大中型企业应具有主管药师（含主管药师、主管中药师）或药学相关专业（指医学、生物、化学等专业，下同）工程师（含）以上的技术职称；小型企业应具有药师（含药师、中药师）或药学相关专业助理工程师（含）以上的技术职称；跨地域连锁经营的零售连锁企业质量管理工作负责人，应是执业药师。

第十条　药品批发和零售连锁企业质量管理机构的负责人，应是执业药师或符合本细则第九条的相应条件。

第三节　设施和设备

第六十二条　药品零售企业和零售连锁门店应配备完好的衡器及清洁卫生的药品调剂工具、包装用品，并根据需要配置低温保存药品的冷藏设备。

第六节　销售与服务

第七十二条　药品零售企业和零售连锁门店应按国家药品分类管理的有关规定销售药品。

（一）营业时间内，应有执业药师或药师在岗，并佩戴标明姓名、执业药师或其技术职称等内容的胸卡。

（二）销售药品时，应由执业药师或药师对处方进行审核并签字后，方可依据处方调配、销售药品。无医师开具的处方不得销售处方药。

（三）处方药不应采用开架自选的销售方式。

（四）非处方药可不凭处方出售。但如顾客要求，执业药师或药师应负责对药品的购买和使用进行指导。

（五）药品销售不得采用有奖销售、附赠药品或礼品销售等方式。

第七十三条　药品零售企业和零售连锁门店销售的中药饮片应符合炮制规范，并做到计量准确。

六、进口药品管理办法

[国家食品药品监督管理局令（第4号）：《药品进口管理办法》经过国家食品药品监督管理局、中华人民共和国海关总署审议通过，现予发布，自2004年1月1日起实施]

第二章　进口药品的注册

第五条　国家对进口药品实行注册制度。凡进口的药品，必须具有卫生部核发的《进口药品注册证》。《进口药品注册证》对该证载明的品名和生产国家、厂商有效。

医疗特需或国内生产不能满足医疗需要，但又尚未取得《进口药品注册证》的品种，进口单位需报经卫生部审查批准，发给《1次性进口药品批件》。《1次性进口药品批件》只对该批件载明的品名、生产厂商、数量、期限和口岸药检所有效。

第七条　申请《进口药品注册证》需报送以下资料：

1. 药品生产国卫生当局签发的批准该药品生产、销售、出口及符合药品生产质量管理规范（GMP）的证明文件，且附中文译本。

2. 专利品证明文件。

3. 药品说明书及中文译本。

4. 技术资料：

（1）药品处方，包括活性成分、辅料的名称（包括非专利名、商品名和化学名）和用量等。

（2）药品生产方法。

（3）药品质量标准及检验方法，并附中文译本。

（4）药品的药理、毒理实验摘要及文献资料。

（5）药品的临床资料，包括适应证、剂量、给药途径、与其他药物的配伍作用、毒副反应、禁忌证和注意事项等。

（6）药品的稳定性实验资料。

5. 药品实样。

6. 包装材料和包装样本。

七、医疗用毒性药品管理办法

［中华人民共和国国务院令（第23号）：《医疗用毒性药品管理办法》已经1988年11月15日国务院第二十五次常务会议通过，现予发布施行］

第九条　医疗单位供应和调配毒性药品，凭医生签名的正式处方。国营药店供应和调配毒性药品，凭盖有医生所在的医疗单位公章的正式处方。每次处方剂量不得超过两日极量。

调配处方时，必须认真负责，计量准确，按医嘱注明要求，并由配方人员及具有药师以上技术职称的复核人员签名盖章后方可发出。对处方未注明"生用"的毒性中药，应当付炮制品。如发现处方有疑问时，须经原处方医生重新审定后再行调配。处方1次有效，取药后处方保存两年备查。

附：

毒性药品管理品种

一、毒性中药品种

砒石（红砒、白砒）　砒霜　水银　生马前子　生川乌　生

草乌　生白附子　生附子　生半夏　生南星　生巴豆　斑蝥　青娘虫　红娘虫　生甘遂　生狼毒　生藤黄　生千金子　生天仙子闹阳花　雪上一枝蒿　红升丹　白降丹　蟾酥　洋金花　红粉轻粉　雄黄

二、西药毒药品种

去乙酰毛花苷丙　阿托品　洋地黄毒苷　氢溴酸后马托品三氧化二砷　毛果芸香碱　升汞　水杨酸毒扁豆碱　亚砷酸钾氢溴酸东莨菪碱　士的宁

八、麻醉药品管理办法

(1987 年 11 月 28 日中华人民共和国国务院发布)

第二十五条　使用麻醉药品的医务人员必须具有医师以上专业技术职务并经考核能正确使用麻醉药品。

进行计划生育手术的医务人员经考核能正确使用麻醉药品的，进行手术期间有麻醉药品处方权。

第二十六条　麻醉药品的每张处方注射剂不得超过两日常用量，片剂、酊剂、糖浆剂等不超过三日常用量，连续使用不得超过七天。麻醉药品处方应书写完整，字迹清晰，签字开方医生姓名，配方应严格核对，配方和核对人员均应签名，并建立麻醉药品处方登记册。医务人员不得为自己开处方使用麻醉药品。

第二十七条　经县以上医疗单位诊断确需使用麻醉药品止痛的危重患者，可由县以上卫生行政部门指定的医疗单位凭医疗诊断书和户籍簿核发《麻醉药品专用卡》，患者凭专用卡到指定医疗单位按规定开方配药。由于持《麻醉药品专用卡》的患者用药增加，医疗单位每季度供应限量不足时，经所在地卫生行政部门的上一级卫生行政部门批准后，可增加供应量。

第二十八条　医疗单位应加强对麻醉药品的管理。禁止非法使用、储存、转让或借用麻醉药品。医疗单位要有专人负责，专柜加锁，专用账册，专用处方，专册登记。处方保存三年备查。医疗单位对违反规定、滥用麻醉药品者有权拒绝发药，并及时向当地卫生行政部门报告。

第二十九条　因抢救患者急需麻醉药品的，有关医疗单位和麻醉药品经营单位应立即迅速办理，但只限于该病例 1 次性使用剂量，手续不完备的，可事后补办。

九、精神药品管理办法

（中华人民共和国国务院令第 24 号：《精神药品管理办法》已经 1988 年 11 月 15 日国务院第二十五次常务会议通过，现予发布施行）

第三章　精神药品的供应

第十条　第一类精神药品只限供应县以上卫生行政部门指定的医疗单位使用，不得在医药门市部零售。第二类精神药品可供各医疗单位使用，医药门市部应当凭盖有医疗单位公章的医生处方零售。处方应留存两年备查。

医疗单位购买第一类精神药品，需持县以上卫生行政部门核发的《精神药品购用卡》在指定的经营单位购买。

《精神药品购用卡》同卫生部统一制定。

第五章　精神药品的使用

第十五条　医生应当根据医疗需要合理使用精神药品，严禁滥用。除特殊需要外，第一类精神药品的处方，每次不超过三日常用量，第二类精神药品的处方，每次不超过七日常用量。处方应当留存两年备查。

第十六条　精神药品的处方必须载明患者的姓名、年龄、性别、药品名称、剂量、用法等。

精神药品的经营单位和医疗单位对精神药品的购买证明、处方不得涂改。

第十七条　精神药品的经营单位和医疗单位应当建立精神药品收支账目，按季度盘点，做到账物相符，发现问题应当立即报告当地卫生行政部门，卫生行政部门应当及时查处。

医疗单位购买的精神药品只准在本单位使用，不得转售。

十、罂粟壳管理暂行规定

（1998 年，国家药品监督管理局根据国务院颁布的《麻醉药品管理办法》，制定了《罂粟壳管理暂行规定》）

第三章　经营和使用

第十二条　承担罂粟壳批发业务的单位直接供应乡镇卫生院以上医疗单位配方使用和县（市、区）以上药品监督管理部门指定的中药饮片经营门市部。

第十三条　指定的中药饮片经营门市部应凭盖有乡镇卫生院以上医疗单位公章的医生处方零售罂粟壳（处方保存三年备查），不准生用，严禁单味零售。

第十四条　乡镇卫生院以上医疗单位要加强对购进罂粟壳的管理，严格凭医生处方使用。

十一、医疗机构中药饮片质量管理办法

（1996 年，国家中医药管理局颁布）

第一章　总　　则

第五条　医疗机构对中药材和饮片的采购、验收、炮制、质检、保管、调剂等各环节应制定严格的规章制度，实行岗位责任制。

第二章　人员与职责

第六条　凡从事医疗机构中药材和饮片的管理、采购、质检、验收、炮制、保管、调剂工作的人员，必须是医药院校毕业或受过一年以上专门培训、热爱本职工作、具有职业道德和与其工作相适应的知识和技术的专业技术人员，非专业技术人员不得从事以上工作。

第七条　医疗机构的中药饮片质量由本机构法人代表全面负责。具体管理工作，由本机构药事管理委员会领导，实行药剂科主任、饮片质量监督员、饮片质量验收员、调剂室负责人负责制。

第八条　各医疗机构应有一名中药专业技术人员担任饮片质量监督员工作。三级医院必须有一名副主任中药师以上专业技术职务人员；二级医院必须有一名中药师以上专业技术职务人员；一级医院和其他医疗机构必须有一名中药士或相当中药士以上专业技术水平的人员，担任饮片质量监督员工作。饮片质量监督员，对本机构使用的饮片进行不定期抽查，并做检查记录，检查工作每月不少于两次。发现质量可疑或不合格的饮片，医疗机构应立即停止使用，并查明原因，做出相应的处理。

第九条　医疗机构对中药材和饮片的质量验收，应选派严于律己、奉公守法，对中药材、饮片质量具备鉴别经验的中药专业技术人员专人负责。验收员必须严格按照《中华人民共和国药典》或省、自治区、直辖市卫生行政部门制定的《中药炮制规范》标准进行验收，不合格的不予验收。

第六章　调　　剂

第二十一条　饮片调剂室的药斗等储存饮片容器应排放合

理，有品名标签，药品名称必须符合《中华人民共和国药典》采用的正名。药品易位，标签随即更改。药斗等储存饮片容器内不得有串药、霉变、结串、生虫等现象。补充饮片应避免过满溢出造成串斗。

第二十二条　调剂用计量器具要由计量管理单位定期校验，不合格的不得使用。调剂人员必须用计量器具称药，不得以手代秤估量抓药。

第二十三条　为保证饮片调剂质量，要做到工作场地、操作台面清洁卫生。调剂人员每个工作日调剂量最多不得超过180剂。

第二十四条　饮片调配过程中，凡矿石、贝壳类药品，均需打（捣）碎配发；"先煎""后下""烊化""冲服""包煎"等药品，均应按医嘱单包，并在小包上注明煎服方法。对芳香易挥发品种不得提前切片、捣碎，要临方加工。

第二十五条　饮片调配每剂重量误差应在±5%以内。每剂调配后应经复核人员复核无误后方可发给患者。复核率要求100%。

十二、关于加强中药饮片包装监督管理的通知

各省、自治区、直辖市食品药品监督管理局（药品监督管理局）：

针对当前中药饮片存在无包装或包装不符合法定规定的情况，为确保人民群众用药安全有效，根据《药品管理法》及《药品管理法实施条例》的有关规定，现对中药饮片包装监督管理工作的有关事项明确如下：

一、生产中药饮片，应选用与药品性质相适应及符合药品质量要求的包装材料和容器。严禁选用与药品性质不相适应和对药

品质量可能产生影响的包装材料。

二、中药饮片的包装必须印有或者贴有标签。中药饮片的标签注明品名、规格、产地、生产企业、产品批号、生产日期。实施批准文号管理的中药饮片还必须注明批准文号。

三、中药饮片在发运过程中必须要有包装。每件包装上必须注明品名、产地、日期、调出单位等，并附有质量合格的标志。

四、对不符合上述要求的中药饮片，一律不准销售。

各地食品药品监督管理部门要严格按照有关药品包装的规定，进一步加强对中药饮片生产、经营、使用环节的监督检查，对 2004 年 7 月 1 日以后仍不符合中药饮片包装要求的行为要依法进行查处。

十三、中药处方格式及书写规范

第一条　为规范中药处方管理，提高中药处方质量，根据《中华人民共和国药品管理法》《麻醉药品和精神药品管理条例》《处方管理办法》等国家有关法律法规，制定本规范。

第二条　本规范适用于与中药处方开具相关的中医医疗机构及其人员。

第三条　中药处方包括中药饮片处方、中成药（含医疗机构中药制剂，下同）处方，饮片与中成药应当分别单独开具处方。

第四条　国家中医药管理局负责全国中药处方书写相关工作的监督管理。

第五条　县级以上地方中医药管理部门负责本行政区域内中药处方书写相关工作的监督管理。

第六条　医疗机构药事管理委员会负责本医疗机构内中药处

方书写的有关管理工作。

第七条　医师开具中药处方时，应当以中医药理论为指导，体现辨证论治和配伍原则，并遵循安全、有效、经济的原则。

第八条　中药处方应当包含以下内容：

（一）一般项目，包括医疗机构名称、费别、患者姓名、性别、年龄、门诊或住院病历号、科别或病区和床位号等。可添列特殊要求的项目。

（二）中医诊断，包括病名和证型（病名不明确的可不写病名），应填写清晰、完整，并与病历记载相一致。

（三）药品名称、数量、用量、用法，中成药还应当标明剂型、规格。

（四）医师签名和/或加盖专用签章、处方日期。

（五）药品金额，审核、调配、核对、发药药师签名和/或加盖专用签章。

第九条　中药饮片处方的书写，应当遵循以下要求：

（一）应当体现"君、臣、佐、使"的特点要求。

（二）名称应当按《中华人民共和国药典》规定准确使用，《中华人民共和国药典》没有规定的，应当按照本省（区、市）或本单位中药饮片处方用名与调剂给付的规定书写。

（三）剂量使用法定剂量单位，用阿拉伯数字书写，原则上应当以克（g）为单位，"g"（单位名称）紧随数值后。

（四）调剂、煎煮的特殊要求注明在药品右上方，并加括号，如打碎、先煎、后下等。

（五）对饮片的产地、炮制有特殊要求的，应当在药品名称之前写明。

（六）根据整张处方中药味多少选择每行排列的药味数，并原则上要求横排及上下排列整齐。

（七）中药饮片用法用量应当符合《中华人民共和国药典》

规定，无配伍禁忌，有配伍禁忌和超剂量使用时，应当在药品上方再次签名。

（八）中药饮片剂数应当以"剂"为单位。

（九）处方用法用量紧随剂数之后，包括每日剂量、采用剂型（水煎煮、酒泡、打粉、制丸、装胶囊等）、每剂分几次服用、用药方法（内服、外用等）、服用要求（温服、凉服、顿服、慢服、饭前服、饭后服、空腹服等）等内容，例如，"每日1剂，水煎400mL，分早晚两次空腹温服"。

（十）按毒麻药品管理的中药饮片的使用应当严格遵守有关法律、法规和规章的规定。

第十条 中成药处方的书写，应当遵循以下要求：

（一）按照中医诊断（包括病名和证型）结果，辨证或辨证辨病结合选用适宜的中成药。

（二）中成药名称应当使用经药品监督管理部门批准并公布的药品通用名称，院内中药制剂名称应当使用经省级药品监督管理部门批准的名称。

（三）用法用量应当按照药品说明书规定的常规用法用量使用，特殊情况需要超剂量使用时，应当注明原因并再次签名。

（四）片剂、丸剂、胶囊剂、颗粒剂分别以片、丸、粒、袋为单位，软膏及乳膏剂以支、盒为单位，溶液制剂、注射剂以支、瓶为单位，应当注明剂量。

（五）每张处方不得超过五种药品，每一种药品应当分行顶格书写，药性峻烈的或含毒性成分的药物应当避免重复使用，功能相同或基本相同的中成药不宜叠加使用。

（六）中药注射剂应单独开具处方。

第十一条 民族药处方格式及书写要求参照本规范执行。

第十二条 本规范由国家中医药管理局负责解释。

中药饮片处方举例

×××中医院

门诊处方　　　　　普

费别：公费　自费　　　　　NO：000001

科室：脑病科　　　　　2009 年 11 月 25 日

姓名	于××	性别	男/女	年龄	63 周岁
		门诊病历号	2669883		

单位或家庭住址	朝阳区六里屯 15 号
临床诊断及证型	中风　气虚血瘀型

RP：

　　黄芪 20g　当归尾 15g　赤芍 10g　川芎 10g

　　地龙 10g　桃　仁 10g　红花 10g

　　5 剂　每日 1 剂　水煎 400mL

　　分早晚两次空腹温服

医　师	王××	药品金额 及收讫章		37.5 元	
审核	刘××	调配	李××	核对	张××	发药	赵××

注：1. 本处方 2 日内有效

　　2. 取药时请您当面核对药品名称、规格、数量

　　3. 延长处方用量时间原因：慢性病　老年病　外地　其他

中成药处方举例

×××中医院

| 门诊处方 | 普 |

费别：公费　自费　　　　　　　　NO：000001

科室：肺病科　　　　　　　2010 年 3 月 25 日

姓名	张××	性别	男／女	年龄	35 周岁
		门诊病历号		2675458	
单位或家庭住址		北京市东城区幸福三村 18 号			
临床诊断及证型		感冒　风热证			

RP：

银翘片　　　18 片×2 袋
2 片　3 次／日　口服

医　师	周××	药品金额及收讫章		1.8 元	
审核	吴××	调配	何××	核对	孙××	发药	郑××

注：1. 本处方 2 日内有效

　　2. 取药时请您当面核对药品名称、规格、数量

　　3. 延长处方用量时间原因：慢性病　老年病　外地　其他

主要参考书目

[1] 金也元. 金也元中药材传统鉴别经验. 北京：中国中医药出版社，2010.

[2] 翟华强，黄晖，郑虎占. 实用中药临床调剂技术. 北京：人民卫生出版社，2011.

[3] 李锦开. 医院中药管理学. 北京：中国医药科技出版社，1997.

[4] 阎萍. 中药调剂技术. 北京：化学工业出版社，2006.

[5] 丁立忠，刘小平. 医院中药制剂管理. 北京：中国医药科技出版社，2003.

[6] 谭德福. 中药调剂学. 北京：中国中医药出版社，1995.

[7] 张元忠，腾焕昭. 实用中药调剂手册. 长沙：湖南科学技术出版社，2006.

[8] 王永炎. 中医内科学. 上海：上海科学技术出版社，1997.

[9] 黄兆胜. 中药学. 北京：人民卫生出版社，2002.

[10] 康廷国. 中药鉴定学. 北京：中国中医药出版社，2003.

[11] 张贵君. 中药鉴定学. 第2版. 北京：科学出版社，2009.